Manuela Ahmann / Sabine Hindrichs / Anette Pelzer

Das neue Begutachtungsverfahren (NBA)

Vom Pflegestufen- zum Pflegegradmanagement: Der neue Pflegebedürftigkeitsbegriff

MENSCHUNDMEDIEN

Impressum

1. Auflage 2016

Verlag	Mensch und Medien GmbH Schlossergasse 380 86899 Landsberg am Lech Fon +49 (0) 81 91/940 46-0 Fax +49 (0) 81 91/940 46-99 info@menschundmedien.de www.menschundmedien.de
Umschlaggestaltung	Grafik et cetera, Schwabmünchen
Lektorat	C. Zapf
Satz	Satzstudio 90, Kühbach (www.satzstudio90.de)
Druck	Druckerei Bayerlein GmbH, Neusäß (www.bayerlein.de)

Printed in Germany

ISBN 978-3-86283-025-1

Die Autorinnen

Manuela Ahmann

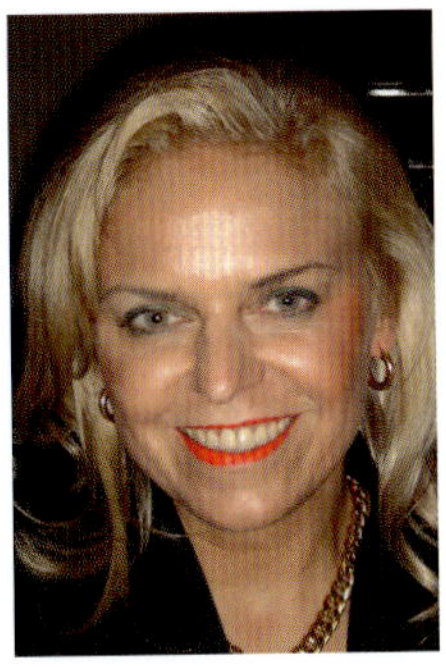

Manuela Ahmann ist Dipl.-Medizinpädagogin, Gesundheits- und Krankenpflegerin, Qualitätsbeauftragte, Multiplikatorin zur Einführung und Implementierung des „Strukturmodells zur entbürokratisierten Pflegedokumentation" und Akademieleiterin der PuMA Pflege- und Management Akademie in Dortmund.

Sie ist seit 1995 als freiberufliche Dozentin in Aus-, Fort- und Weiterbildung in Medizin und Pflege tätig. Im Rahmen dieser Tätigkeit liegen ihre Schwerpunkte insbesondere auf Fachthemen im Bereich der Pflege und Betreuung von Menschen mit Demenz, Palliative Care, der Umsetzung der nationalen Expertenstandards, dem pflegerischen Risikomanagement, dem Pflegeeinstufungs-management im Hinblick auf das Neue Begutachtungsverfahren und -Assessment (NBA) und der Umsetzung der entsprechenden Dokumentationsanforderungen in der Langzeitpflege sowie den Projektbegleitungen.

www.manuela-ahmann.de info@manuela-ahmann.de

www.puma-bildung.de m.ahmann@puma-bildung.de

Sabine Hindrichs

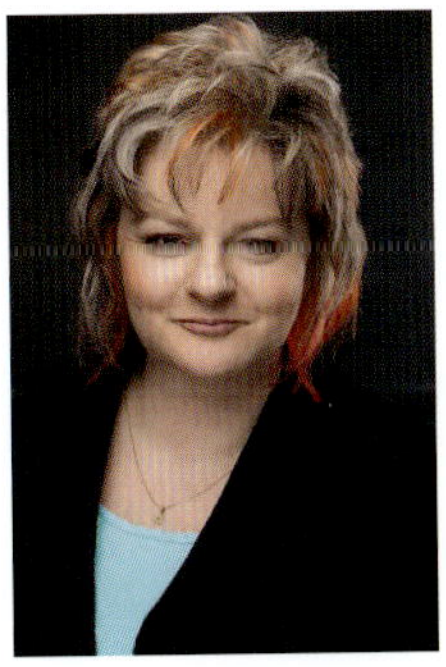

Sabine Hindrichs ist Gesundheits- und Krankenpflegerin, Gerontopsychiatrische Fachkraft, Pflegedienstleitung, Pflegesachverständige, Verfahrenspflegerin nach dem Werdenfelser Weg, Wundtherapeutin DBfK, Betriebswirtin für das Sozialwesen und Qualitätsauditorin für das Gesundheitswesen.

Sie ist seit 1989 in der ambulanten, teilstationären und stationären Langzeitpflege in unterschiedlichen Funktionen tätig.

Seit 2002 ist sie als freiberufliche Dozentin in der Fort- und Weiterbildung in Deutschland, Österreich und der Schweiz tätig. Ihre pflegefachlichen Themenbereiche umfassen die Schwerpunkte Betreuung und Pflege von Menschen mit Demenz, Normalitätsbewegung/Mobilität, Implementierung von Expertenstandardwissen, Pflegeeinstufung aktuell im Hinblick auf das Neue Begutachtungsverfahren und Pflege- und Betreuungsdokumentation in der Langzeitpflege und im Bereich der Behindertenhilfe.

Zurzeit ist sie an sechs Gerichtsstandorten als Pflegesachverständige und Verfahrenspflegerin im Einsatz, außerdem als Regionalkoordinatorin im Projektbüro „Ein-Step" des Pflegebevollmächtigten der Bundesregierung zur

„Implementierung des Strukturmodells zur Entbürokratisierung der Pflegedokumentation" und als Leitung der Fort- und Weiterbildung Organisation der Orpea Deutschland Gruppe.

sabine@hindrichs-pflegeberatung.de

www.hindrichs-pflegeberatung.de

Anette Pelzer

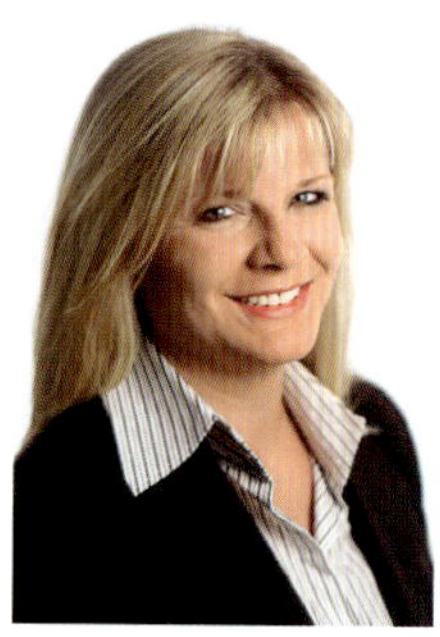

Anette Pelzer ist examinierte Altenpflegerin, Qualitätsmanagerin im Sozialwesen, Qualitätsbeauftragte für soziale Einrichtungen (BAK), Management sozialer Einrichtungen/Heimleitung, NLP-Practicioner, Fachtrainerin für Business & Consulting (Quid agis), Fachtrainerin für soziales Coaching (Quid agis), Multiplikatorin zur Einführung und Implementierung des „Strukturmodells zur entbürokratisierten Pflegedokumentation".

Seit 2012 ist sie als freiberufliche Dozentin in Aus-, Fort- und Weiterbildung für die Pflege tätig und im Bereich Reorganisation für ambulante, stationäre Einrichtungen. Schwerpunkt in der Reorganisation ist das Qualitätsmanagement.

Anette Pelzer ist Geschäftsführende Gesellschafterin der „Pflegecoaching Anette Pelzer ambulanter Dienst GmbH"; Geschäftsführende Gesellschafterin der „PuMA Pflege und Management Akademie UG", beide Dortmund.

www.pflegecoaching.eu

anette.pelzer@pflegecoaching.eu

www.puma-bildung.de a.pelzer@puma-bildung.de

Danksagung

Wir danken den Bewohnern und Mitarbeitern des **Seniorendomizils Belvita in Uhldingen-Mühlhofen** für die tatkräftige Unterstützung zur Umsetzung unseres Projekts.

Wir danken den Bewohnern und Mitarbeitern des **Seniorenstifts Kronthal in Kronberg/Taunus** für ihre tatkräftige Unterstützung, ihren Einsatz und für die Erstellung der Fotos.

Inhaltsverzeichnis

Online verfügbare Arbeitshilfen und Schulungen

Wichtige und zeitsparende Arbeitsmittel zur Anwendung des neuen Begutachtungsverfahrens:

- Pflegegradrechner: Excel-Tabelle zur unkomplizierten und schnellen Berechnung des Pflegegrads
- Formulargutachten: Zur Feststellung der Pflegebedürftigkeit gemäß SGB XI

Fertig vorbereitete, sofort einsetzbare Schulungen zum neuen Begutachtungsverfahren:

- Schulungseinheit 1: Der neue Pflegebedürftigkeitsbegriff: Was ist neu bzw. anders?
- Schulungseinheit 2: Das Begutachtungsformular
- Schulungseinheit 3: Grundlagen Pflegegradmanagement
- Schulungseinheit 4: Falldarstellung Herr Siegfried Sauerbruch

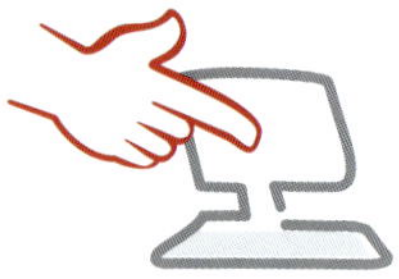

Diese Arbeitshilfen und Schulungen stehen für Kunden exklusiv auf dem Online-Portal www.fachkompetenz-pflege.de zum Download zur Verfügung.

Vorwort

Mit diesem Buch möchten Sie die Autorinnen in das **neue Pflegebegutachtungsverfahren** und sein **Kernstück, das Neue Begutachtungs-Assessment (NBA),** einführen, wie es durch das Pflegestärkungsgesetz II (PSG 2) zum 01.01.2017 gilt. Wir wollen Sie pflegefachlich auf dem Weg zum neuen Verständnis von Pflegebedürftigkeit unterstützend begleiten. Dabei werden wir gemeinsam mit Ihnen Pflegebedürftigkeit zum einen aus dem **Blickwinkel der Begutachtungsrichtlinie** und zum anderen aus **pflegefachlicher Sicht** betrachten.

Mit dem neuen Pflegebedürftigkeitsbegriff vollzieht sich ein **grundlegender Paradigmenwechsel in der Betrachtung von Pflegebedürftigkeit** und deren Ermittlung, weg vom Hilfebedarf hin zum Grad der Selbstständigkeit. Dies erfordert ein **aktives Umdenken** von einem über einen langen Zeitraum **tief verwurzelten Verständnis der Beurteilung von Pflegebedürftigkeit** und daraus resultierenden pflegerischen Handeln. Mit der Einführung des neuen Pflegebedürftigkeitsbegriffs soll die stark somatische und defizitorientierte Sichtweise durch einen **Perspektivwechsel auf die Selbstständigkeit und Fähigkeiten** einer Person ausgerichtet werden. Damit soll der stetig anwachsende Personenkreis mit kognitiven Einschränkungen eine verbesserte, differenziertere Beurteilung ihrer Pflegebedürftigkeit erhalten.

Die vor über 20 Jahren in Kraft getretene Pflegeversicherung ist als gesetzliche Pflichtversicherung **eine der fünf Säulen im Sozialversicherungssystem,** neben Krankenversicherung, Arbeitslosenversicherung, Rentenversicherung und gesetzlicher Unfallversicherung. Die Einführung der Pflegeversicherung hatte damals einen positiven Einfluss auf die pflegerische Versorgung der zunehmenden Zahl von pflegebedürftigen Personen und führte zunächst zu einer spürbaren finanziellen Entlastung der Versicherten bzw. der Kommunen als Sozialhilfeträger. Seit Beginn ist die Pflegeversicherung nur als **„Teilkaskoversicherung"** angelegt, um pflegebedürftige Personen bei den Aufwendungen für die pflegerische Versorgung zu unterstützen.

Neben den finanziellen Aspekten, die sich durch die Einführung der Pflegeversicherung im Jahr 1995 in der deutschen Pflegelandschaft etablierten, wurde gleichzeitig die pflegerische Sichtweise in Bezug auf Pflegebedürftigkeit nachhaltig geprägt. So sind **Formulierungen wie Anleitung und Beaufsichtigung, teilweise und vollständige Übernahme** so in unseren täglichen pflegerischen Sprachgebrauch integriert, dass sie als Pflegeformulierungen aus unserer Pflegepraxis, insbesondere in der Pflegedokumentation, kaum mehr wegzudenken sind.

In **Verbindung mit dem Strukturmodell zur Entbürokratisierung der Pflegedokumentation** möchten die Autorinnen in diesem Buch aufzeigen, wie zum einen **Synergieeffekte** zwischen der Dokumentation entlang des vierschrittigen Pflegeprozesses und dem neuen Begutachtungsinstrument genutzt werden und pflegefachliches Handeln und dessen Dokumentation entsprechend pflegefachlich ausgerichtet werden können, **ohne die Fehler der Vergangenheit zu wiederholen,** indem sich die Pflegedokumentation an den Begutachtungskriterien orientiert.

Der von Wingenfeld und seinen Mitautoren schon 2008 wissenschaftlich entwickelte Begriff von Pflegebedürftigkeit hat auf seinem Weg über den

Test in der Praxis bis zur aktuell vorliegenden Fassung noch mehrere Änderungen erfahren. An dieser Stelle erfolgt der Hinweis der Autorinnen, dass die nachfolgenden Ausführungen dem **Kenntnisstand vom März 2016 entsprechen.** Grundlage sind die „Richtlinien des GKV-Spitzenverbandes zur Begutachtung von Pflegebedürftigkeit nach dem XI. Buch des Sozialgesetzbuches" in der Entwurfsfassung vom 15.12.2015. Die endgültige Fassung soll voraussichtlich Ende April 2016 durch das BMG verabschiedet und freigegeben werden. Nach derzeitigem Kenntnisstand sind keine größeren Veränderungen zu erwarten.

Dieses Buch soll allen, die sich professionell mit diesem Thema auseinandersetzen wollen oder auch müssen, eine **Hilfestellung zum Verständnis des neuen Begutachtungsverfahrens** geben. Durch die Falldarstellung möchten wir Ihnen praxisnah die Umsetzungsmöglichkeiten in Ihrem Berufsalltag aufzeigen.

Manuela Ahmann, Dortmund

Sabine Hindrichs, Stuttgart

Anette Pelzer, Dortmund

Pflegestärkungsgesetz: Fachpolitische Zielsetzungen

1

Die gesetzliche Pflegeversicherung hat seit ihrer Einführung zum 1. Januar 1995 weiterführend **mit dem Pflege-Neuausrichtungsgesetz (PNG) 2013 und dem Ersten Pflegestärkungsgesetz (PSG I) 2015** maßgeblich zu einer Verbesserung der Versorgung pflegebedürftiger Menschen und zur Unterstützung pflegender Angehöriger beigetragen. Der bisher verwendete **Begriff der Pflegebedürftigkeit** stand dabei unter der **ständigen Kritik, pflegefachlich nicht ausreichend fundiert und vorwiegend defizitorientiert** zu sein. Pflegebedürftige Personen mit **kognitiven und psychischen Beeinträchtigungen, besonderen Verhaltensweisen und psychischen Problemlagen** wurden dabei in der Begutachtung nicht oder nicht ausreichend berücksichtigt.

Vor diesem Hintergrund hat das Bundesministerium für Gesundheit (BMG) im Oktober 2006 einen Expertenbeirat einberufen, zur **Überprüfung des bisherigen Pflegebedürftigkeitsbegriffs.**

Im Frühjahr 2009 wurde ein **erster Vorschlag für einen neuen Pflegebedürftigkeitsbegriff** und ein damit verbundenes Begutachtungsinstrument zur Feststellung der Pflegebedürftigkeit (Neues Begutachtungs-Assessment – NBA) vorgelegt. Im Jahr 2013 wurde der **Abschlussbericht dem Expertenbeirat** mit der konkreten Ausgestaltung zum neuen Pflegebedürftigkeitsbegriff und dem Begutachtungsinstrument vorgelegt. Die Ergebnisse des vorgelegten Abschlussberichts bestätigen die **grundsätzliche Anwendbarkeit des neuen Begutachtungsinstruments** und geben umfassende Hinweise für die Einführung des neuen Pflegebedürftigkeitsbegriffs.

Am 13. November 2015 hat der **Deutsche Bundestag das Zweite Pflegestärkungsgesetz (PSG II)** beschlossen und damit die Einführung des neuen Pflegebedürftigkeitsbegriffs. Das Gesetz trat am 1. Januar 2016 in Kraft. Mit dem Pflegestärkungsgesetz II wird ab **Januar 2017 der neue Pflegebedürftigkeitsbegriff eingeführt**. Damit werden die Versorgung, Hilfen und Absicherungen von voraussichtlich 2,8 Millionen pflegebedürftigen Personen sowie deren Angehörigen am Stichtag der Umstellung auf neue Grundlagen gestellt. Durch eine im Gesetz verankerte **Überleitungsregelung** wird sichergestellt, dass diese Leistungsbezieher ohne erneute Begutachtung reibungslos in das neue System übergeleitet werden.

Mit der Einführung des neuen Pflegebedürftigkeitsbegriffs zum 01.01.2017 erfolgt ebenfalls die Einführung eines neuen Begutachtungsinstruments zur Ermittlung des Pflegegrades. Damit tritt ein **bundesweites einheitliches und wissenschaftlich begründetes Begutachtungsverfahren zur Feststellung der Pflegebedürftigkeit** nach dem SGB XI in Kraft.

Im Rahmen einer **Praktikabilitätsstudie zur Einführung des neuen Begutachtungs-Assessments (NBA) in der Pflegeversicherung** wurde in Zusammenarbeit mit dem Medizinischen Dienst des Spitzenverbandes der Krankenkassen (MDS) und der Hochschule für Gesundheit in Bochum im Auftrag des GKV Spitzenverbandes bestätigt, dass das neue Begutachtungs-Assessments (NBA) anwendbar und praktikabel ist. Hierfür wurden bundesweit über 2.000 Begutachtungen mit dem neuen Begutachtungsinstrument durchgeführt (1.720 Begutachtungen von Erwachsenen, 60 Begutachtungen von Menschen mit besonderen Bedarfskonstellationen, etwa 300 Begutachtungen von Kindern zwischen 0 und 18 Monaten). Die Erkenntnisse, Auswertungen und Erfahrungen aus dieser Studie wurden in die Erstellung der neuen Begutachtungsrichtlinie, Begutachtungsmanual und -formular aufgenommen.

Hinweis: Die Praktikabilitätsstudie ist auf der Internetseite des GKV Spitzenverbandes – Band 12 herunterladbar
www.gkvspitzenverband.de/pflegeversicherung/forschung/modellprojekte/pflege_laufende_projekte_8/praktikabilitaetsstudie.jsp

Das seit mehr als 20 Jahren praktizierte Pflegeeinstufungsverfahren in Deutschland verändert sich somit grundlegend. Von besonderer Bedeutung ist dabei, dass **der neue Pflegebedürftigkeitsbegriff** gleichermaßen die somatischen und mentalen Beeinträchtigungen von pflegebedürftigen Menschen berücksichtigt.

Es geht also nicht mehr um den **defizitorientierten und im Minutentakt abgebildeten Hilfebedarf**, sondern um den **Grad der Selbstständigkeit der pflegebedürftigen Person**, ihre noch **vorhandenen Ressourcen und um die Bewältigung ihres Alltags**. Es ändern sich die Perspektiven in der neuen Einschätzungssystematik, vom **Hilfebedarf hin zum Grad der Selbstständigkeit, Punktwerte lösen die Pflegeminuten ab** und werden in eine neue Bewertungssystematik überführt.

Mit der verbundenen Einführung des neuen Begutachtungsinstruments werden die Beeinträchtigungen und die vorhandenen Fähigkeiten von Pflegebedürftigen fachlich gesichert erfasst und die individuelle Pflegesituation **in fünf Pflegegraden** abgebildet. Die spürbaren Leistungsverbesserungen durch das Erste Pflegestärkungsgesetz 2015, insbesondere für demenziell erkrankte pflegebedürftige Personen mit eingeschränkter Alltagskompetenz ohne Pflegestufe sowie ihre Angehörigen, werden durch die Regelungen im Zweiten Pflegestärkungsgesetz deutlich erweitert.

Durch die neue Gesetzgebung (PSG II) stehen ab 2017 jährlich rund fünf Milliarden Euro zusätzlich für die Pflege zur Verfügung. Zur Finanzierung steigt der Beitragssatz der Sozialen Pflegeversicherung zum 1. Januar 2017 um 0,2 Prozentpunkte auf 2,55 bzw. 2,8 Prozent für Kinderlose. Die gesetzlich vorgeschriebene Dynamisierung der Leistungen wird um ein Jahr auf 2017 vorgezogen. Damit stehen weitere rund 1,2 Milliarden Euro für bessere Leistungen der Pflegeversicherung zur Verfügung.

„20 Jahre nach ihrer Einführung stellen wir die Soziale Pflegeversicherung jetzt auf eine neue Grundlage. Damit erhalten erstmals alle Pflegebedürftigen einen gleichberechtigten Zugang zu Pflegeleistungen – unabhängig davon, ob sie an körperlichen Beschwerden oder an einer Demenz erkrankt sind. Mehr Hilfe für Pflegebedürftige, eine bessere Absicherung der vielen pflegenden Angehörigen und mehr Zeit für die Pflegekräfte – das erreichen wir mit diesem Gesetz. Das ist ein Meilenstein für die Pflegebedürftigen und alle, die in unserem Land tagtäglich ihr Bestes geben, um für Pflegebedürftige da zu sein."

Bundesgesundheitsminister Hermann Gröhe
www.bmg.bund.de
Pressemitteilung Nr. 43, Berlin, 13. November 2015

1.1 Grundsätzliche Neuerungen

- Die Einführung des neuen Pflegebedürftigkeitsbegriffs (2017) führt zu **einem neuen Verständnis von Pflege** mit Berücksichtigung aller wesentlichen relevanten Kriterien der Pflegebedürftigkeit.
- Korrespondierend zu diesem neuen Verständnis von Pflegebedürftigkeit wird **ein neues Begutachtungsinstrument** als Grundlage eines neuen Begutachtungsverfahrens eingeführt, das die **Elemente des neuen Pflegebedürftigkeitsbegriffs einheitlich abbildet und konkretisiert.**
- Gleichermaßen werden **somatische und mentale, kognitiv/psychische Beeinträchtigungen** von Pflegebedürftigen berücksichtigt.
- **Neuer Grundsatz:** Erfassung aller Fähigkeiten und Lebensaktivitäten, die für die Selbstständigkeit von elementarer Bedeutung sind
- Einbeziehung des **Bedarfs an allgemeiner Beaufsichtigung und Betreuung** und der Teilnahme an sozialen, kulturellen und anderen außerhäuslichen Aktivitäten
- Einbeziehung der **krankheits- und therapiebedingten Anforderungen und Belastungen**
- Das neue Begutachtungs-Assessment (NBA) erhebt dabei in **acht für die Einschätzung von Pflegebedürftigkeit relevanten Lebensbereichen (Themenmodulen)** das jeweilige Ausmaß der Selbstständigkeit und damit der Abhängigkeit von personeller Hilfe.
- Das fachlich gesicherte und erprobte Begutachtungssystem führt zu einer **Einstufung in 5 Pflegegrade.**
- Die **automatische Überleitung** von voraussichtlich 2,7 Millionen Pflegebedürftigen erfolgt zum 1. Januar 2017 in einen der neuen 5 Pflegegrade.
- Pflegebedürftige, die bereits Pflegeleistungen erhalten, erhalten diese mindestens in gleichem Umfang weiter, die allermeisten erhalten mehr Unterstützung, viele Pflegebedürftige höhere Leistungen.
- Pflegebedürftige mit dem **Pflegegrad 1 erhalten erstmals Zugang zu Leistungen** der Pflegeversicherung.
- Eignung auf ein Begutachtungssystem für die **Begutachtung bei kranken und behinderten Kindern**
- Höhere Akzeptanz bei den betroffenen Versicherten und ihren Angehörigen, da stärker Bezug auf die Fragen und Probleme der betroffenen Menschen in ihrem Alltag genommen wird

1.2 Verbesserungen

Verbesserung durch das Zweite Pflegestärkungsgesetz (PSG II)	
Verbesserung der Leistungen in der ambulanten Pflege	• Sach- und Geldleistungen werden ausgeweitet und an den Bedarf angepasst. • Pflegerische Betreuungsmaßnahmen zur Bewältigung und Gestaltung des alltäglichen Lebens im häuslichen Umfeld werden als Regelleistung der Pflegeversicherung eingeführt.
Verbesserung der Leistungen in stationären Pflegeeinrichtungen	• Ab 2017 gilt ein einheitlicher pflegebedingter Eigenanteil für die Pflegegrade 2 bis 5 in jeder vollstationären Pflegeeinrichtung. Damit steigt der pflegebedingte Eigenanteil nicht mehr mit zunehmender Pflegebedürftigkeit. • Alle Pflegebedürftigen erhalten einen Anspruch auf zusätzliche Betreuungsangebote in voll- und teilstationären Pflegeeinrichtungen. Die Finanzierung erfolgt durch die soziale Pflegeversicherung.
Neuanpassung der Pflegesätze bis 30. September 2016	• Die Vereinbarungspartner (Träger der Pflegeeinrichtungen, Sozialhilfeträger und Pflegekassen) müssen bis zum 30. September 2016 neue Pflegesätze für die Pflegeheime vereinbaren. Damit bestehen Möglichkeit und Notwendigkeit, die Personalstruktur und die Personalschlüssel mit Blick auf den neuen Pflegebedürftigkeitsbegriff und die fünf neuen Pflegegrade zu prüfen und anpassen.
Bundeseinheitliche Neuregelungen für Personalbedarfsbemessung	• Die Selbstverwaltung der Pflege wird verpflichtet, bis Mitte 2020 ein wissenschaftlich abgesichertes Verfahren zur Personalbedarfsbemessung zu entwickeln, wie viele Pflegekräfte für die Einrichtung einer qualitätsgesicherten guten Pflege benötigt werden.
Verbesserung der sozialen Absicherung von pflegenden Angehörigen	• Erhöhung der Entrichtungen von Rentenbeiträgen durch die Pflegeversicherung, abhängig vom Umfang und dem Grad, in welchen der Pflegebedürftige eingestuft ist • Verbesserung der sozialen Sicherung der Pflegepersonen im Bereich der Arbeitslosen- und der Unfallversicherung
Verbesserung der regionalen Zusammenarbeit in der Versorgung pflegebedürftiger Menschen	• Pflegekassen können sich an selbst organisierten Netzwerken für eine strukturierte Zusammenarbeit in der Versorgung beteiligen (Förderung kann durch die Pflegekasse bis 20 000 Euro je Kalenderjahr auf Ebene der Kreise/kreisfreien Städte erfolgen).

Tab. 1.2-1 Verbesserungen durch das PSG II

Die Umsetzung der Anforderungen des Zweiten Pflegestärkungsgesetzes und die Einführung des neuen Pflegebedürftigkeitsbegriffs mit seinen grundlegenden Veränderungen sowie die Überleitung in die 5 Pflegegrade erfordern ein Paradigma des Denkens aller in der Pflege und Betreuung Tätigen.

Der neue Pflegebedürftigkeitsbegriff

2

2.1 Sozialgesetzbuch XI (SGB XI)

Das **Pflegestärkungsgesetz II (PSG II)** und der **neue Pflegebedürftigkeitsbegriff** stärken die fachlichen Grundlagen der Arbeit in der Pflege, fördern die Erarbeitung neuer Konzepte in den Einrichtungen und schaffen zudem eine bessere Basis für die Pflegequalität. Zentrales Ziel ist, dass körperliche, kognitive und psychische Beeinträchtigungen anhand eines übergreifenden Maßstabs, der Schwere der Beeinträchtigungen der Selbstständigkeit und der Fähigkeiten, in ein Verhältnis gestellt werden, das die verschiedenen Arten von Beeinträchtigungen angemessen berücksichtigt und angemessene Einstufung sicherstellt.

Die **Differenzierung nach der Schwere der Beeinträchtigungen der Selbstständigkeit oder der Fähigkeiten** ist dabei ein **durchgehender Grundsatz des Instruments.** Die bisherige Beschränkung auf nur bestimmte, körperbezogene Verrichtungen entfällt. (Vgl. Pflegestärkungsgesetz II)

Ab 2017 wird Pflegebedürftigkeit definiert: Personen im Sinne des Gesetzes sind pflegebedürftig, wenn sie aufgrund einer gesundheitlichen Beeinträchtigung der Selbstständigkeit oder einer Beeinträchtigung der Fähigkeit auf Dauer auf (fremde) Hilfe angewiesen sind. Die Pflegebedürftigkeit wird anhand von 64 Kriterien der Beeinträchtigung in sechs bzw. acht Themenmodulen eingeschätzt.

Der neue Pflegebedürftigkeitsbegriff basiert auf von wissenschaftlicher Seite vorgeschlagenen Elementen eines neuen Verständnisses der Pflegebedürftigkeit. Durch das Pflegestärkungsgesetz II (PSG II) sind im SGB XI folgende Änderungen hinsichtlich des neuen Pflegebedürftigkeitsbegriffs vorgenommen worden.

SGB XI	
§ 14 SGB XI Begriff der Pflegebedürftigkeit	
Gegenwärtige Gesetzeslage	**PSG II (ab 01.01.2017)**
(1) Pflegebedürftig im Sinne dieses Buches sind Personen, die wegen einer körperlichen, geistigen oder seelischen Krankheit oder Behinderung für die gewöhnlichen und regelmäßig wiederkehrenden Verrichtungen im Ablauf des täglichen Lebens auf Dauer, voraussichtlich für mindestens sechs Monate, in erheblichem oder höherem Maße (§ 15) der Hilfe bedürfen.	**(1) Pflegebedürftig im Sinne** dieses Buches sind Personen, die gesundheitlich bedingte Beeinträchtigungen der Selbstständigkeit oder der Fähigkeiten aufweisen und deshalb der Hilfe durch andere bedürfen. Es muss sich um Personen handeln, die körperliche, kognitive oder psychische Beeinträchtigungen oder gesundheitlich bedingte Belastungen oder Anforderungen nicht selbstständig kompensieren oder bewältigen können. Die Pflegebedürftigkeit muss auf Dauer, voraussichtlich für mindestens sechs Monate, und mit mindestens der in **§ 15 festgelegten Schwere** bestehen.

SGB XI	
Gegenwärtige Gesetzeslage	**PSG II (ab 01.01.2017)**
(2) Krankheiten oder Behinderungen im Sinne des Absatzes 1 sind: **1.** Verluste, Lähmungen oder andere Funktionsstörungen am Stütz- und Bewegungsapparat **2.** Funktionsstörungen der inneren Organe oder der Sinnesorgane **3.** Störungen des Zentralnervensystems wie Antriebs-, Gedächtnis- oder Orientierungsstörungen sowie endogene Psychosen, Neurosen oder geistige Behinderungen **(3)** Die Hilfe im Sinne des Absatzes 1 besteht in der **Unterstützung,** in der **teilweisen oder vollständigen Übernahme** der Verrichtungen im Ablauf des täglichen Lebens oder in **Beaufsichtigung oder Anleitung** mit dem Ziel der eigenständigen Übernahme dieser Verrichtungen. **(4)** Gewöhnliche und regelmäßig wiederkehrende Verrichtungen im Sinne des Absatzes 1 sind: **1.** Im Bereich der **Körperpflege** das Waschen, Duschen, Baden, die Zahnpflege, das Kämmen, Rasieren, die Darm- oder Blasenentleerung **2.** Im Bereich der **Ernährung** das mundgerechte Zubereiten oder die Aufnahme der Nahrung **3.** Im Bereich der **Mobilität** das selbstständige Aufstehen und Zu-Bett-Gehen, An- und Auskleiden, Gehen, Stehen, Treppensteigen oder das Verlassen und Wiederaufsuchen der Wohnung **4.** Im Bereich der **hauswirtschaftlichen Versorgung** das Einkaufen, Kochen, Reinigen der Wohnung, Spülen, Wechseln und Waschen der Wäsche und Kleidung oder das Beheizen	**(2)** Maßgeblich für das Vorliegen von gesundheitlich bedingten **Beeinträchtigungen der Selbstständigkeit oder der Fähigkeiten** sind die in den folgenden sechs Bereichen genannten pflegefachlich begründeten Kriterien: **1. Mobilität:** Positionswechsel im Bett, Halten einer stabilen Sitzposition, Umsetzen, Fortbewegen innerhalb des Wohnbereichs, Treppensteigen **2. Kognitive und kommunikative Fähigkeiten:** Erkennen von Personen aus dem näheren Umfeld, örtliche Orientierung, zeitliche Orientierung, Erinnern an wesentliche Ereignisse oder Beobachtungen, Steuern von mehrschrittigen Alltagshandlungen, Treffen von Entscheidungen im Alltagsleben, Verstehen von Sachverhalten und Informationen, Erkennen von Risiken und Gefahren, Mitteilen von elementaren Bedürfnissen, Verstehen von Aufforderungen, Beteiligen an einem Gespräch **3. Verhaltensweisen und psychische Problem-lagen:** Motorisch geprägte Verhaltensauffälligkeiten, nächtliche Unruhe, selbstschädigendes und autoaggressives Verhalten, Beschädigung von Gegenständen, physisch aggressives Verhalten gegenüber anderen Personen, verbale Aggression, andere pflegerelevante vokale Auffälligkeiten, Abwehr pflegerischer oder anderer unterstützender Maßnahmen, Wahnvorstellungen, Ängste, Antriebslosigkeit bei depressiver Stimmungslage, sozial inadäquate Verhaltensweisen, sonstige pflegerelevante inadäquate Handlungen **4. Selbstversorgung:** Waschen des vorderen Oberkörpers, Körperpflege im Bereich des Kopfes, Waschen des Intimbereichs, Duschen und Baden einschließlich Waschen der Haare, An- und Auskleiden des Oberkörpers, An- und Auskleiden des Unterkörpers, mundgerechtes Zubereiten der Nahrung und Eingießen von Getränken, Essen, Trinken, Benutzen einer Toilette oder eines Toiletten-stuhls, Bewältigen einer Harninkontinenz und Umgang mit Dauerkatheter und Urostoma, Bewältigen der Folgen einer Stuhlinkontinenz und der Umgang mit Stoma, Besonderheiten bei parenteraler Ernährung, Bestehen gravierender Probleme bei der Nahrungsaufnahme bei Kindern bis zu 18 Monaten, die einen außergewöhnlich pflegeintensiven Hilfebedarf auslösen **5. Bewältigung von und selbstständiger Umgang mit krankheits- oder therapiebedingten Anforderungen und Belastungen:** **a)** In Bezug auf Medikation, Injektionen, Versorgung intravenöser Zugänge, Absaugen oder Sauerstoffgabe, Einreibungen sowie Kälte- und Wärmeanwendungen, Messung und Deutung von Körperzuständen, körpernahe Hilfsmittel **b)** In Bezug auf Verbandswechsel und Wundversorgung, Versorgung mit Stoma, regelmäßige Einmalkatheterisierung und Nutzung von Abführmethoden, Therapiemaßnahmen in häuslicher Umgebung

SGB XI

Gegenwärtige Gesetzeslage	PSG II (ab 01.01.2017)
	c) In Bezug auf zeit- und technikintensive Maßnahmen in häuslicher Umgebung, Arztbesuche, Besuch anderer medizinischer oder therapeutischer Einrichtungen, zeitlich ausgedehnter Besuch medizinischer oder therapeutischer Einrichtungen, Besuch von Einrichtungen zur Frühförderung bei Kindern sowie **d)** In Bezug auf das Einhalten einer Diät oder anderer krankheits- oder therapiebedingter Verhaltensvorschriften **6. Gestaltung des Alltagslebens und sozialer Kontakte:** Gestaltung des Tagesablaufs und Anpassung an Veränderungen, Ruhen und Schlafen, sich beschäftigen, Vornehmen von in die Zukunft gerichteten Planungen, Interaktion mit Personen im direkten Kontakt, Kontaktpflege zu Personen außerhalb des direkten Umfelds **Modul 7 und 8 werden nicht berechnet** 7. Außerhäusliche Aktivität 8. Haushaltsführung da schon in den Themenfeldern 1 bis 6 berücksichtigt **(3)** Beeinträchtigungen der Selbstständigkeit und Fähigkeitsstörungen, die dazu führen, dass die Haushaltsführung nicht mehr ohne Hilfe bewältigt werden kann, werden bei den Kriterien der in Absatz 2 genannten Bereiche berücksichtigt.
§ 15 **Ermittlung des Grades der Pflegebedürftigkeit, Begutachtungsinstrument**	
(1) Für die Gewährung von Leistungen nach diesem Gesetz sind pflegebedürftige Personen (§ 14) einer der folgenden drei Pflegestufen zuzuordnen: **1. Pflegebedürftige der Pflegestufe I (Erheblich pflegebedürftig)** sind Personen, die bei der Körperpflege, der Ernährung oder der Mobilität für wenigstens zwei Verrichtungen aus einem oder mehreren Bereichen mindestens einmal täglich der Hilfe bedürfen und zusätzlich mehrfach in der Woche Hilfen bei der hauswirtschaftlichen Versorgung benötigen. **2. Pflegebedürftige der Pflegestufe II (Schwer pflegebedürftig)** sind Personen, die bei der Körperpflege, der Ernährung oder der Mobilität mindestens dreimal täglich zu verschiedenen Tageszeiten der Hilfe bedürfen und zusätzlich mehrfach in der Woche Hilfen bei der hauswirtschaftlichen Versorgung benötigen.	**(1)** Pflegebedürftige erhalten nach der Schwere der **Beeinträchtigungen der Selbstständigkeit oder der Fähigkeiten einen Grad** der Pflegebedürftigkeit (Pflegegrad). Der Pflegegrad wird mithilfe eines pflegefachlich begründeten Begutachtungs-instruments ermittelt. **(2)** Das Begutachtungsinstrument ist in **sechs Module gegliedert**, die den sechs Bereichen in § 14 Absatz 2 entsprechen. In jedem Modul sind für die in den Bereichen genannten Kriterien die in Anlage 1 dargestellten Kategorien vorgesehen. Die Kategorien stellen die in ihnen zum Ausdruck kommenden **verschiedenen Schweregrade der Beeinträchtigungen der Selbstständigkeit oder der Fähigkeiten** dar. Den Kategorien werden in Bezug auf die **einzelnen Kriterien pflegefachlich fundierte Einzelpunkte zugeordnet,** die aus Anlage 1 ersichtlich sind. In jedem Modul werden die jeweils erreichbaren Summen aus Einzelpunkten nach den in der Anlage 2 **festgelegten Punktbereichen gegliedert.** Die Summen der Punkte werden nach den in ihnen zum Ausdruck kommenden **Schweregraden der Beeinträchtigungen der Selbstständigkeit oder der Fähigkeiten** wie folgt bezeichnet:

SGB XI	
Gegenwärtige Gesetzeslage	**PSG II (ab 01.01.2017)**
3. Pflegebedürftige der Pflegestufe III (Schwerst pflegebedürftig) sind Personen, die bei der Körperpflege, der Ernährung oder der Mobilität täglich rund um die Uhr, auch nachts, der Hilfe bedürfen und zusätzlich mehrfach in der Woche Hilfen bei der **hauswirtschaftlichen Versorgung benötigen.** **4. Härtefall**	**1. Punktbereich 0:** Keine Beeinträchtigungen der Selbstständigkeit oder der Fähigkeiten **2. Punktbereich 1:** Geringe Beeinträchtigungen der Selbstständigkeit oder der Fähigkeiten **3. Punktbereich 2:** Erhebliche Beeinträchtigungen der Selbstständigkeit oder der Fähigkeiten **4. Punktbereich 3:** Schwere Beeinträchtigungen der Selbstständigkeit oder der Fähigkeiten **5. Punktbereich 4:** Schwerste Beeinträchtigungen der Selbstständigkeit oder Fähigkeitsstörungen Jedem Punktbereich in einem Modul werden unter Berücksichtigung der in ihm zum Ausdruck kommenden Schwere der Beeinträchtigungen der Selbstständigkeit oder der Fähigkeiten **sowie der folgenden Gewichtung** der Module die in der Anlage 2 festgelegten, gewichteten Punkte zugeordnet. Die Module des Begutachtungsinstruments werden wie folgt gewichtet: 1. Mobilität mit **10 Prozent** 2. Kognitive und kommunikative Fähigkeiten sowie Verhaltensweisen und psychische Problemlagen zusammen mit **15 Prozent** 3. Selbstversorgung mit **40 Prozent** 4. Bewältigung von und selbstständiger Umgang mit krankheits- oder therapiebedingten Anforderungen und Belastungen mit **20 Prozent** 5. Gestaltung des Alltagslebens und sozialer Kontakte mit **15 Prozent** **(3)** Zur Ermittlung des Pflegegrads sind die bei der Begutachtung **festgestellten Einzelpunkte in jedem Modul zu addieren** und dem in der Anlage 1 festgelegten Punktbereich sowie den sich daraus **ergebenden gewichteten Punkten zuzuordnen.** Den Modulen 2 und 3 ist ein gemeinsamer gewichteter Punkt zuzuordnen, der aus den **höchsten gewichteten Punkten entweder des Moduls 2 oder des Moduls 3** besteht. Aus den **gewichteten Punkten aller Module sind durch Addition die Gesamtpunkte zu bilden**. Auf der Basis der erreichten Gesamtpunkte sind pflegebedürftige Personen in einen der nachfolgenden Pflegegrade einzuordnen: **1.** Ab **12,5 bis unter 27 Gesamtpunkte** in den **Pflegegrad 1:** geringe Beeinträchtigungen der Selbstständigkeit oder der Fähigkeiten **2.** Ab **27 bis unter 47,5 Gesamtpunkte** in den **Pflegegrad 2:** erhebliche Beeinträchtigungen der Selbstständigkeit oder der Fähigkeiten **3.** Ab **47,5 bis unter 70 Gesamtpunkte** in den **Pflegegrad 3:** schwere Beeinträchtigungen der Selbstständigkeit oder der Fähigkeiten

SGB XI	
Gegenwärtige Gesetzeslage	**PSG II (ab 01.01.2017)**
	4. Ab **70 bis unter 90 Gesamtpunkte** in den Pflegegrad 4: schwerste Beeinträchtigungen der Selbstständigkeit oder der Fähigkeiten **5.** Ab **90 bis 100 Gesamtpunkte** in den **Pflegegrad 5:** schwerste Beeinträchtigungen der Selbstständigkeit oder der Fähigkeiten mit besonderen Anforderungen an die pflegerische Versorgung. **(4) Pflegebedürftige mit besonderen Bedarfs-konstellationen,** die einen spezifischen, außergewöhnlich hohen Hilfebedarf mit besonderen Anforderungen an die pflegerische Versorgung aufweisen, **können aus pflegefachlichen Gründen dem Pflegegrad 5** zugeordnet werden, **auch wenn ihre Gesamtpunkte unter 90 liegen.** Der Spitzenverband Bund der Pflegekassen konkretisiert in den **Richtlinien nach § 17 Absatz 1 die pflegefachlich begründeten Voraussetzungen** für solche besonderen Bedarfskonstellationen. **(5)** Bei der Begutachtung sind auch solche Kriterien zu berücksichtigen, die zu einem Hilfebedarf führen, für den **Leistungen des Fünften Buches** vorgesehen sind. Dies gilt auch für krankheitsspezifische Pflegemaßnahmen. **Krankheitsspezifische Pflegemaßnahmen sind Maßnahmen der Behandlungspflege,** bei denen der behandlungspflegerische Hilfebedarf aus medizinisch-pflegerischen Gründen regelmäßig und auf Dauer untrennbarer Bestandteil einer pflegerischen Maßnahme in den in § 14 Absatz 2 genannten sechs Bereichen ist oder mit einer **solchen notwendig in einem unmittelbaren zeitlichen und sachlichen Zusammenhang** steht.

Tab. 2.1-1 SGB XI Vergleich: bis 31.12.2016 – ab 01.01.2017

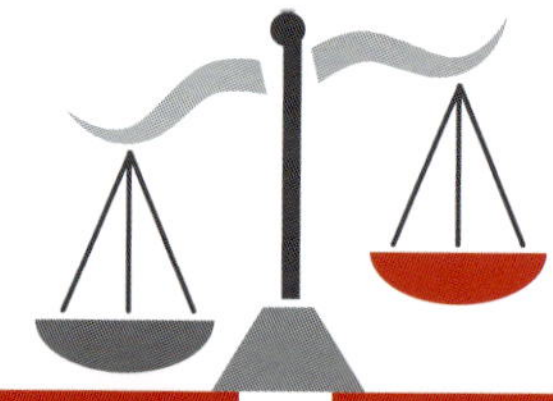

SGB XI bis 31.12.2016	SGB XI ab 01.01.2017
Pflegebedürftige der Pflegestufe 1 Erheblich pflegebedürftig **Pflegebedürftige der Pflegestufe 2** Schwer pflegebedürftig **Pflegebedürftige der Pflegestufe 3** Schwerst pflegebedürftig **Härtefall**	**Pflegegrad 1** Geringe Beeinträchtigungen der Selbstständigkeit oder der Fähigkeiten **Pflegegrad 2** Erhebliche Beeinträchtigungen der Selbstständigkeit oder der Fähigkeiten **Pflegegrad 3** Schwere Beeinträchtigungen der Selbstständigkeit oder der Fähigkeiten **Pflegegrad 4** Schwerste Beeinträchtigungen der Selbstständigkeit oder der Fähigkeiten **Pflegegrad 5** Schwerste Beeinträchtigungen der Selbständigkeit oder der Fähigkeiten mit besonderen Anforderungen an die pflegerische Versorgung
Minuten und Häufigkeit **Körperpflege** **Ernährung** **Mobilität** **Hauswirtschaftliche Versorgung**	**1 Mobilität** **2 Kognitive und kommunikative Fähigkeiten** **3 Verhaltensweisen und psychische Problemlagen** **4 Selbstversorgung** **5 Bewältigung von und Umgang mit krankheits- oder therapiebedingten Anforderungen und Belastungen** **6 Gestaltung des Alltagslebens und soziale Kontakte** **7 Außerhäusliche Aktivitäten** **8 Haushaltsführung**
Anleitung **Beaufsichtigung** **Unterstützung** **Teilweise Übernahme** **Vollständige Übernahme**	**Beeinträchtigungen der Selbständigkeit oder der Fähigkeiten**

Abb. 2.1-1 Änderungen im SGB XI zum Pflegebedürftigkeitsbegriff

Themenmodule des neuen Begutachtungsverfahrens

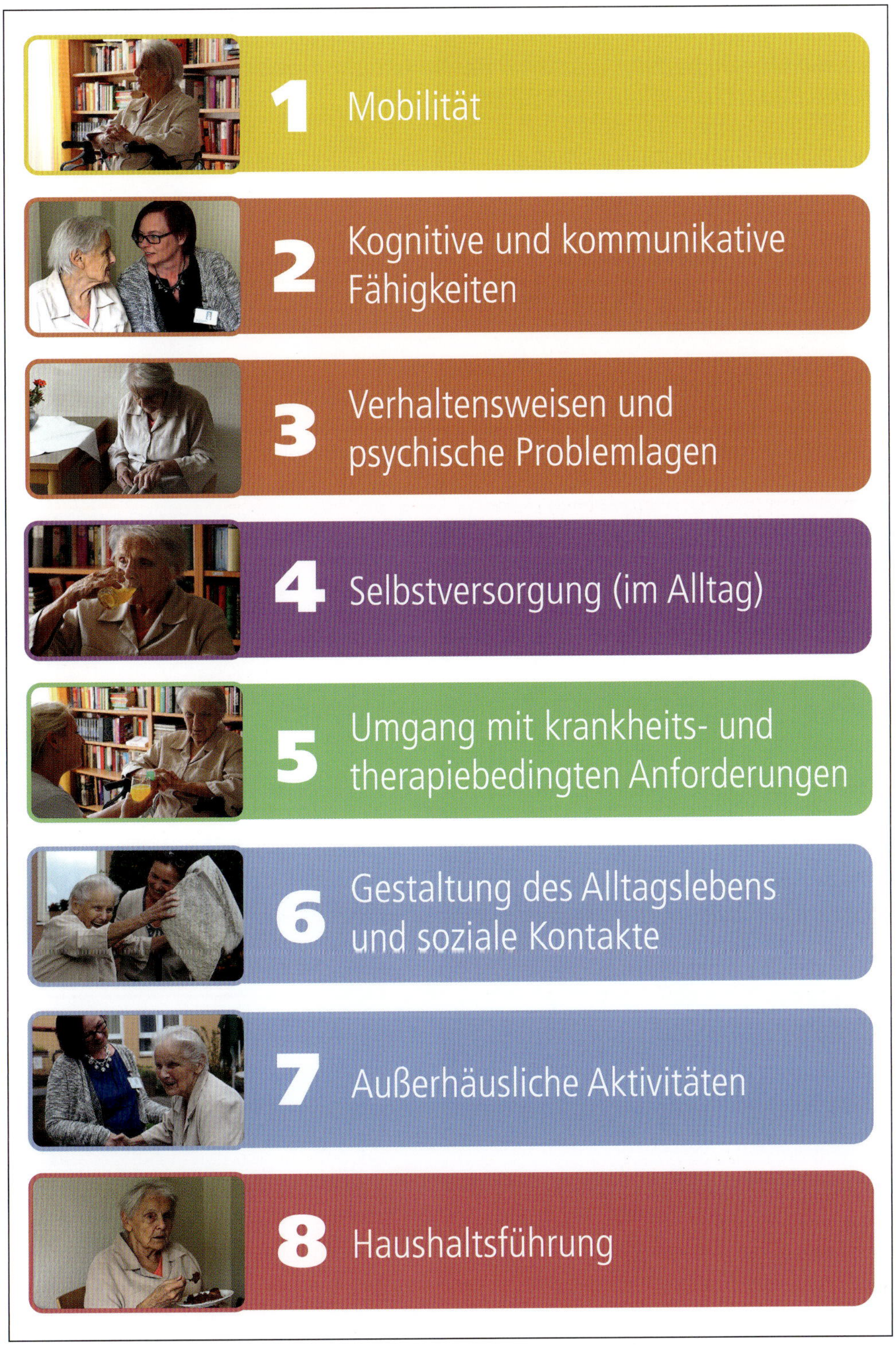

Abb. 2.1-2 ***Wissenschaftsbasierte Themenmodule des neuen Begutachtungsverfahrens***

Maßgeblich für das Vorliegen von **Pflegebedürftigkeit sind Beeinträchtigungen der Selbstständigkeit oder Fähigkeitsstörungen** in den sechs Bereichen, die sich auf die in den Bereichen angegebenen Aktivitäten und Fähigkeiten beziehen.

2.2 Pflegegrade

Einführung der neuen **Begrifflichkeit „Pflegegrad"**, um zu verdeutlichen, dass die Stufen des NBA den **Grad der Selbstständigkeit**, nicht aber den konkreten Bedarf innerhalb der Stufen abbilden.

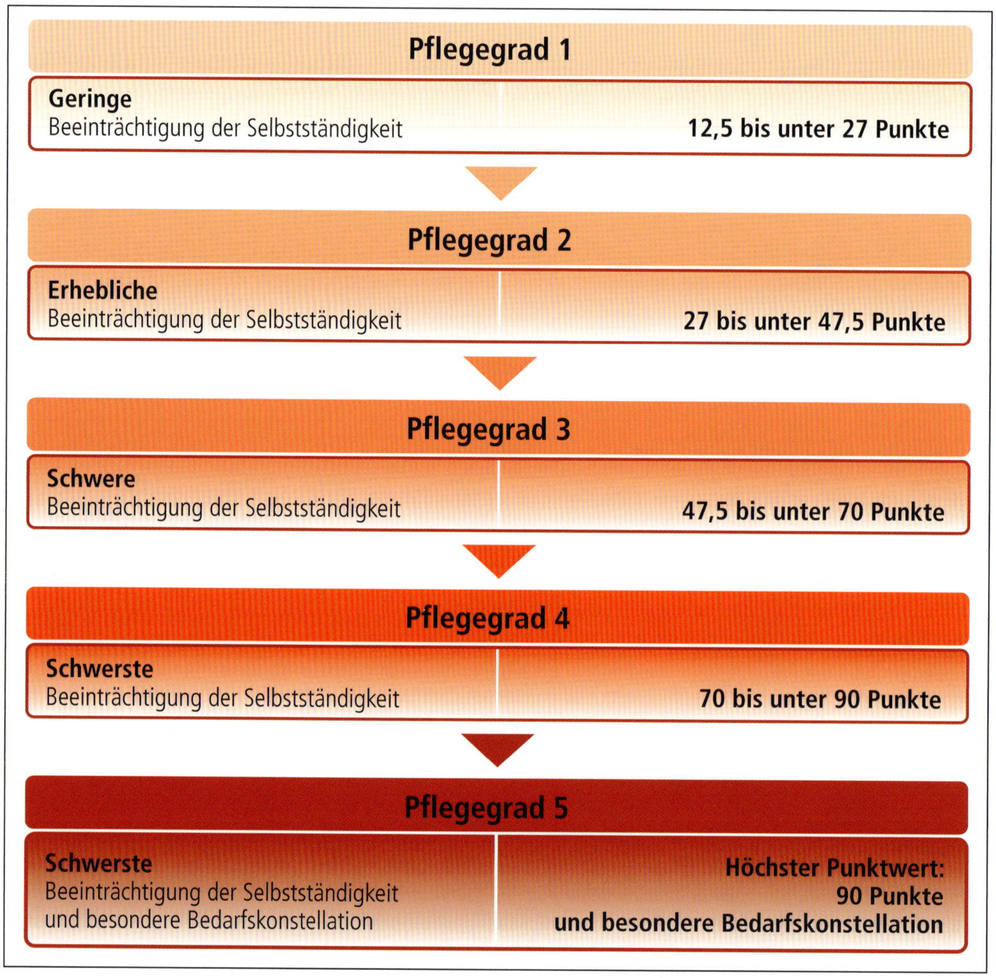

Abb. 2.2-1 ***Pflegegrade, Beschreibung und Punktwerte***

Pflegestufensystem § 15 bis 2016		
	Minuten	Prozente
Pflegestufe 0		
Pflegestufe 1	45	13 %
Pflegestufe 2	120	33 %
Pflegestufe 3	240	67 %
Härtefall	360	100 %

Pflegegradsystem § 15 ab 2017		
	Punkte	Prozente
Pflegegrad 1	12,5 unter 27 Punkte	
Pflegegrad 2	27 unter 47,5 Punkte	30 %
Pflegegrad 3	47,5 unter 70 Punkte	53 %
Pflegegrad 4	70 unter 90 Punkte	78 %
Pflegegrad 5	90 Punkte und besondere Bedarfskonstellation	100 %

Tab. 2.2-1 ***Vergleich Pflegestufen/Pflegegrade***

2.2.1 Was ist neu am „neuen" Pflegebedürftigkeitsbegriff und am neuen Begutachtungsverfahren

- **Gleichstellung** somatisch, kognitive und psychisch eingeschränkter Personen
- Berücksichtigt werden alle für das **Leben und die Alltagsbewältigung** einer pflegebedürftigen Person relevanten Beeinträchtigungen.
- Die **Elemente des neuen Pflegebedürftigkeitsbegriffs** aus § 14 Absatz 1 werden **konkretisier**t und im Absatz 2 § 14 sowie im § 15 für die Zwecke der Begutachtung im Rahmen der Pflegeversicherung aufgegriffen.
- Ganzheitliche Einschätzung für das Vorliegen von Pflegebedürftigkeit sind die Beeinträchtigungen der **Selbstständigkeit oder Fähigkeitsstörungen,** die sich auf **6 wissenschaftsbasierte Bereiche** (Themenmodule) und in diesem Bereich angegebene Aktivitäten und Fähigkeiten beziehen.
- Pflegebedürftige erhalten **passgenaue Leistungen**, da der neue Pflegebedürftigkeitsbegriff eine noch **stärker personenzentrierte und bedarfsgerechte Pflege** ermöglicht.

Damit verbunden:

- Einführung einer **neuen Begutachtungssystematik** mit umfassender Berücksichtigung von Pflegebedürftigkeit, **aufgrund körperlicher und psychisch/kognitiver Beeinträchtigungen**
- Bestimmung des **Grades der Selbstständigkeit in 5 Pflegegraden**
- Präzisere Einschätzung des **konkreteren Unterstützungsbedarfs** und der **Hilfsmittelversorgung**
- Detaillierte Hinweise auf **Präventions- und Rehabilitationsbedarf**
- Verbesserung der **Einstufung von Kindern**

Die Umsetzung des neuen Pflegebedürftigkeitsbegriffs bedeutet einen Paradigmenwechsel in der Feststellung von Pflegebedürftigkeit.

WICHTIG!

Die Ablösung der Logik „Pflegezeiten" durch ein System, das die Selbstständigkeit fokussiert, verlangt von allen Beteiligten ein grundlegendes Umdenken.

2.3 Die Einschätzung der Selbstständigkeit

Nach § 15 Absatz 1 erhalten alle Pflegebedürftigen nach der **Schwere der Beeinträchtigungen der Selbstständigkeit oder der Fähigkeiten** einen Grad der Pflegebedürftigkeit (Pflegegrad). Der Pflegegrad wird mithilfe eines pflegefachlich begründeten Begutachtungsinstruments ermittelt. Das Begutachtungsinstrument ist dabei in sechs Module gegliedert, die den sechs Bereichen in § 14 Absatz 2 entsprechen.

Jedes dieser Themenmodule ist so auszugestalten, dass auf pflegefachlicher Grundlage Beeinträchtigungen **der Selbstständigkeit** oder **Fähigkeitsstörungen** bei den in § 14 Absatz 2 genannten Aktivitäten und Fähigkeiten entsprechend ihrer Ausprägung, Häufigkeit oder Dauer erhoben werden können. Es ist insbesondere nach den Modulen 1, 4 und 6 zu beurteilen, **inwieweit die Person wesentliche Aktivitäten aus dem jeweiligen Lebensbereich selbstständig** durchführen kann.

Die Beurteilung in den Modulen 2 (kognitive und kommunikative Fähigkeiten), 3 (Häufigkeit des Auftretens von Verhaltensweisen) und 5 (Umgang mit krankheits- und therapiebedingten Anforderungen) **bezieht sich auf andere abgewandelte Formen der Skalen in der Beurteilung von Sachverhalte und Merkmale.**

Die Bewertung der Selbstständigkeit erfolgt in den Themenmodulen (Modul 1, 4 und 6) mittels einer vierstufigen Skala (vgl. § 15)	
Modul 1 – Mobilität	**Die Selbstständigkeit umfasst dabei die Ausprägungen:** 0 = Selbstständig 1 = Überwiegend selbstständig 2 = Überwiegend unselbstständig 3 = Unselbstständig
Modul 4 – Selbstversorgung	
Modul 6 – Gestaltung des Alltagslebens und soziale Kontakte	

Tab. 2.3-1 ***Bewertung der Selbstständigkeit in den Themenmodulen 1, 4 und 6 (1)***

2.3.1 Bewertung der Selbstständigkeit in den Themenmodulen 1, 4 und 6

Beurteilung von Selbstständigkeit in den Themenmodulen 1, 4 und 6	
Selbstständig = 0 Punkte	Die Person kann die Aktivität in der Regel selbstständig durchführen. Möglicherweise ist die Durchführung erschwert oder verlangsamt oder nur unter Nutzung von Hilfsmitteln möglich. Entscheidend ist jedoch, dass die Person keine personelle Hilfe benötigt. Vorübergehende oder nur vereinzelt auftretende Beeinträchtigungen sind nicht zu berücksichtigen.
Überwiegend selbstständig = 1 Punkt	Die Person kann den größten Teil der Aktivität selbstständig durchführen. Dementsprechend entsteht nur ein geringer, mäßiger Aufwand für die Pflegeperson. Überwiegend selbstständig ist eine Person also dann, wenn lediglich folgende Hilfestellungen erforderlich sind: • Unmittelbares **Zurechtlegen, Richten** von Gegenständen meint die Vorbereitung einer Aktivität durch Bereitstellung sächlicher Hilfen, damit die Person die Aktivität dann selbstständig durchführen kann. Dabei wird vorausgesetzt, dass die Umgebung des Antragstellers so eingerichtet wird, dass die Person so weit wie möglich selbstständig an alle notwendigen Utensilien herankommt und diese nicht jedes Mal angereicht werden müssen. Wenn dies aber nicht aus-reicht, z. B. die Seife nicht von der Ablage am Waschbecken genommen werden kann, sondern direkt in die Hand gegeben werden muss, führt diese Beeinträchtigung zur Bewertung überwiegend selbstständig. • **Aufforderung** bedeutet, dass die Pflegeperson (ggf. auch mehrfach) einen Anstoß geben muss, damit der Betroffene die jeweilige Tätigkeit allein durchführt. Auch wenn nur einzelne Handreichungen erforderlich sind, ist die Person als überwiegend selbstständig zu beurteilen (punktueller Hilfebedarf, der lediglich an einzelnen Stellen des Handlungsablaufs auftritt). Einzelne Hinweise zur Abfolge der Einzelschritte meinen, dass zwischenzeitlich immer wieder ein Anstoß gegeben werden muss, dann aber Teilverrichtungen selbst ausgeführt werden können.

	• **Unterstützung bei der Entscheidungsfindung** bedeutet, dass z. B. verschiedene Optionen zur Auswahl angeboten werden, die Person danach aber selbstständig handelt. • **Partielle Beaufsichtigung und Kontrolle** meint die Überprüfung, ob die Abfolge einer Handlung eingehalten wird, ggf. unter Hinführung zu weiteren Teilschritten oder zur Vervollständigung, sowie die Kontrolle der korrekten und sicheren Durchführung. Hierzu gehört auch die Überprüfung, ob Absprachen eingehalten werden. • **Punktuelle Übernahme von Teilhandlungen** der Aktivität bedeutet, dass nur einzelne Handreichungen erforderlich sind, die Person den überwiegenden Teil der Aktivität aber selbstständig durchführt.
	• **Anwesenheit aus Sicherheitsgründen:** Wenn eine Person eine Aktivität selbstständig ausführen kann, aber aus nachvollziehbaren Sicherheitsgründen (z. B. Sturzgefahr, Krampfanfälle) die Anwesenheit einer anderen Person benötigt, trifft die Bewertung „überwiegend selbstständig" zu.
Überwiegend unselbstständig = 2 Punkte	Die Person kann die Aktivität nur zu einem geringen Anteil selbstständig durchführen. Es sind aber Ressourcen vorhanden, sodass sie sich beteiligen kann. Dies setzt ggf. ständige Anleitung oder aufwendige Motivation auch während der Aktivität voraus oder Teilschritte der Handlung müssen übernommen werden. Zu-rechtlegen und Richten von Gegenständen, wiederholte Aufforderungen oder punktuelle Unterstützungen reichen nicht aus. Alle der oben genannten Hilfen können auch hier von Bedeutung sein, reichen allerdings alleine nicht aus. Weitergehende Unterstützung umfasst vor allem: • **Ständige Motivation** im Sinne der **motivierenden Begleitung** einer Aktivität (notwendig vor allem bei psychischen Erkrankungen mit Antriebsminderung). • **Ständige Anleitung** bedeutet, dass die Pflegeperson den Handlungsablauf nicht nur anstoßen, sondern die Handlung **demonstrieren oder lenkend begleiten** muss. Dies kann insbesondere dann erforderlich sein, wenn der Betroffene trotz vorhandener motorischer Fähigkeiten eine konkrete Aktivität nicht in einem sinnvollen Ablauf durchführen kann. • **Ständige Beaufsichtigung und Kontrolle** unterscheidet sich von der oben genannten partiellen Beaufsichtigung und Kontrolle nur durch das Ausmaß der erforderlichen Hilfe. Es ist ständige und unmittelbare Eingreifbereitschaft in die Handlung erforderlich. • **Übernahme von Teilhandlungen der Aktivität** bedeutet, dass ein erheblicher Teil der Handlungsschritte durch die Pflegeperson übernommen wird.
Unselbstständig = 3 Punkte	Die Person kann die Aktivität **in der Regel** nicht selbstständig durchführen bzw. steuern, auch nicht in Teilen. Es sind kaum oder keine Ressourcen vorhanden. Ständige Motivation, Anleitung und Beaufsichtigung reichen auf keinen Fall aus. Die Pflegeperson muss alle oder nahezu alle Teilhandlungen anstelle der betroffenen Person durchführen. Eine minimale Beteiligung ist nicht zu berücksichtigen, z. B. wenn sich der Antragsteller in sehr geringem Umfang mit Teilhandlungen beteiligt. Das Einschätzungsinstrument beinhaltet in den Modulen 2, 3 und 5 abgewandelte Formen dieser Skala, die an den entsprechenden Stellen erläutert werden. Durchgängig gilt bei diesen Skalen, dass der Grad der Beeinträchtigung mit dem jeweiligen Punktwert steigt. „0" bedeutet stets, dass keine Beeinträchtigungen der Selbstständigkeit oder der Fähigkeiten bzw. sonstige Probleme bestehen. Im Folgenden wird die Anwendung der vierstufigen Skala näher erläutert.

Tab. 2.3-2 Bewertung der Selbstständigkeit in den Themenmodulen 1, 4 und 6 (2)

Besonderheiten der Bewertung Module 4 und 6 :

In den **Themenmodulen 4 „Selbstversorgung"** und **6 „Gestaltung des Alltagslebens und soziale Kontakte"** wird der Ausprägungsgrad der Selbstständigkeit (wie oben – Bewertung nach Grad der Selbstständigkeit) erfasst unter Beachtung folgender Besonderheiten:

Modul 4 Selbstversorgung (Besonderheiten des Bedarfs):

- Zu diesem Themenmodul werden zunächst auch besondere Bedarfsaspekte erfasst. Dazu gehören die künstliche Ernährung über einen enteralen Zugang (Nasen-, Magen- oder Dünndarmsonde) oder einen parenteralen Zugang, die künstliche Harn- oder Stuhlableitung sowie Störungen der Blasen- und Darmkontrolle in ihren Ausprägungsgraden.

Modul 6 Gestaltung des Alltagslebens und soziale Kontakte:

- Zu bewerten ist, ob die untersuchte Person die jeweilige **Aktivität praktisch durchführen** kann. In der Regel sind dazu nicht nur kognitive Funktionen, sondern auch motorische Fähigkeiten erforderlich.

2.3.1.1 Bewertung von Sachverhalten und Merkmalen in den Themenmodulen 2, 3 und 5

Die Bewertung in den Themenmodulen 2 „Kognitive und kommunikative Fähigkeiten", 3 „Häufigkeit des Auftretens von Verhaltensweisen" und 5 „Umgang mit krankheits- und therapiebedingten Anforderungen" bezieht sich auf andere Sachverhalte und Merkmale.

Beurteilung von Sachverhalten und Merkmalen in den Themenmodulen 2, 3 und 5	
Themenmodul 2: Kognitive und kommunikative Fähigkeiten	
Für diesen Bereich gilt eine ähnliche Graduierung wie im Fall der Selbstständigkeit (vierstufige Skala). Der Unterschied liegt darin, dass hier keine Aktivität, sondern eine geistige Funktion beurteilt wird. Für die Bewertung ist unerheblich, ob ein zuvor selbstständiger Erwachsener eine Fähigkeit verloren hat oder bei einem Kind eine Fähigkeit (noch) nicht ausgebildet ist. **Die Bewertungsskala umfasst folgende Ausprägungen:** Die Fähigkeit ist 0 = vorhanden/unbeeinträchtigt 1 = größtenteils vorhanden 2 = in geringem Maße vorhanden 3 = nicht vorhanden	
Fähigkeit vorhanden/ unbeeinträchtigt = 0 Punkte	Die Fähigkeit ist (nahezu) vollständig vorhanden.
Fähigkeit größtenteils vorhanden = 1 Punkt	Die Fähigkeit ist überwiegend (die meiste Zeit über, in den meisten Situationen), aber nicht durchgängig vorhanden. Die Person hat Schwierigkeiten, höhere oder komplexere Anforderungen zu bewältigen.
Fähigkeit in geringem Maße vorhanden = 2 Punkte	Die Fähigkeit ist stark beeinträchtigt, aber erkennbar vorhanden. Die Person hat häufig und/oder in vielen Situationen Schwierigkeiten. Sie kann nur geringe Anforderungen bewältigen. Es sind Ressourcen vorhanden.
Fähigkeit nicht vorhanden = 3 Punkte	Die Fähigkeit ist nicht oder nur in sehr geringem Maße (sehr selten) vorhanden.

Beurteilung von Sachverhalten und Merkmalen in den Themenmodulen 2, 3 und 5
Themenmodul 3: Verhaltensweisen und psychische Problemlagen
Es geht hier um pathologische Verhaltensweisen und psychische Problemlagen als Folge von psychischen Erkrankungen oder cerebralen Schädigungen, die trotz adäquater Diagnostik und Therapie immer wieder auftreten und personelle Unterstützung erforderlich machen. In diesem Modul ist eine inhaltlich abweichende, aber ebenfalls vierstufige Skala zu verwenden. Erfasst wird die Häufigkeit, mit der ein Verhalten oder Problem gegenwärtig auftritt, auch wenn der Gutachter den Eindruck hat, dass das Verhalten durch äußere Einflüsse verursacht wird. Er soll in einem solchen Fall Maßnahmen zur Verbesserung der Situation und eine Nachuntersuchung empfehlen. Im Mittelpunkt dieses dritten Moduls steht letztlich die Frage, inwieweit die Person ihr Verhalten ohne personelle Unterstützung steuern kann. Von fehlender „Selbststeuerung" ist auch dann auszugehen, wenn ein Verhalten zwar nach Aufforderung abgestellt wird, aber danach immer wieder aufs Neue auftritt, weil das Verbot nicht verstanden wird oder nicht erinnert werden kann. Abzugrenzen sind hier gezielt herausfordernde Verhaltensweisen, z. B. im Rahmen von Beziehungsproblemen, die nicht zu berücksichtigen sind.
Bewertung in den vier Kategorien: **Es werden folgende Merkmalsausprägungen erfasst:** 0 = nie oder nur sporadisch 1 = selten, d. h. ein- bis zweimal innerhalb von zwei Wochen 2 = häufig, d. h. zweimal oder mehrmals wöchentlich, aber nicht täglich 3 = täglich
Themenmodul 5: Umgang mit krankheits- und therapiebedingten Anforderungen
In diesem Modul geht es vorrangig um die Einschätzung, ob die zu beurteilende Person spezifische krankheitsbedingte Anforderungen selbstständig bewältigen kann. Dazu gehört insbesondere die Durchführung ärztlich verordneter Maßnahmen, die gezielt auf eine bestehende Erkrankung ausgerichtet sind. Die meisten der folgenden Behandlungsmaßnahmen können grundsätzlich von den betroffenen Personen selbstständig durchgeführt werden (z. B. Einnehmen von Medikamenten, Arzt- oder Therapiebesuche oder Insulininjektionen). Auch aufwendigere Behandlungsmaßnahmen, die Fachwissen erfordern, wie die Versorgung eines Stomas oder das Einmalkatheterisieren, selbst das Absaugen, werden von einzelnen Betroffenen selbstständig durchgeführt. Auch in diesem Kapitel ist also vorrangig zu prüfen, ob die Person diese Maßnahmen selbstständig durchführen kann.
Erfassung nach einer Kombination der Kategorien: • Vorkommen • Häufigkeit des Auftretens oder Selbstständigkeit bei der Durchführung Wenn Hilfen seltener als einmal monatlich erforderlich sind, ist eine „0" unter Monat einzutragen. Unabhängig von allen anderen Angaben ist anzugeben, ob die einzelnen Aktivitäten nur vorübergehend, z. B. aufgrund einer akuten, möglicherweise auch länger anhaltenden Erkrankung, oder dauerhaft, d.h. voraussichtlich für mindestens sechs Monate, erforderlich sind.

Tab. 2.3-3 Beurteilung von Sachverhalten und Merkmalen in den Themenmodulen 2, 3 und 5

In Modul 7 und Modul 8 erfolgt keine Gewichtung (Berechnung) in der Ermittlung eines Pflegegrades. Jedoch dient die Einschätzung dieser beiden Module der Erstellung einer individuellen Versorgungsplanung und kann für Beratungen wichtig sein.

WICHTIG!

Beurteilung in den Themenmodulen 7 und 8	
Themenmodul 7: Außerhäusliche Aktivitäten	
Hier sind sowohl die motorischen Fähigkeiten als auch die örtliche Orientierungsfähigkeit sowie Sicherheitsaspekte zu berücksichtigen.	
Bewertung in den vier Kategorien: **Ausprägungsgrade: (modifizierte und vereinfachte Fassung der Selbstständigkeitsskala)**	
• selbstständig • überwiegend selbstständig	• überwiegend unselbstständig • unselbstständig
Themenmodul 8: Haushaltsführung	
Zu bewerten ist, ob die untersuchte Person die jeweilige Aktivität *praktisch* durchführen kann. In der Regel sind dazu nicht nur motorische Funktionen, sondern auch kognitive Fähigkeiten erforderlich.	
Bewertung in den vier Kategorien: **Ausprägungsgrade:**	
• selbstständig • überwiegend selbstständig	• überwiegend unselbstständig • unselbstständig

Tab. 2.3-4 Beurteilung in den Themenmodulen 7 und 8

Durch den ressourcen- und teilhabeorientierten Ansatz gewinnt aktivierende Pflege wieder an Bedeutung.

Auf Basis eines umfassenderen Verständnisses von Pflegebedürftigkeit, abgebildet durch die Themenmodule, entsteht eine Fokussierung auf die Aktivierung und noch vorhandene Fähigkeit der pflegebedürftigen Person und die Abkehr von der Orientierung auf Defizite. Dies entspricht dem **tatsächlichen Grundgedanken eines aktivierenden und fördernden Pflegeverständnisses**, in dessen **Mittelpunkt** der Pflegebedürftige mit seinen Gewohnheiten, Bedürfnissen, Erwartungen und dem Recht auf Selbstbestimmung steht.

2.3.2 Überleitung von Pflegestufen in Pflegegrade (§ 140)

Der geregelte Bestandsschutz stellt sicher, dass kein bisheriger Leistungsbezieher bei der kollektiven Überleitung am 01.09.2016 schlechter gestellt wird.

Personen mit **körperlichen Einschränkungen werden automatisch von ihrer Pflegestufe in den nächsthöheren Pflegegrad** übergeleitet.

Pflegebedürftige Personen ohne eingeschränkte Alltagskompetenzen (Einfacher Stufensprung)	
Pflegestufe	**Pflegegrad**
I	2
II	3
III	4
Härtefall	5

Tab. 2.3-5 Einfacher Stufensprung

Personen, bei denen eine **Beeinträchtigung der Alltagskompetenz** festgestellt wurde, werden in den **übernächsten Pflegegrad überführt.** Denn im neuen Einstufungssystem erhalten alle Menschen den Pflegegrad, der nach Ansicht von Fachleuten für die unterschiedlich schweren Beeinträchtigungen der richtige ist und den sie bei einer neuen Einstufung voraussichtlich erhalten würden.

Pflegebedürftige Personen mit eingeschränkten Alltagskompetenzen (Doppelter Stufensprung)	
Pflegestufe	**Pflegegrad**
I	3
II	4
III	5
Härtefall	5

Tab. 2.3-6 Doppelter Stufensprung

Die Pflegekassen ordnen jedem pflegebedürftigen Menschen mit einer Pflegestufe oder einer Feststellung der Beeinträchtigung der Alltagskompetenz den per Gesetz vorgesehenen, neuen Pflegegrad zu und teilen das dem Pflegebedürftigen mit. So wird für die Betroffenen unnötiger zusätzlicher Aufwand vermieden (Antragstellung, Begutachtung etc.).

Für die automatische Überleitung gilt:

Niemand, der vorher schon von der Pflegeversicherung Leistungen erhalten hat, soll zukünftig schlechter gestellt werden. Das gilt auch dann, wenn jemand einen Antrag auf einen höheren Pflegegrad gestellt hat, der Gutachter aber einen niedrigeren Pflegegrad feststellt. Da aber die Überleitung nicht zu geringeren Leistungen, sondern bei den meisten Betroffenen sogar zu höheren bzw. deutlich höheren Leistungen als heute führt, wird ein solcher Antrag im Regelfall gar nicht erforderlich sein.

Alle Pflegebedürftigen, die den gleichen Pflegegrad haben, haben künftig Anspruch auf die gleichen Leistungen der Pflegeversicherung.

Das neue Begutachtungsinstrument

3

Das **neue Begutachtungsinstrument**, korrespondierend zum neuen Verständnis von Pflegebedürftigkeit, wurde im Rahmen der Beratungen des **Expertenbeirats** zur konkreten Ausgestaltung des neuen Pflegebedürftigkeitsbegriffs 2009/2013 als Kern eines neuen Begutachtungsverfahrens entwickelt, das die Elemente des neuen Pflegebedürftigkeitsbegriffs abbildet und konkretisiert.

Die Reliabilität und Praktikabilität des neuen Begutachtungsinstruments wurden durch den Medizinischen Dienst der Spitzenverbände (2014) erfolgreich getestet und die Anwendbarkeit bestätigt.

Studie abrufbar unter:https:www.gkvspitzenverband.de/pflegeversicherung/forschung/modellprojekte/pflege_laufende_projekte_8/praktikabilitaetsstudie.jsp

WICHTIG!

Dem Neuen Begutachtungs-Assessment (NBA) liegt eine umfangreiche wissenschaftliche Analyse und Bewertung (inter-)national als anerkannter Assessment-Instrumente zur Erfassung des Pflege- und Hilfebedarfs pflegebedürftiger Personen zugrunde. Die **modulare Struktur des NBA** erlaubt über die Zusammenfassung von Kriterien eine ganzheitliche Betrachtung einzelner Lebensbereiche einer pflegebedürftigen Person. Sie erhebt in sechs (acht) für die Einschätzung von Pflegebedürftigkeit relevanten Lebensbereichen (sogenannten Themenmodulen) das jeweilige **Ausmaß der Selbstständigkeit und damit der Abhängigkeit von personeller Hilfe.**

Dabei greift es die Elemente des neuen Pflegebedürftigkeitsbegriffs aus § 14 auf und konkretisiert diese in Absatz 2 für die Zwecke der Begutachtung im Rahmen der Pflegeversicherung.

3.1 Die Module des Begutachtungs-Assessments und deren Gewichtung

Module und ihre Gewichtung	
Modul 1: Mobilität Es werden motorische Fähigkeiten wie der Positionswechsel im Bett, Fortbewegen innerhalb des Wohnbereichs und Treppensteigen eingeschätzt. Die Bewertung findet innerhalb einer vierstufigen Skala mit den Abstufungen „selbstständig", „überwiegend selbstständig", „überwiegend unselbstständig "und „unselbstständig" statt.	**10**
Modul 2: Kognitive und kommunikative Fähigkeiten Es werden geistige Funktionen wie die zeitliche und örtliche Orientierung, das Verstehen von Aufforderungen und die Fähigkeit, Entscheidungen zu treffen, bewertet. Das Modul bildet mentale Fähigkeiten ab, die Auswirkung auf die gesamte Lebensführung der Person haben.	**15**

Module und ihre Gewichtung	
Modul 3: Verhaltensweisen und psychische Problemlage Es geht um krankheitsbedingte Verhaltensweisen, die selbst nicht gesteuert werden können und wiederkehrend auftreten, wie z. B. motorische Verhaltensauffälligkeiten, Beschädigung von Gegenständen, Ängste, Antriebsverarmung, Aggressivität und nächtliche Unruhe.	
Modul 4: Selbstversorgung Es geht um die Einschätzung des Hilfebedarfs bei Tätigkeiten der Körperpflege, des An- und Auskleidens, der Ernährung und der Ausscheidung.	**40**
Modul 5: Umgang mit krankheits-/therapiebedingten Anforderungen Es wird der Grad der Selbstständigkeit bei Maßnahmen wie Medikamenteneinnahme und Verbandswechsel eingeschätzt. Die Bewertung hängt von der Komplexität der Maßnahmen ab.	**20**
Modul 6: Gestaltung des Alltagslebens und soziale Kontakte Es sind sowohl kognitive als auch motorische Fähigkeiten von Bedeutung. Bewertet wird u. a., ob die Personen mit anderen Menschen in Kontakt treten und ihren Tagesablauf gestalten können.	**15**
Modul 7: Außerhäusliche Aktivitäten Es wird bewertet, ob die Person ihre Wohnung/ihren Wohnbereich selbstständig verlassen, sich außerhalb des Wohnbereichs selbstständig fortbewegen, öffentliche Verkehrsmittel nutzen oder in einem Pkw mitfahren kann.	**Keine**
Modul 8: Haushaltsführung Es geht u. a. um das Einkaufen für den täglichen Bedarf, Zubereiten einfacher Mahlzeiten, Aufräum- und Reinigungsarbeiten oder die Regelung finanzieller Angelegenheiten.	**Keine**

Tab. 3.1-1 Module des neuen Begutachtungsinstruments und deren Gewichtung

SGB XI § 17 Richtlinien der Pflegekassen

(1) Der Spitzenverband Bund der Pflegekassen erlässt mit dem Ziel, eine einheitliche Rechtsanwendung zu fördern, unter Beteiligung des Medizinischen Dienstes des Spitzenverbandes Bund der Krankenkassen **Richtlinien zur pflegefachlichen Konkretisierung der Inhalte des Begutachtungsinstruments nach § 15 sowie zum Verfahren der Feststellung der Pflegebedürftigkeit nach § 18 (Begutachtungs-Richtlinien)**.

Er hat dabei die Vereinigungen der Träger der Pflegeeinrichtungen auf Bundesebene, den Verband der privaten Krankenversicherung e. V., die Bundesarbeitsgemeinschaft der überörtlichen Träger der Sozialhilfe, die kommunalen Spitzenverbände auf Bundesebene und die Verbände der Pflegeberufe auf Bundesebene zu beteiligen. Ihnen ist unter Übermittlung der hierfür erforderlichen Informationen innerhalb einer angemessenen Frist vor der Entscheidung Gelegenheit zur Stellungnahme zu geben. Die Stellungnahmen sind in die Entscheidung einzubeziehen. Die maßgeblichen Organisationen für die Wahrnehmung der Interessen und der Selbsthilfe der pflegebedürftigen und behinderten Menschen wirken nach Maßgabe der nach § 118 Absatz 2 erlassenen Verordnung beratend mit. § 118 Abs. 1 Satz 2 und 3 gilt entsprechend.

3.2 Das Begutachtungsformular

Das **vollständige Begutachtungsformular** in seiner ursprünglichen Form (Wingenfeld et al.) enthält **sieben voneinander abgrenzbare Bereiche,** über die sämtliche im Rahmen einer Begutachtung benötigten Informationen erhoben werden. Die beiden letzten Bereiche **„Neues Begutachtungsinstrument und Ergebnisse und Empfehlungen"** werden gesondert in einem eigenen Abschnitt (B) ausgewiesen.

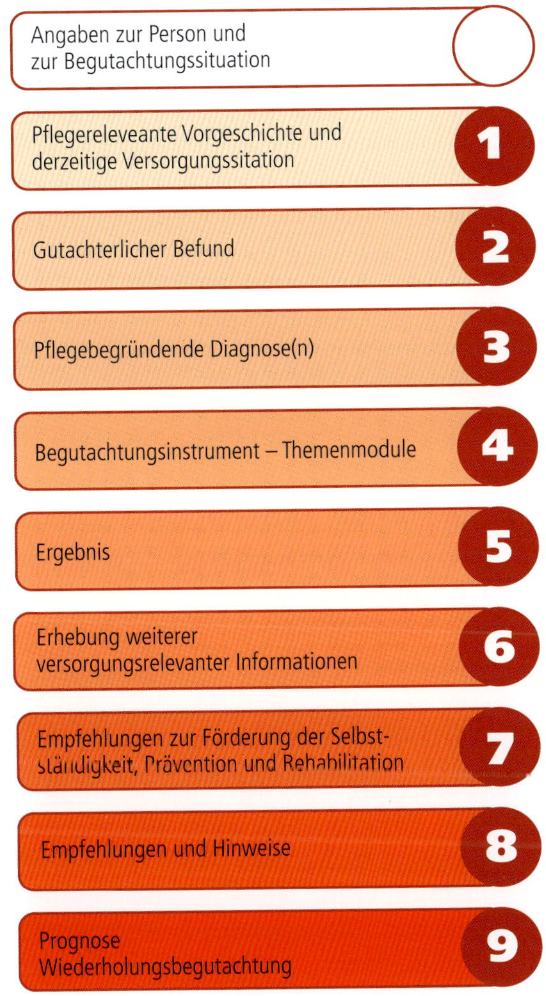

Abb. 3.2-1 Aufbau des neuen Begutachtungsformulars

In dem Entwurf vom 17.12.2015 des MDS **„Richtlinie zur Begutachtung von Pflegebedürftigkeit"** ist das Formulargutachten zur Feststellung der Pflegebedürftigkeit in **neun Bereiche** unterteilt.

- Allgemeine Angaben
  1. Pflegerelevante Vorgeschichte und derzeitige Versorgungssituation
  2. Gutachtlicher Befund
  3. Pflegebegründende Diagnosen
  4. Begutachtungsinstrument – Themenmodule
  5. Ergebnis der Begutachtung
  6. Erhebung weiterer versorgungsrelevanter Informationen

7. Empfehlung zur Förderung der Selbstständigkeit, Prävention und Rehabilitation
8. Weitere Empfehlungen
9. Prognose/Wiederholungsbegutachtung

3.3 Gliederung des Formulargutachtens

Das Formulargutachten im Entwurf des MDS **„Richtlinie zur Begutachtung von Pflegebedürftigkeit"** gliedert sich in drei Abschnitte, die inhaltlich aufeinander aufbauen.

Im ersten Abschnitt findet die gutachterliche Erhebung der Versorgungssituation und der pflegebegründenden Vorgeschichte sowie der Befunde (Istsituation) statt. Dieser Erhebungsteil beinhaltet die Angaben aus der Sicht des Antragstellers, der Pflegeperson, der Angehörigen oder der zuständigen Pflegefachkraft zur Situation im häuslichen Bereich bzw. zur Situation in einer vollstationären Einrichtung, in einer vollstationären Einrichtung der Hilfe für behinderte Menschen und die Dokumentation der Fremdbefunde. Unter den Punkten 2 und 3 werden die vom Gutachter erhobenen Befunde und Diagnosen dokumentiert.

Im zweiten Abschnitt (Punkt 4–6) findet die gutachterliche Wertung auf der Grundlage der erhobenen Befunde und erhaltenen Informationen statt.

Im abschließenden empfehlenden Abschnitt (Punkte 7–9), der auf den Informationen und Befunden sowie Wertungen der vorherigen Abschnitte aufbaut, unterbreitet der Gutachter Vorschläge zur Gestaltung der erforderlichen Leistungen, macht Angaben zur Prognose und empfiehlt ggf. einen Termin der Wiederholungsbegutachtung.

Definitionen: Pflege durchführende Personen/Einrichtungen

Pflegepersonen sind Personen, die nicht erwerbsmäßig einen Pflegebedürftigen im Sinne des § 14 SGB XI in seiner häuslichen Umgebung pflegen. Leistungen zur sozialen Sicherung nach §§ 19 und 44 SGB XI erhält eine Pflegeperson nur dann, wenn sie eine oder mehrere pflegebedürftige Personen mindestens des Pflegegrades 2 wenigstens 10 Stunden wöchentlich, verteilt auf regelmäßig mindestens zwei Tage in der Woche pflegt.

Pflegekräfte/Pflegefachkräfte sind Personen, die erwerbsmäßig pflegen.

Pflegeeinrichtungen sind selbstständig wirtschaftende Einrichtungen, die auf der Grundlage eines Versorgungsvertrags nach SGB XI Pflegebedürftige versorgen. Sie bieten vollstationäre Langzeit- und Kurzzeitpflege sowie teilstationäre Tages- und Nachtpflege und häusliche Pflege an und stehen unter ständiger Verantwortung einer ausgebildeten Pflegefachkraft.

Ambulante Pflegeeinrichtungen (Pflegedienste) sind selbstständig wirtschaftende Einrichtungen, die unter ständiger Verantwortung einer ausgebildeten Pflegefachkraft Pflegebedürftige in ihrer eigenen Häuslichkeit (Wohnung, Wohngemeinschaft, Betreutes Wohnen) pflegen und hauswirtschaftlich versorgen (vgl. § 71 Abs. 1 SGB XI).

Stationäre Pflegeeinrichtungen sind selbstständig wirtschaftende Einrichtungen, in denen Pflegebedürftige unter ständiger Verantwortung einer ausgebildeten Pflegefachkraft gepflegt werden und ganztägig (vollstationär) oder tagsüber oder nachts (teilstationär) oder vorübergehend (Kurzzeitpflege) untergebracht und verpflegt werden können (vgl. § 71 Abs. 2 SGB XI). Stationäre Einrichtungen, in denen die Leistungen zur medizinischen Vorsorge, zur medizinischen Rehabilitation, zur Teilhabe am Arbeitsleben oder am Leben in der Gemeinschaft, die schulische Ausbildung oder die Erziehung kranker oder behinderter Menschen im Vordergrund des Zwecks der Einrichtung stehen, sowie Krankenhäuser sind keine Pflegeeinrichtungen im Sinne des § 71 Abs. 2 SGB XI.

3.3.1 Formulargutachten – Allgemeine Daten und Informationen

Angaben im Gutachten zum Antragsteller, zur Untersuchung und zur beantragten Leistung

Im ersten Teil des Begutachtungsformulars (Allgemeine Angaben) werden die Stammdaten des Versicherten und die Informationen zu Antragsstellung erfasst.

Formulargutachten zur Feststellung der Pflegebedürftigkeit SGB XI

Briefkopf des Gutachters	MDK, Medicproof, SMD, Unabhängiger Gutachter	
Adressfeld	Auftraggeber (Pflegekasse)	
Versicherter	Name, Geburtsdatum, Anschrift, evtl. abweichende Aufenthaltsadresse	
Anlass des Antrags/Auftrags	▪ Pflegegeld § 37 SGB XI ▪ Ambulante Pflegeleistungen § 36 SGB XI ▪ Kombinationsleistungen § 38 SGB XI ▪ Kurzzeitpflege § 42 SGB XI	▪ Teilstationäre Pflege § 41 SGB XI ▪ Vollstationäre Pflege § 43 SGB XI ▪ Pflege in vollstationären Einrichtungen der Hilfe für behinderte Menschen § 43a SGB XI
Art des Antrags/Gutachtenart	▪ Erstantrag ▪ Erstantrag nach Eilbegutachtung ▪ Rückstufungsantrag	▪ Höherstufungsantrag ▪ Wiederholungsbegutachtung ▪ Widerspruch

Antragsdatum		
Eingang des Auftrags beim Gutachter		
Bisheriger Pflegegrad	**seit**	**befristet bis**
	■ Kein Pflegegrad ■ Pflegegrad 1 ■ Pflegegrad 2	■ Pflegegrad 3 ■ Pflegegrad 4 ■ Pflegegrad 5
Verzögerung im Verfahren	■ Antragssteller im Krankenhaus/Reha-Einrichtung ■ Wichtiger Behandlungstermin des Antragsstellers ■ Termin von Antragssteller abgesagt (sonstige Gründe) ■ Antragssteller umgezogen ■ Antragssteller wohnt im Ausland ■ Antragssteller verstorben ■ Beim angekündigten Hausbesuch nicht angetroffen ■ Hausbesuch musste abgebrochen werden wegen Gewaltandrohung oder ähnlichen schwerwiegenden Gründen ■ Hausbesuch musste abgebrochen werden wegen Verständigungsschwierigkeiten, z. B. andere Muttersprache	
Erläuterungen		
Begutachtung	**am**	**Uhrzeit**
Gutachter		
Erledigungsart	■ Persönliche Befunderhebung ■ Aktenlage, weil Antragssteller verstorben ■ Aktenlage, weil persönliche Befunderhebung nicht zumutbar	■ Aktenlage aus sonstigen Gründen, Begründung: ■ Vorläufige Aktenlage in Fällen mit verkürzter Begutachtungsfrist
Erledigungsort	■ Häusliches Wohnumfeld des Versicherten ■ Vollstationäre Pflegeeinrichtung ■ Kurzzeitpflegeeinrichtung ■ Teilstationäre Pflegeeinrichtung ■ Vollstationäre Pflegeeinrichtung der Hilfe für behinderte Menschen § 43a SGB XI	■ Hospiz ■ Rehabilitationseinrichtung ■ Krankenhaus ■ Sonstiges

Abb. 3.3-1 Begutachtungsformular – Allgemeine Angaben

3.3.2 Formulargutachten Bereich F.1 – Pflegerelevante Vorgeschichte und derzeitige Versorgungssituation

Das Gespräch mit dem Antragsteller bzw. der Pflegeperson sowie die Ermittlung zur bestehenden Versorgung und Betreuung erlauben einen guten Einstieg in den weiteren Verlauf der Begutachtung. Die Pflegesituation aus der Sicht des Antragstellers und der Pflegeperson bzw. der Pflegefachkraft ist hier aufzunehmen.

Im Formulargutachten wird angegeben, welche Personen zur **pflegebegründenden Vorgeschichte** Angaben machen, und ob beim Besuch die Pflegeperson bzw. Pflegefachkraft oder weitere Personen wie Freunde, Familienangehörige, Lebenspartner oder Nachbarn anwesend sind.

Es kann erforderlich sein, sowohl die Pflegeperson bzw. Pflegefachkraft als auch den Antragsteller allein zu befragen. Die Möglichkeit eines getrennten Gesprächs sollte ggf. angeboten werden.

Weichen die Angaben des Antragstellers und der Pflegeperson bzw. Pflegefachkraft voneinander ab, ist dies zu dokumentieren.

3.3.2.1 Pflegerelevante Fremdbefunde

Vorliegende Befundberichte werden durch den Gutachter eingesehen und ausgewertet. Bewertet werden bedeutsame Angaben über **Schädigungen und Beeinträchtigungen der körperlichen, kognitiven oder psychischen Funktionen,** die zu gesundheitlichen Beeinträchtigungen der Selbstständigkeit oder Fähigkeiten führen können, sowie zu gesundheitlich bedingten Belastungen und Anforderungen oder zu vorhandenen Ressourcen.

Hierzu sind im Begutachtungsverfahren vorgelegte Berichte zu berücksichtigen, wie:

- Pflegedokumentationen
- Krankenhaus-, Rehabilitations- und Arztberichte
- Berichte, z. B. von Werkstätten für behinderte Menschen und von Therapeuten
- Pflegeberichte, z. B. Überleitungsberichte von ambulanten und stationären Einrichtungen
- bereits vorliegende sozialmedizinische Gutachten, z. B. zur Feststellung von Pflegebedürftigkeit, Rehabilitationsgutachten
- eventuell vom Antragsteller vorgelegte Aufzeichnungen über den Pflegeverlauf, z. B. Pflegetagebuch, Pflegedokumentation, Anfallskalender, Entwicklungsbericht für Rehabilitationsträger

1 Pflegerelevante Vorgeschichte und derzeitige Versorgungssituation

Nach Angaben

1.1 Pflegerelevante Fremdbefunde

■ Keine

Abb. 3.3-2 Begutachtungsformular – 1 Pflegerelevante Vorgeschichte und derzeitige Versorgungssituation (1)

3.3.2.2 Pflegerelevante Vorgeschichte (Anamnese), medizinische und pflegerische Angaben unter Berücksichtigung der Auswirkungen auf die Selbstständigkeit

Die persönliche Einschätzung der Betroffenen zu ihren derzeitigen gesundheitlichen und pflegerischen Problemen, Bedürfnissen und Veränderungswünschen wird durch den Gutachter erfasst. Er befragt den Antragsteller nach den **pflegerelevanten Erkrankungen und Beschwerden.** Auch **Tagesformschwankungen oder besondere Belastungen** für die Pflegenden werden aufgenommen. **Anamnestische Angaben zu kognitiven Fähigkeiten oder herausforderndem Verhalten** im Hinblick auf die Bewertung der Themenmodule 2 und 3 werden erfragt und an dieser Stelle erfasst. Besonders bei **Erkrankungen mit wechselnder Symptomatik** erleichtert dieses Vorgehen dem Gutachter die nachfolgende Beurteilung der Selbstständigkeit.

Nach **Darstellung der wesentlichen aktuellen Probleme in der Selbstversorgung** sind im Überblick **Beginn und Verlauf der Erkrankungen**, die **ursächlich für die gesundheitlich bedingten Beeinträchtigungen der Selbstständigkeit oder der Fähigkeiten** sind, zu erfassen. Der Gutachter kann sich hier auf die **pflegebegründenden Gesundheitsprobleme beschränken**. Das alleinige Aufzählen von Diagnosen ist nicht ausreichend.

Pflegebegründende Gesundheitsprobleme

Andere Erkrankungen sind nur anzugeben, wenn sie für die Gesamteinschätzung der Situation, z. B. im Hinblick **auf Präventions- oder Rehabilitationsmöglichkeiten, von Bedeutung** sind.

Sofern innerhalb der **letzten vier Jahre** eine **Leistung zur medizinischen Rehabilitation** erfolgt ist, sind, soweit möglich, die **Rehabilitationsform** (ambulant, mobil, stationär), die **Rehabilitationsart** (geriatrisch bzw. indikationsspezifisch) und der **subjektive Erfolg** zu erfassen. Rehabilitationsleistungen im letzten Jahr vor der Begutachtung sind gesondert auszuweisen. Hier ist auch anzugeben, ob bereits ein Antrag auf rehabilitative Leistungen gestellt wurde oder bereits eine Genehmigung vorliegt.

Bei Gutachten aufgrund von Höherstufungs- oder Rückstufungsanträgen, Widerspruchsgutachten oder Wiederholungsbegutachtungen reicht ein **Verweis auf das Vorgutachten nicht aus.**

Aus jedem Folgegutachten muss hervorgehen, **seit wann und wegen welcher Erkrankungen Pflegebedürftigkeit** besteht. In der Zwischenanamnese sind der Verlauf der Erkrankungen und die Veränderungen in Bezug auf die Themenmodule seit der letzten Begutachtung aufzunehmen. Die Verbesserung bzw. Verschlechterung ist zu beschreiben. Es ist darzulegen, worauf Veränderungen der Selbstständigkeit zurückgeführt werden. In stationären Pflegeeinrichtungen ist bei **einer Zunahme der Selbstständigkeit mit dem daraus resultierenden niedrigeren Pflegegrad** auch anzugeben, ob der Pflegebedürftige an zusätzlichen aktivierenden oder rehabilitativen Maßnahmen der Einrichtung teilgenommen hat.

1.2 Pflegerelevante Vorgeschichte (Anamnese), medizinische und pflegerische Angaben unter Berücksichtigung der Auswirkung auf die Selbstständigkeit

Leistungen der medizinischen Rehabilitation

- Keine
- Im letzten Jahr vor der Begutachtung
- Mehr als 1 Jahr, aber weniger als 4 Jahre vor der Begutachtung

- Ambulant
- Mobil (im gewohnten oder ständigen Wohnumfeld)
- Stationär
- Geriatrische Rehabilitation inkl. geriatrische frührehabilitative Komplexbehandlung im Krankenhaus
- Indikationsspezifische, z. B. neurologische, orthopädische, kardiologische Rehabilitation

- Nein
- Ja, aber noch nicht genehmigt.
- Ja, Genehmigung liegt vor.

Abb. 3.3-3 Begutachtungsformular – 1 Pflegerelevante Vorgeschichte und derzeitige Versorgungssituation (2)

3.3.2.3 Vorhandene Hilfsmittel, Pflegehilfsmittel, Nutzung

Alle **Hilfsmittel, Pflegehilfsmittel, technischen Hilfen** des Antragstellers, ungeachtet der Kostenträgerschaft, einschließlich Verbrauchsgüter werden an dieser Stelle des Begutachtungsformulars erfasst. Es wird erfasst, welche Hilfsmittel nicht genutzt werden, und ggf. ist am Ende des Begutachtungsformulars (Bereich F.7 und F.8) ein Hinweis zu geben, wenn ein Wiedereinsatz durch Schulung und Training des Hilfsmittelgebrauchs erreicht werden kann. Im Laufe der Begutachtung wird geprüft, ob durch den Hilfsmitteleinsatz die Selbstständigkeit erhöht oder die Pflege erleichtert werden kann.

1.3 Vorhandene Hilfsmittel, Pflegehilfsmittel, Nutzung

- Keine

Abb. 3.3-4 ***Begutachtungsformular – 1 Pflegerelevante Vorgeschichte und derzeitige Versorgungssituation (3)***

3.3.2.4 Pflegerelevante Aspekte der Versorgungs- und Wohnsituation

In diesem Bereich wird erfasst, ob der Antragsteller in einer **vollstationären Einrichtung**, in **einer Wohnung** allein, mit anderen Personen oder in **einer Wohngruppe** mit mindestens zwei anderen Pflegebedürftigen lebt.

Lebt der Versicherte in einer Einrichtung nach § 43a SGB XI, wird erfragt, ob er teilweise zu Hause versorgt wird. Des Weiteren ist unter dem Punkt 1.4 anzugeben, ob und ggf. für welche Zeit eine Pflege, Betreuung in tagesstrukturierenden Einrichtungen, z. B. Schule, Werkstatt oder vollstationäre Einrichtung der Hilfe für behinderte Menschen, stattfindet.

1.4 Pflegerelevante Aspekte der Versorgung und Wohnsituation

Antragssteller lebt in

- einer vollstationären Pflegeeinrichtung
  Leistungserbringer:
- einer stationären Einrichtung nach § 43a SGB XI
- Der Antragssteller wohnt teilweise zu Hause.
  - Nein
  - Ja, und zwar (Umfang)
- ambulanter Wohnsituation allein
- ambulanter Wohnsituation mit folgenden Personen:
- einer ambulant betreuten Wohngruppe mit mindestens zwei weiteren pflegebedürftigen Personen

Pflege durch eine Pflegeeinrichtung nach SGB XI

- Ambulant
- Tages-/Nachtpflege
- Kurzzeitpflege

Leistungserbringer:

Abb. 3.3-5 ***Begutachtungsformular – 1 Pflegerelevante Vorgeschichte und derzeitige Versorgungssituation (4)***

Nach Angaben der an der Pflege Beteiligten wird die Versorgungssituation einschließlich der **Präsenzzeiten und der nächtlichen Hilfeleistungen stichpunktartig** erfasst. Dies umfasst Angaben zur **Verteilung der Pflegetätigkeiten** auf **Leistungserbringer oder Pflegepersonen**, unabhängig von der Kostenträgerschaft, nach **Art, Häufigkeit, Zeitpunkt und ggf. Dauer**.

Als Pflegetätigkeiten gelten alle **körperbezogenen Pflegemaßnahmen, behandlungspflegerischen Maßnahmen, pflegerischen Betreuungsmaßnahmen** sowie **Hilfen bei der Haushaltsführung.**

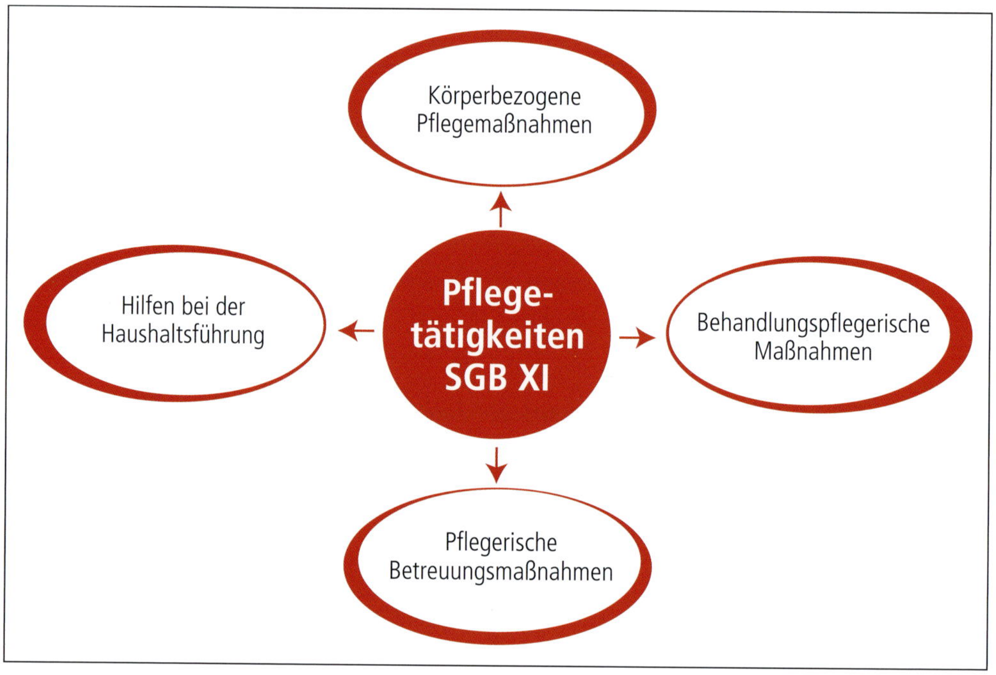

Abb. 3.3-6 Pflegetätigkeit nach SGB XI

Präsenz der Pflegeperson(-en) in Rufnähe am Tage

Ermittelt wird, in welchem Umfang auch zwischen den (planbaren) pflegerischen Tätigkeiten die **Präsenz einer Pflegeperson/Pflegekraft im Wohnbereich/in Rufnähe erforderlich** ist, um ggf. kurzfristig eingreifen zu können.

Beschreibung der aktuellen Versorgungssituation		
Präsenz der Pflegeperson(en) in Rufnähe am Tag	▪ Nein ▪ Mehrmals täglich	▪ Überwiegend ▪ Durchgehend
Nächtliche Unterstützung	▪ Nie oder maximal 1 x in der Woche ▪ Einmal pro Nacht ▪ Mehrmals in der Nacht	▪ Mehrmals wöchentlich

Abb. 3.3-7 Begutachtungsformular – 1 Pflegerelevante Vorgeschichte und derzeitige Versorgungssituation (5)

Für die Versorgungssituation und Belastung der Pflegeperson ist entscheidend, **ob und wie lange der Antragsteller in der gewohnten Umgebung alleine gelassen** werden kann, z. B. um außerhäusliche Besorgungen machen zu können. Dabei ist unerheblich, aus welchem Grund die Präsenz erforderlich ist, z. B. wegen kognitiver Beeinträchtigungen mit psychischen Problemlagen oder nicht planbarer Unterstützungsmaß-nahmen z. B. beim Toilettengang oder krankheitsbedingten Anforderungen und Risiken.

Präsenz der Pflegeperson(en) in Rufnähe am Tag	
Nein	Es besteht keine Notwendigkeit der Präsenz außerhalb der pflegerischen Hilfen. Die Person ist in der Lage, sich selbst zu helfen oder eigene Bedürfnisse zurückzustellen, bis Hilfe eintrifft oder per Telefon Hilfe zu mobilisieren.
Mehrmals täglich	Die Person bedarf mehrmals täglich der Beobachtung, um zu erkennen, wann ein Eingreifen erforderlich ist. Sie ist aber noch in der Lage, im gewohnten Umfeld über einige Stunden alleine zurechtzukommen. Sie wäre allerdings mit außergewöhnlichen Situationen überfordert.
Überwiegend	Präsenz einer Pflegeperson in Rufnähe ist überwiegend erforderlich. Die Person kann zwischen den pflegerischen Handlungen auch mal für ca. 1 Stunde alleine gelassen werden.
Durchgehend	Präsenz einer Pflegeperson in Rufnähe ist durchgehend erforderlich.

Tab. 3.3-1 Begutachtungsformular – 1 Pflegerelevante Vorgeschichte und derzeitige Versorgungssituation (6)

Nächtliche Unterstützung

Die Häufigkeit der nächtlichen Unterstützung wird angegeben in den Ausprägungen:

- nie oder max. 1x wöchentlich
- mehrmals wöchentlich
- einmal pro Nacht
- mehrmals pro Nacht

Angaben zum Pflegeaufwand durch Antragsteller/-in oder Pflegepersonen

In der Tabelle werden die beteiligten Pflegepersonen namentlich erfasst, soweit möglich mit den Stammdaten. Es wird erfasst, an **wie vielen Tagen pro Woche** und in welchem **zeitlichen Umfang** (Stunden pro Woche) die jeweilige Pflegeperson pflegt.

Bei Pflegepersonen, die an **weniger als 2 Tagen oder weniger als 10 Stunden pro Woche pflegen**, wird erfasst, ob sie weitere Pflegebedürftige versorgen.

Angaben zum Pflegeaufwand durch Antragssteller/in oder Pflegeperson

Pflege durch		Angegebene Pflegetage pro Woche	Angegebene Pflegestunden pro Woche	Angegebene Anzahl weiterer durch die Pflegeperson gepflegter Pflegebedürftiger
Name, Vorname Geburtsdatum Adresse Telefon				
Name, Vorname Geburtsdatum Adresse Telefon				

Abb. 3.3-8 ***Begutachtungsformular – 1 Pflegerelevante Vorgeschichte und derzeitige Versorgungssituation (7)***

Beschreibung der Wohnsituation

Der Gutachter macht sich ein umfassendes Bild von der Wohnsituation des Antragstellers und beschreibt diese. Insbesondere werden Gegebenheiten des Wohnumfelds dokumentiert, die die Selbstständigkeit hemmen, die Versorgung erschweren oder unmöglich machen. Diese Beschreibungen dienen ggf. zur Begründung der **Empfehlungen zu wohnumfeldverbessernden oder anderen Maßnahmen** (siehe Punkt F 8 des Formulargutachtens). **Im vollstationären Bereich ist keine Beschreibung der Wohnsituation erforderlich.**

Beschreibung der Wohnsituation (nur ambulant)	

Abb. 3.3-9 ***Begutachtungsformular – 1 Pflegerelevante Vorgeschichte und derzeitige Versorgungssituation (8)***

Zu dokumentieren sind z. B.:

- Stufen oder Treppen in oder vor der Wohnung
- Zugänglichkeit des Bades, der Waschmöglichkeit und der Toilette
- Erschwernisse (z. B. Türbreite, Schwellen, Art des Bettes, Art der Heizungsanlage)

3.3.3 Formulargutachten Bereich F.2 – Gutachterlicher Befund

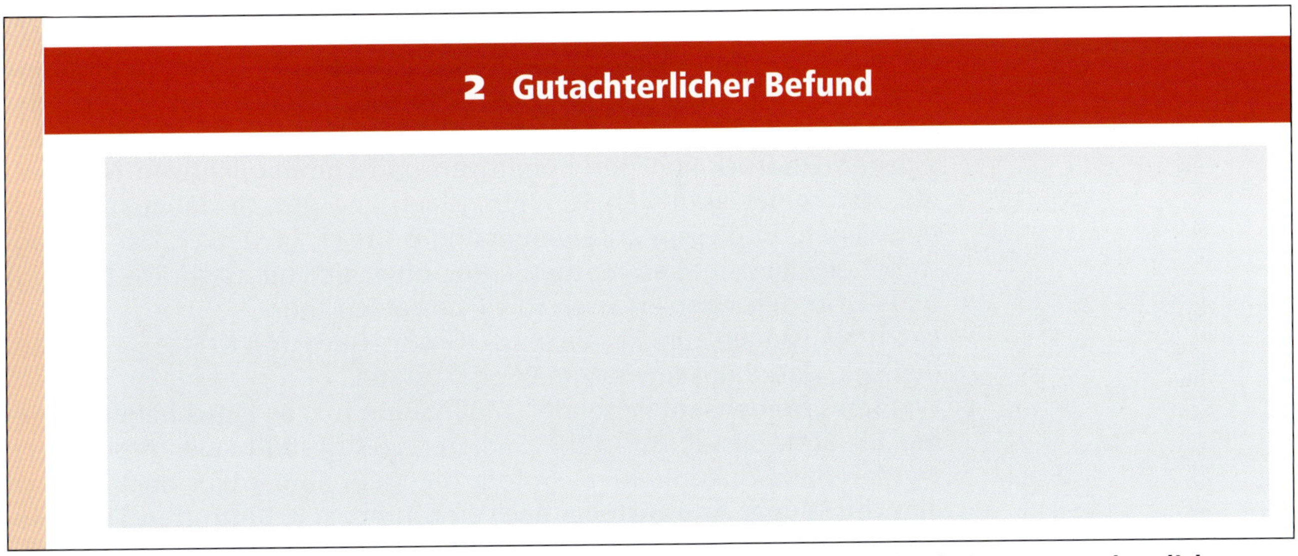

Abb. 3.3-10 ***Formulargutachten zur Feststellung der Pflegebedürftigkeit – 2 Gutachterlicher Befund***

Die Angaben des Antragstellers oder seiner *Bezugsperson zur pflegerischen Versorgungssituation, zur Vorgeschichte sowie Art und Ausmaß der Erkrankungen* bestimmen den notwendigen Untersuchungsumfang. Vorliegende pflegerelevante Befundberichte werden berücksichtigt. Der **Gutachter muss sich selbst ein Bild** von den pflegerelevanten Schädigungen und gesundheitlichen Beeinträchtigungen der Selbstständigkeit und Fähigkeiten des *Antragstellers machen und diese dokumentieren.* Dies geschieht durch Befragung, Untersuchung und Inaugenscheinnahme des Antragstellers **mit „den fünf Sinnen" ohne apparativen Aufwand.** Es werden die wesentlichen Funktionen geprüft, die für eine selbstständige Lebensführung im Hinblick auf die Bereiche des Begutachtungsinstruments erforderlich sind. Hilfreich ist es, den Antragsteller den **Tagesablauf schildern zu lassen**, mit ihm die Wohnung zu begehen und sich ggf. einzelne Aktivitäten exemplarisch demonstrieren zu lassen. Aus diesem Vorgehen ergibt sich für den Gutachter ein positives/negatives **Leistungsbild des Antragstellers hinsichtlich dessen Selbstständigkeit und Fähigkeiten**, das in die Bewertung unter Punkt F 4 des Formulargutachtens einfließt. Dabei ist unter anderem Folgendes zu beachten:

- Wenn Untersuchungen nicht durchgeführt werden können, z. B. bei ausgeprägten Schmerzzuständen oder bei schweren psychischen Störungen, wird dies durch den Gutachter dokumentiert und ggf. begründet.
- Bei Gutachten aufgrund von Höherstufungs- oder Rückstufungsanträgen, Widerspruchsgutachten oder Wiederholungsbegutachtungen muss der Befund die Beurteilung des Erfolgs von bisherigen Rehabilitations- und Pflegemaßnahmen darstellen.
- Falls sich eine veränderte Bewertung der Selbstständigkeit ergibt, dient dieser Befund als Beleg für die Begründung eines **veränderten Pflegegrades oder auch zur Ableitung einer Empfehlung von präventiven und rehabilitativen Maßnahmen oder Hilfsmitteln.**

- Der Gutachter hält ein **nachvollziehbares Bild des Antragstellers und seiner Selbstständigkeit** fest. Der Gesamteindruck wird beschrieben und nicht nur eine Summe von Einzelbefunden.
- Der Gutachter dokumentiert, wie der **Antragsteller beim Hausbesuch angetroffen** wurde, z. B. selbst die Tür öffnend, im Bett liegend, vollständig bekleidet. Zudem beschreibt er, **wie die Kontaktaufnahme stattfand und ob ein sinnvolles Gespräch** möglich war. Durch das Gespräch mit dem Antragsteller verschafft sich der Gutachter einen eigenen Eindruck von den kognitiven und kommunikativen Fähigkeiten, von seiner aktuellen Stimmungslage und ggf. auffälligen Verhaltensweisen. In diesem Zusammenhang prüft er, inwieweit der Antragsteller eigene Angaben machen kann, ob er sich am Gespräch beteiligt und Aufforderungen erfassen sowie umsetzen kann
- Er trifft Aussagen zum Ernährungs- (Größe, Gewicht), Kräfte- (z. B. Händedruck, Gangbild) sowie zum Pflegezustand.
- Werden **„freiheitsentziehende" Maßnahmen,** z. B. Einschließen, Fixieren im Bett, Sessel, Rollstuhl, Sedieren, festgestellt oder geschildert, werden diese dokumentiert. Sofern die Maßnahmen aus dem Wunsch einsichtsfähiger Antragsteller nach Sicherung, z. B. Bettgitter, Therapietisch, resultieren, wird dies entsprechend dokumentiert.
- Weitere Besonderheiten und Auffälligkeiten, die die Selbstständigkeit einschränken und die im Rahmen des Gesamteindrucks nicht wiedergegeben werden, werden dokumentiert.
- Dabei können folgende Sachverhalte leitend sein:
  - Beeinträchtigungen im Bereich der Extremitäten und des Rumpfes
  - Beeinträchtigungen der Selbstständigkeit durch z. B. Luftnot, Ödeme, Schluckstörungen, Wunden, Hautveränderungen, Hör- und Sehstörungen
  - Beeinträchtigungen im Bereich der mentalen Funktionen, z. B. Stimmungslage, Antrieb
  - Ressourcen des Antragstellers zur Kompensation von Beeinträchtigungen der Selbstständigkeit oder der Fähigkeiten, z. B. durch Hilfs- oder Pflegehilfsmittel, sind zu beschreiben.
  - Angaben zur Ernährung (parenteral oder über Sonde) oder zur Blasenkontrolle/ Harnkontinenz oder zur Darmkontrolle/Stuhlkontinenz, werden in einer speziellen Erfassungsmaske zum Modul 4 erfasst.

3.3.4 Formulargutachten Bereich F.3 – Pflegebegründende Diagnose(n)

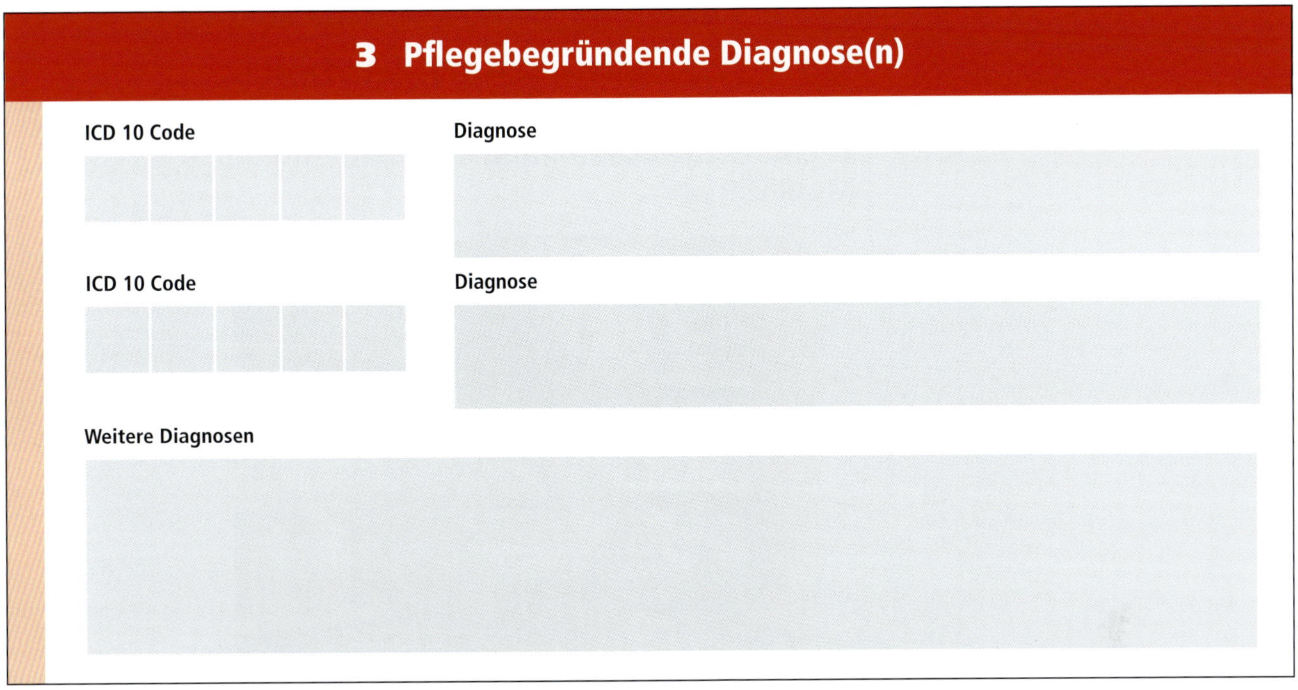
3 Pflegebegründende Diagnose(n)

ICD 10 Code

Diagnose

ICD 10 Code

Diagnose

Weitere Diagnosen

Abb. 3.3-11 ***Formulargutachten zur Feststellung der Pflegebedürftigkeit – 3 Pflegebegründende Diagnose(n)***

Eine oder zwei Diagnosen, die im **Wesentlichen die Pflegebedürftigkeit** begründen, werden erfasst und nach ICD-10 verschlüsselt. Weitere **Diagnosen werden in der Reihenfolge ihrer Wertigkeit** bezüglich des Pflegebedarfs erfasst. Es sollten auch Diagnosen angegeben werden, die keinen Pflegebedarf begründen, jedoch bei **eventuellen Therapie- und Rehabilitationsleistungen von Bedeutung** sind.

3.4 Formulargutachten Bereich F.4 – Begutachtungs-Assessment

3.4.1 F.4.1 Themenmodul 1: Mobilität

3.4.1.1 Thematische Darstellung des Themenmoduls 1: Mobilität

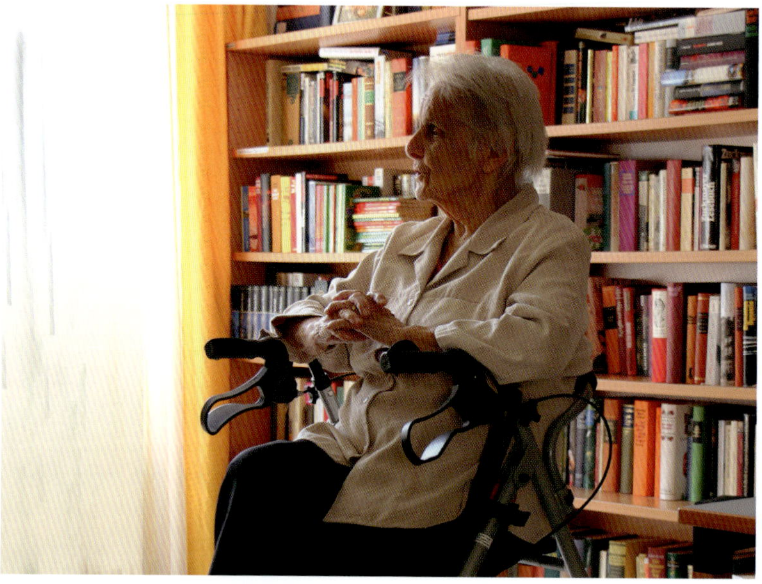

Abb. 3.4-1 Mobilität

Mobilität hat eine zentrale Bedeutung für das Wohlbefinden und die Lebensqualität des Einzelnen und beeinflusst fast alle Aktivitäten und sozialen sowie geistigen Fähigkeiten eines Menschen (Bourret et al. 2002; Stemper 2002). Deshalb sind die Förderung und der Erhalt von Mobilität eins der zentralsten Themen in der Pflege und Betreuung pflegebedürftiger Personen. Mobilitätseinbußen ziehen möglicherweise weitreichende Probleme nach sich. Mit dem Bewegungsmangel nimmt z. B. auch das **Risiko der Entstehung** von Druckgeschwüren, Pneumonien, Kontrakturen oder Venenthrombosen zu. Hinzu kommen Gewichtsprobleme oder Probleme mit der Verdauung, z. B. Obstipation. Ferner verursacht Immobilität eine eingeschränkte Teilhabe am gesellschaftlichen Leben. Daher kann sie auch psychische Veränderungen und Erkrankungen wie Depressionen fördern.

Themenmodul 1: Mobilität	
1. Positionswechsel im Bett	Hier wird eingeschätzt, inwieweit sich die pflegebedürftige Person selbstständig im Bett von einer Seite auf die andere drehen oder aufsetzen kann. Dies steht beispielsweise in engem Zusammenhang mit dem **individuellen Lagerungsbedarf.**
2. Halten einer stabilen Sitzposition	In diesem Bereich wird eingeschätzt, **wie selbstständig die Person auf dem Bett oder Stuhl frei (ohne Rücken- oder Seitenstütze) sitzen kann.** Die Einschätzung informiert u. a. über die Fähigkeiten einer Person, bei ihrer Mobilisierung mitzuwirken. Je stabiler eine Person allein sitzen kann, umso mehr Ressourcen sind bei ihr vorhanden, Mobilisierungsmaßnahmen außerhalb des Bettes mitzugestalten, z. B. vom Bett in den Stuhl an den Tisch zum Essen. Personen, die geringe bis keine Rumpf- und Kopfkontrolle haben, sind vollkommen auf Lagerungshilfsmittel angewiesen, die die sitzende Lagerung im Bett oder Rollstuhl unterstützen.
3. Umsetzen	Hier wird die Fähigkeit eingeschätzt, sich **von einer Sitzgelegenheit auf die nächste,** z. B. vom Bett in den Rollstuhl oder aus dem Rollstuhl auf die Toilette, über den Stand umzusetzen. Personen, die sich vom Rollstuhl in einen anderen Stuhl umsetzen können, ohne dabei aufzustehen, z. B. bei Querschnittlähmung, werden auch dann als selbstständig eingeschätzt, wenn sie dabei keine personelle Hilfe benötigen. Die Daten informieren nicht über den erforderlichen Transfer, z. B. höher oder tiefer; mit einer Person oder zu zweit; mit anderen Hilfsmitteln oder Mobilisierungen, die nicht mehr möglich sind, z. B in die Badewanne zum Duschen aus Angst vorm Stürzen.
4. Fortbewegen innerhalb des Wohnbereichs	Hiermit angesprochen ist die Fähigkeit, sich innerhalb einer Wohnung oder im Wohnbereich einer Einrichtung **zwischen den Zimmern sicher zu bewegen,** ggf. unter Nutzung von Hilfsmitteln, z. B. Stock, Rollator, Rollstuhl, Gegenstand. Für die individuelle Pflege ist es wichtig zu wissen, dass etwaige kognitive Probleme hier nicht berücksichtigt werden. **Die Einschätzung bezieht sich lediglich auf die körperliche Fähigkeit.**
5. Treppensteigen	Die Überwindung von Treppen zwischen zwei Etagen.

Tab. 3.4-1 Beschreibung der Merkmale zum Themenmodul 1: Mobilität

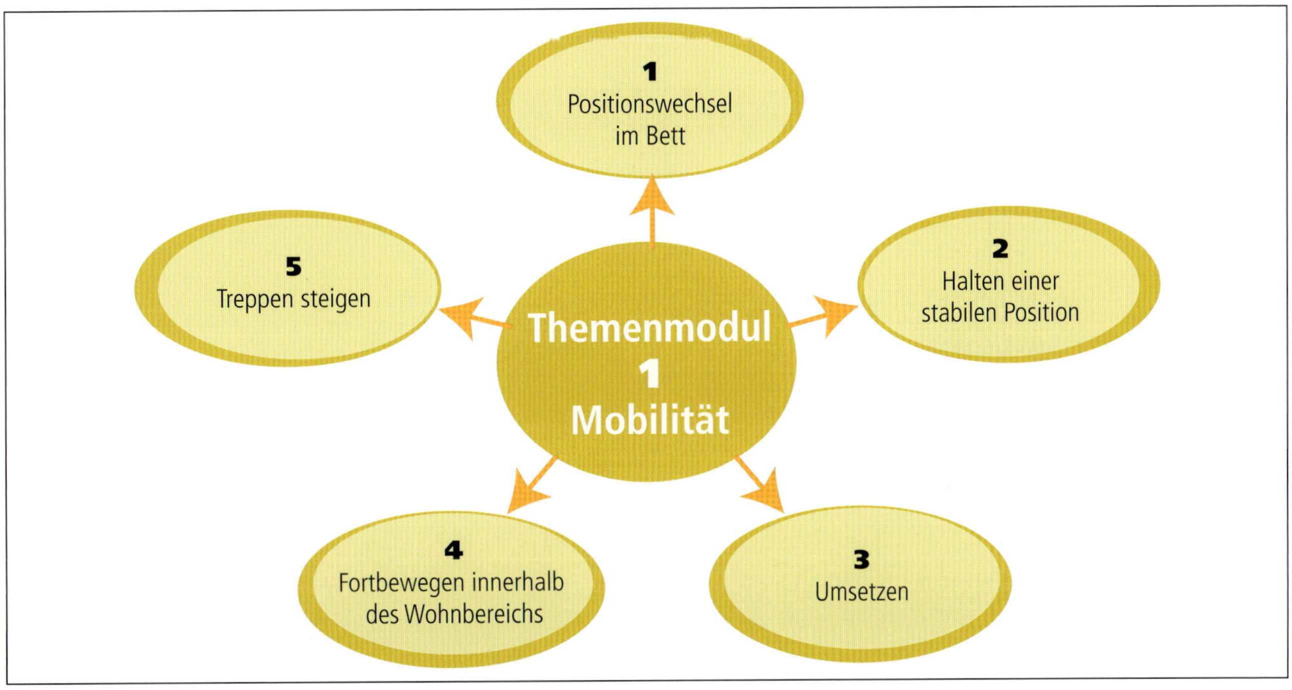

Abb. 3.4-2 Themenmodul 1: Mobilität

3.4.1.2 Formulargutachten aus der Begutachtungsrichtlinie zur Feststellung der Pflegebedürftigkeit zum Themenmodul 1: Mobilität

Die Einschätzung richtet sich ausschließlich danach, ob die Person in der Lage ist, ohne personelle Unterstützung eine Körperhaltung einzunehmen/zu wechseln und sich fortzubewegen. Zu beurteilen sind hier lediglich Aspekte wie Körperkraft, Balance, Bewegungskoordination etc. und nicht die zielgerichtete Fortbewegung.

Hinweise: Hier werden nicht die Folgen kognitiver Beeinträchtigungen auf Planung, Steuerung und Durchführung motorischer Handlungen abgebildet.

4.1 Themenmodul 1: Mobilität

	0 Punkte Selbstständig	**1 Punkt** Überwiegend selbstständig	**2 Punkte** Überwiegend unselbstständig	**3 Punkte** Unselbstständig
4.1.1 Positionswechsel im Bett	0	1	2	3
4.1.2 Halten einer stabilen Sitzposition	0	1	2	3
4.1.3 Umsetzen	0	1	2	3
4.1.4 Fortbewegen innerhalb des Wohnbereichs	0	1	2	3
4.1.5 Treppen steigen				

Erläuterungen

F 4.1.6 Besondere Bedarfskonstellation: Gebrauchsunfähigkeit beider Arme und beider Beine

- ja

Erläuterungen

Summe der Einzelpunkte		**Gewichtete Punkte**	

Abb. 3.4-3 Formulargutachten zur Feststellung der Pflegebedürftigkeit – Themenmodul 1

Im Online-Portal verfügbar: Vollständiges Begutachtungsformular

3.4.1.3 Erläuterungen zum Formulargutachten zum Themenmodul 1: Mobilität

Themenmodul 1: Mobilität	
Erläuterung zum Formulargutachten Bereich 4 – Modul 1	
F.4.1.1 Positionswechsel im Bett Einnehmen von verschiedenen Positionen im Bett, Drehen um die Längsachse, Aufrichten aus dem Liegen	**Selbstständig** Selbstständig ist eine Person, die ihre Position unter Nutzung von Hilfsmitteln, z. B. Aufrichter, Bettgitter, Strickleiter, elektrisch verstellbares Bett, allein verändern kann.
	Überwiegend selbstständig Die Person kann beispielsweise nach Anreichen eines Hilfsmittels oder Reichen der Hand ihre Lage im Bett verändern.
	Überwiegend unselbstständig Die Person kann beim Positionswechsel nur wenig mithelfen, z. B. auf den Rücken rollen, am Bettgestell festhalten, Aufforderungen umsetzen wie z. B. Arme vor der Brust verschränken, Kopf auf die Brust legen.
	Unselbstständig Die Person kann sich beim Positionswechsel nicht oder nur minimal beteiligen.
F.4.1.2 Halten einer stabilen Sitzposition Auf einem Bett oder Stuhl frei, d. h. ohne Rücken- oder Seitenstütze sitzen	**Selbstständig** Selbständig ist eine Person auch dann, wenn sie beim freien Sitzen gelegentlich ihre Sitzposition korrigieren muss oder sich nur in einem Sessel mit Armlehnen aufrechthalten kann.
	Überwiegend selbstständig Die Person kann sich mit Seitenstütze nur kurz, z. B. für die Dauer einer Mahlzeit oder eines Waschvorgangs, selbstständig in der Sitzposition halten, darüber hinaus benötigt sie aber personelle Unterstützung zur Positionskorrektur.
	Überwiegend unselbstständig Die Person kann sich wegen eingeschränkter Rumpfkontrolle auch mit Seitenstütze nicht in aufrechter Position halten und benötigt auch während der Dauer einer Mahlzeit oder eines Waschvorgangs personelle Unterstützung zur Positionskorrektur.
	Unselbstständig Die Person kann sich auch mit Lagerungshilfsmitteln nicht in Sitzposition halten. Bei fehlender Rumpf- und Kopfkontrolle kann die Person nur im Bett oder Lagerungsstuhl liegend gelagert werden.

Themenmodul 1: Mobilität	
F 4.1.3 Umsetzen Von einer erhöhten Sitzfläche, Bettkante, Stuhl, Sessel, Bank, Toilette etc., aufstehen und sich auf einen Rollstuhl, Toilettenstuhl, Sessel o. Ä. umsetzen	**Selbstständig** Selbstständig ist jemand auch dann, wenn er keine Personenhilfe benötigt, aber ein Hilfsmittel oder einen anderen Gegenstand zum Festhalten oder Hochziehen, z. B. Griffstangen, benutzt oder sich auf Tisch/Armlehnen oder sonstigen Gegenständen abstützen muss, um aufzustehen. Als selbstständig ist ebenfalls zu bewerten, wer zwar nicht stehen kann, aber sich mit Armkraft ohne personelle Hilfe umsetzen kann, z. B. Bett – Rollstuhl, Rollstuhl – Toilette.
	Überwiegend selbstständig Die Person kann aus eigener Kraft aufstehen oder sich umsetzen, wenn sie eine Hand oder einen Arm gereicht bekommt.
	Überwiegend unselbstständig Die Pflegeperson muss beim Aufstehen/Umsetzen (erheblichen) Kraftaufwand aufbringen (hochziehen, halten, stützen, heben). Die beeinträchtigte Person hilft jedoch in geringem Maße mit, kann z. B. kurzzeitig stehen.
	Unselbstständig Die Person muss gehoben oder getragen werden, Mithilfe ist nicht möglich.
F.4.1.4 Fortbewegen innerhalb des Wohnbereichs Sich innerhalb einer Wohnung oder im Wohnbereich einer Einrichtung zwischen den Zimmern sicher bewegen. Dies kann ggf. unter Nutzung von Hilfsmitteln, z. B. Rollator, Rollstuhl oder sonstigen Gegenständen, z. B. Stock oder Möbelstück geschehen. Als Anhaltsgröße für übliche Gehstrecken innerhalb einer Wohnung werden mindestens 8 m festgelegt. Die Fähigkeiten zur räumlichen Orientierung und zum Treppensteigen sind unter Punkt F 4.2.2 bzw. Punkt F 4.1.5 zu berücksichtigen.	**Selbstständig** Die Person kann sich ohne Hilfe durch andere Personen fortbewegen.
	Überwiegend selbstständig Die Person kann die Aktivität überwiegend selbstständig durchführen. Personelle Hilfe ist beispielsweise erforderlich im Sinne von Bereitstellen von Hilfsmitteln (Rollator, Gehstock, Rollstuhl), Beobachtung aus Sicherheitsgründen oder gelegentlichem Stützen/Unterhaken.
	Überwiegend unselbstständig Die Person kann nur wenige Schritte gehen oder sich mit dem Rollstuhl fortbewegen oder kann nur mit Unterstützung oder Festhalten einer Pflegeperson gehen. Die ausschließliche Fähigkeit der Fortbewegung durch Krabbeln oder Robben ist generell als „überwiegend unselbstständig“ zu bewerten.
	Unselbstständig Die Person muss getragen oder vollständig im Rollstuhl geschoben werden.

Themenmodul 1: Mobilität	
F.4.1.5 Treppensteigen Die Überwindung von Treppen zwischen zwei Etagen. Treppensteigen ist unabhängig von der individuellen Wohnsituation zu bewerten.	**Selbstständig** Die Person kann ohne Hilfe durch andere Personen in aufrechter Position eine Treppe steigen.
	Überwiegend selbstständig Die Person kann eine Treppe alleine steigen, benötigt aber Begleitung wegen eines Sturzrisikos.
	Überwiegend unselbstständig Treppensteigen ist nur mit Stützen oder Festhalten der Person möglich.
	Unselbstständig Person muss getragen oder mit Hilfsmitteln transportiert werden, keine Eigenbeteiligung
F. 4.1.6 Besondere Bedarfskonstellation Gebrauchsunfähigkeit beider Arme und beider Beine	**Vollständiger Verlust der Greif-, Steh- und Gehfunktionen** Das **Kriterium der „Gebrauchsunfähigkeit beider Arme und beider Beine"** umfasst nicht zwingend die Bewegungsunfähigkeit der Arme und Beine, die durch Lähmungen aller Extremitäten hervorgerufen werden kann. Ein vollständiger Verlust der Greif-, Steh- und Gehfunktion ist unabhängig von der Ursache zu bewerten. Dies kann z. B. auch bei Menschen im Wachkoma vorkommen oder durch hochgradige Kontrakturen, Versteifungen, hochgradigen Tremor und Rigor oder Athetose bedingt sein. Eine Gebrauchsunfähigkeit beider Arme und beider Beine liegt auch vor, wenn eine minimale Restbeweglichkeit der Arme noch vorhanden ist, z. B. die Person mit dem Ellenbogen noch den Joystick eines Rollstuhls bedienen kann, oder nur noch unkontrollierbare Greifreflexe bestehen.

Tab. 3.4-2 ***Erläuterung zu dem Themenmodul 1: Mobilität***

Das **Themenmodul 1: „Mobilität"** umfasst die Fähigkeit zur Fortbewegung über kurze Strecken sowie zur Lageveränderung des Körpers (Einschätzungen zur Fortbewegung im außerhäuslichen Bereich finden sich im Modul 7 „Außerhäusliche Aktivitäten").

Die Einschätzungen zu diesen Merkmalen tragen zur Klärung einiger zentraler Fragen zur pflegefachlichen Einschätzung bei. Für die Erstellung der individuellen Maßnahmenplanung sind allerdings weitergehende Einschätzungen erforderlich, beispielsweise entlang folgender Fragestellungen:

- Wie kann die pflegebedürftige Person darin unterstützt werden, ihre Position im Bett selbstständig anzupassen/zu verändern, z. B. Beine anwinkeln, sich selbst auf die Seite drehen, Einsatz von Hilfsmitteln?
- Wie viele Pflegepersonen werden für einen Transfer benötigt?
- Hat die Person Schmerzen bei der Bewegung?
- Wie können Faktoren beeinflusst werden, die sich negativ auf die Mobilität auswirken?

Ergänzende Anmerkungen:

Die näheren Ursachen für Mobilitätseinbußen lassen sich dem NBA nicht entnehmen.

- Gründe können beispielsweise der **körperliche Gesamtzustand oder eine generelle Belastungsintoleranz** sein.

- **Chronische Schmerzen** können bewirken, dass die pflegebedürftige Person eine Bewegung vermeidet, obwohl sie über die Beweglichkeit verfügt.
- **Angst vor Stürzen bzw. eine Sturzvorgeschichte** schränken die Mobilität einer pflegebedürftigen Person ebenfalls ein, weil sie aus Selbstschutz Bewegungen vermeidet.
- Die Veränderung der vertrauten Umgebung kann – besonders bei demenziell Erkrankten – erhebliche Unsicherheit beim Gehen auslösen, weil plötzlich **wichtige Orientierungspunkte fehlen.**

Die Abklärung dieser und anderer Faktoren, die für Mobilitätseinschränkungen im Einzelfall möglicherweise einen Stellenwert haben, bleibt also ebenfalls der pflegerischen Einschätzung überlassen. Sie ist erforderlich, um eine angemessene und erfolgversprechende Maßnahmenplanung festzulegen.

3.4.1.4 Bewertung des Themenmoduls 1: Mobilität

Themenmodul 1: Mobilität

Jedes Kriterium wird je nach gutachterlicher Einschätzung der Selbstständigkeit mit **0, 1, 2 oder 3 Punkten** berücksichtigt.

(0 = selbstständig; 1 = überwiegend selbstständig; 2 = überwiegend unselbstständig; 3 = unselbstständig)

Die Punkte werden zu einem **Gesamtwert addiert** und in einen **gewichteten Punktwert überführt**, der das Ausmaß der Beeinträchtigung der Selbstständigkeit der Mobilität widerspiegelt.

Der maximale Wert, der einer völligen Unselbstständigkeit bei allen aufgeführten Kriterien entspricht, beläuft sich auf **15 Punkte.**

Das Modul geht mit einer **Gewichtung von 10 Prozent in die Berechnung des Gesamtpunktwerts** ein. Dem Summenwert für das Modul Mobilität wird der gewichtete Punktwert entsprechend wie folgt zugeordnet:

- 0 bis 1 Punkt: gewichtete Punkte = 0
- 2 bis 3 Punkte: gewichtete Punkte = 2,5
- 4 bis 5 Punkte: gewichtete Punkte = 5
- 6 bis 9 Punkte: gewichtete Punkte = 7,5
- 10 bis 15 Punkte: gewichtete Punkte = 10

WICHTIG!

Hinweis auf das Strukturmodell zur Entbürokratisierung der Pflegedokumentation:

Ausgehend von dem wissenschaftsbasierten Themenmodul des Begutachtungsverfahrens – **Modul 1: Mobilität** wurde im Rahmen der Entwicklung des Strukturmodells zur Entbürokratisierung der Pflegedokumentation in der Strukturierten Informationssammlung das Themenfeld 2: **Mobilität und Beweglichkeit** entwickelt.

3.4.2 F.4.2 Themenmodul 2: Kognitive und kommunikative Fähigkeiten

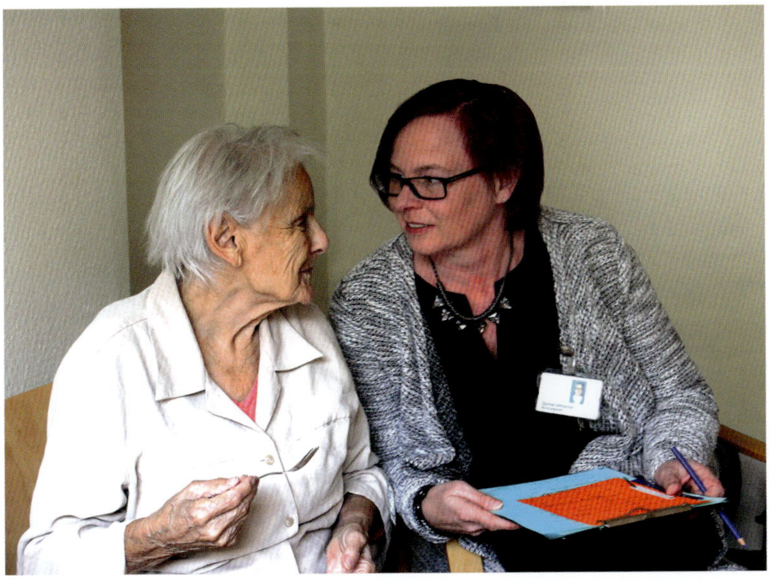

Abb. 3.4-4 Kognitive und kommunikative Fähigkeiten

3.4.2.1 Thematische Darstellung des Themenmoduls 2: Kognitive und kommunikative Fähigkeiten

Liegen Beeinträchtigungen **kognitiver und kommunikativer Fähigkeiten** vor, kann von Einbußen der Selbstständigkeit in fast allen Lebensbereichen ausgegangen werden. Zu den wichtigsten Aufgaben der Pflege zählen daher auch der Erhalt und die Förderung der geistigen Fähigkeiten und Ressourcen der pflegebedürftigen Person.

Das **Themenmodul berücksichtigt alle wesentlichen Dimensionen der kognitiven Fähigkeiten**, wobei jeweils eingeschätzt wird, inwieweit die betreffende Fähigkeit vorhanden ist.

Themenmodul 2: Kognitive und kommunikative Fähigkeiten	
1. Erkennen von Personen aus der näheren Umgebung	Mit **„Personen aus dem näheren Umfeld"** sind Menschen gemeint, zu denen im Alltag regelmäßig ein direkter Kontakt besteht. Dazu gehören Familienmitglieder, Nachbarn, ggf. aber auch die Pflegekräfte eines ambulanten Dienstes oder einer stationären Pflegeeinrichtung.
2. Örtliche Orientierung	Die Fähigkeit, sich in der **räumlichen Umgebung** zurechtzufinden, andere Orte gezielt aufzusuchen und zu wissen, wo man sich befindet
3. Zeitliche Orientierung	Die Fähigkeit, **zeitliche Strukturen** zu erkennen. Dazu gehören Uhrzeit, Tagesabschnitte, Jahreszeiten und die zeitliche Abfolge des eigenen Lebens.
4. Erinnern an wesentliche Ereignisse oder Beobachtungen	Die Fähigkeit, **Ereignisse oder Beobachtungen zu erinnern.** Von Belang sind dabei sowohl kurz zurückliegende Ereignisse oder Beobachtungen (gleicher Tag) als auch solche aus ferner Vergangenheit (bei älteren Menschen).
5. Steuern von mehrschrittigen Alltagshandlungen	Die Fähigkeit, **mehrschrittige Alltagshandlungen** in der richtigen Reihenfolge auszuführen. Gemeint sind Handlungen, die täglich oder nahezu täglich im Lebensalltag vorkommen und die eine Abfolge von Teilhandlungen umfassen.
6. Treffen von Entscheidungen im Alltagsleben	In diesen Zusammenhang sollen nur **alltägliche Entscheidungen** einbezogen werden. Dazu gehört beispielsweise die dem Wetter angepasste Auswahl von Kleidung, die Entscheidung über die Durchführung von Aktivitäten wie Einkaufen, Familienangehörige oder Freunde anrufen, einer Freizeitbeschäftigung nachgehen und Ähnliches.
7. Verstehen von Sachverhalten und Informationen	Damit ist die Fähigkeit angesprochen, Situationen, Ereignisse oder schriftliche/mündliche **Information aufzunehmen** und richtig zu deuten.
8. Erkennen von Risiken und Gefahren	**Risiken und Gefahren** in der häuslichen wie auch in der außerhäuslichen Umgebung, dazu gehören beispielsweise Strom- und Feuerquellen, Barrieren und Hindernisse auf dem Fußboden bzw. auf Gehwegen, eine problematische Beschaffenheit des Bodens, z. B. erhöhtes Sturzrisiko durch Glätte oder Gefahrenzonen in der außerhäuslichen Umgebung, verkehrsreiche Straßen, Baustellen etc.
9. Mitteilung elementarer Bedürfnisse	Hierzu gehört die Fähigkeit, **Hunger, Durst, Schmerz, Frieren, Erschöpfung etc.** äußern zu können, bei Sprachstörungen ggf. durch Laute, Mimik und/oder Gestik bzw. unter Nutzung von Hilfsmitteln auf Bedürfnisse aufmerksam zu machen, Zustimmung oder Ablehnung auszudrücken.
10. Verstehen von Aufforderungen	Hierzu gehört die Fähigkeit, **Aufforderungen und Bitten zu alltäglichen Grundbedürfnissen** wie z. B. essen, trinken, kleiden, sich beschäftigen erkennbar zu verstehen. Neben kognitiven Beeinträchtigungen sind hier auch Hörstörungen zu berücksichtigen.
11. Beteiligung an einem Gespräch	Hierzu gehört die Fähigkeit, in einem **Gespräch Gesprächsinhalte aufzunehmen und sinngerecht zu antworten** und zur Weiterführung des Gesprächs Inhalte einzubringen. Auch hierbei sind die Auswirkungen von Hör- und Sprachstörungen zu berücksichtigen.

Abb. 3.4-5 Beschreibung der Merkmale zum Themenmodul 2: Kognitive und kommunikative Fähigkeiten

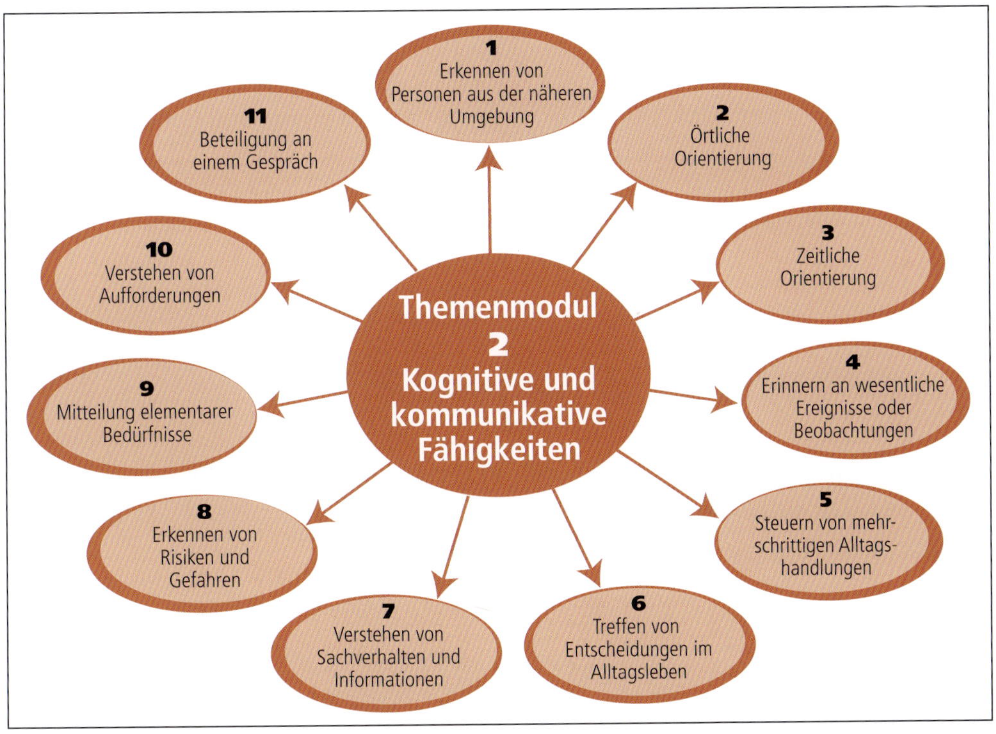

Abb. 3.4-6 Themenmodul 2: Kognitive und kommunikative Fähigkeiten

3.4.2.2 Formulargutachten aus der Begutachtungsrichtlinie zur Feststellung der Pflegebedürftigkeit zum Themenmodul 2: Kognitive und kommunikative Fähigkeiten

Die Einschätzung bezieht sich bei den **Merkmalen 2.1 bis 2.8 ausschließlich auf die kognitiven Funktionen und Aktivitäten**. Zu beurteilen sind hier lediglich Aspekte wie Erkennen, Entscheiden oder Steuern etc. und nicht die motorische Umsetzung. Bei den **Kriterien zur Kommunikation 2.9 bis 2.11 sind auch die Auswirkungen von Hör-, Sprech- oder Sprachstorungen** zu berücksichtigen.

Für diesen Bereich gilt eine ähnliche Graduierung wie im Fall der Selbstständigkeit (vierstufige Skala). Der Unterschied liegt darin, dass hier **keine Aktivität, sondern eine geistige Funktion beurteilt** wird. Für die Bewertung ist unerheblich, ob ein zuvor selbstständiger Erwachsener eine Fähigkeit verloren hat oder nie ausgebildet hat. Die Bewertungsskala umfasst folgende Ausprägungen:

- **0 = Fähigkeit vorhanden, unbeeinträchtigt**
  Die Fähigkeit ist (nahezu) vollständig vorhanden.
- **1 = Fähigkeit größtenteils vorhanden**
  Die Fähigkeit ist überwiegend (die meiste Zeit über, in den meisten Situationen), aber nicht durchgängig vorhanden. Die Person hat Schwierigkeiten, höhere oder komplexere Anforderungen zu bewältigen.
- **2 = Fähigkeit in geringem Maße vorhanden**
  Die Fähigkeit ist stark beeinträchtigt, aber erkennbar vorhanden. Die Person hat häufig oder in vielen Situationen Schwierigkeiten. Sie kann nur geringe Anforderungen bewältigen. Es sind Ressourcen vorhanden.

- **3 = Fähigkeit nicht vorhanden**
  Die Fähigkeit ist nicht oder nur in sehr geringem Maße (sehr selten) vorhanden.

4.2 Themenmodul 2: Kognitive und kommunikative Fähigkeiten

	0 Punkte vorhanden/ unbeeinträchtigt	**1 Punkt** größtenteils vorhanden	**2 Punkte** in geringem Maß vorhanden	**3 Punkte** nicht vorhanden
4.2.1 Erkennen von Personen aus dem näheren Umfeld	0	1	2	3
4.2.2 Örtliche Orientierung	0	1	2	3
4.2.3 Zeitliche Orientierung	0	1	2	3
4.2.4 Erinnern an wesentliche Ereignisse od. Beobachtungen	0	1	2	3
4.2.5 Steuern von mehrschrittigen Alltagshandlungen	0	1	2	3
4.2.6 Treffen von Entscheidungen im Alltagsleben	0	1	2	3
4.2.7 Verstehen von Sachverhalten und Informationen	0	1	2	3
4.2.8 Erkennen von Risiken und Gefahren	0	1	2	3
4.2.9 Mitteilen von elementaren Bedürfnissen	0	1	2	3
4.2.10 Verstehen von Aufforderungen	0	1	2	3
4.2.11 Beteiligung an einem Gespräch	0	1	2	3

Erläuterungen

Summe der Einzelpunkte		**Gewichtete Punkte**	

Abb. 3.4-7 Formulargutachten zur Feststellung der Pflegebedürftigkeit – Themenmodul 2

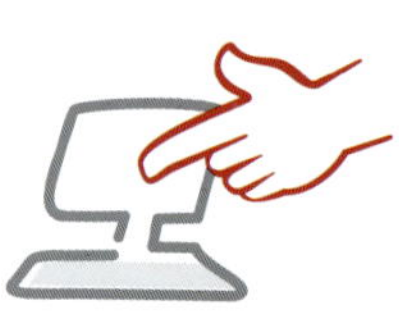

Im Online-Portal verfügbar: Vollständiges Begutachtungsformular

3.4.2.3 Erläuterungen zum Formulargutachten zum Themenmodul 2: Kognitive und kommunikative Fähigkeiten

Themenmodul 2: Kognitive und kommunikative Fähigkeiten	
Erläuterung zum Formulargutachten Bereich 4 – Modul 2	
F.4.2.1 Erkennen von Personen aus dem näheren Umfeld Fähigkeit, Personen aus dem näheren Umfeld wiederzuerkennen, d. h. Menschen, zu denen im Alltag regelmäßig ein direkter Kontakt besteht. Dazu gehören z. B. Familienmitglieder, Nachbarn, aber auch Pflegekräfte eines ambulanten Diensts oder einer stationären Pflegeeinrichtung.	**Fähigkeit vorhanden** Die Person erkennt andere Personen aus ihrem näheren Umfeld unmittelbar.
	Fähigkeit größtenteils vorhanden Die Person erkennt bekannte Personen beispielsweise erst nach einer längeren Zeit des Kontakts in einem Gespräch oder sie hat Schwierigkeiten, wenn auch nicht täglich, aber doch in regelmäßigen Abständen, vertraute Personen zu erkennen.
	Fähigkeit in geringem Maße vorhanden Die aus dem näheren Umfeld stammenden Personen werden nur selten erkannt oder die Fähigkeit hängt ggf. von der Tagesform ab, d. h., die Fähigkeit unterliegt im Zeitverlauf erheblichen Schwankungen.
	Fähigkeit nicht vorhanden Auch Familienmitglieder werden nicht oder nur ausnahmsweise erkannt.
F.4.2.2 Örtliche Orientierung Fähigkeit, sich in der räumlichen Umgebung zurechtzufinden, andere Orte gezielt anzusteuern und zu wissen, wo man sich befindet.	**Fähigkeit vorhanden** Die Person weiß, in welcher Stadt, auf welchem Stockwerk und ggf. in welcher Einrichtung sie sich befindet. Sie kennt sich in den regelmäßig genutzten Räumlichkeiten aus. Ein Verirren in den Räumlichkeiten der eigenen Wohnung oder unmittelbar im Wohnbereich einer Einrichtung kommt nicht vor und die Person findet sich auch in der näheren außerhäuslichen Umgebung zurecht. Sie weiß beispielsweise, wie sie zu benachbarten Geschäften, zu einer Bushaltestelle oder zu einer anderen nahegelegenen Örtlichkeit gelangt.
	Fähigkeit größtenteils vorhanden Es bestehen Schwierigkeiten, sich in der außerhäuslichen Umgebung zu orientieren, beispielsweise nach Verlassen des Hauses wieder den Weg zurück zu finden. In den eigenen Wohnräumen existieren solche Schwierigkeiten hingegen nicht.
	Fähigkeit im geringen Maße vorhanden Die Person hat auch in einer gewohnten Wohnumgebung Schwierigkeiten, sich zurechtzufinden. Regelmäßig genutzte Räumlichkeiten und Wege in der Wohnumgebung werden nicht immer erkannt.
	Fähigkeit nicht vorhanden Selbst in der eigenen Wohnumgebung ist die Person regelmäßig auf Unterstützung angewiesen, um sich zurechtzufinden.

Themenmodul 2: Kognitive und kommunikative Fähigkeiten	
F 4.2.3 Zeitliche Orientierung Dazu gehören Uhrzeit, Tagesabschnitte (Vormittag, Nachmittag, Abend etc.), Jahreszeiten und die zeitliche Abfolge des eigenen Lebens. Aufschluss über die Fähigkeit zur zeitlichen Orientierung geben Antworten auf die Frage nach der Jahreszeit, dem Jahr, dem Wochentag, dem Monat oder der Tageszeit.	**Fähigkeit vorhanden** Die zeitliche Orientierung ist ohne nennenswerte Beeinträchtigungen vorhanden. **Fähigkeit größtenteils vorhanden** Die Person ist die meiste Zeit über zeitlich orientiert, aber nicht durchgängig. Sie hat z. B. Schwierigkeiten, ohne äußere Orientierungshilfen (Uhr, Dunkelheit etc.) den Tagesabschnitt zu bestimmen. **Fähigkeit im geringen Maße vorhanden** Die zeitliche Orientierung ist die meiste Zeit nur in Ansätzen vorhanden. Die Person ist auch unter Nutzung äußerer Orientierungshilfen zumeist nicht in der Lage, Tageszeiten zu erkennen, zu denen regelmäßig bestimmte Ereignisse stattfinden (z. B. Mittagessen). **Fähigkeit nicht vorhanden** Das Verständnis für zeitliche Strukturen und Abläufe ist kaum oder nicht vorhanden.
F.4.2.4 Erinnern an wesentliche Ereignisse oder Beobachtungen Fähigkeit, sich an kurz und auch länger zurückliegende Ereignisse oder Beobachtungen zu erinnern. Dazu gehört, dass die Person z. B. weiß, was sie zum Frühstück gegessen hat oder mit welchen Tätigkeiten sie den Vormittag verbracht hat. Im Hinblick auf das Langzeitgedächtnis geht es bei Erwachsenen z. B. um die Kenntnis des Geburtsjahres, des Geburtsorts oder wichtiger Bestandteile des Lebensverlaufs wie Eheschließung und Berufstätigkeit.	**Fähigkeit vorhanden** Die Person kann über kurz zurückliegende Ereignisse Auskunft geben oder durch Handlungen und Gesten signalisieren, dass sie sich erinnert. **Fähigkeit größtenteils vorhanden** Die Person hat Schwierigkeiten, sich an manche kurz zurückliegende Ereignisse zu erinnern oder muss hierzu länger nachdenken, sie hat aber keine nennenswerten Probleme, sich an Ereignisse aus der eigenen Lebensgeschichte zu erinnern. **Fähigkeit im geringen Maße vorhanden** Die Person vergisst kurz zurückliegende Ereignisse häufig. Nicht alle, aber wichtige Ereignisse aus der eigenen Lebensgeschichte sind (noch) präsent. **Fähigkeit nicht vorhanden** Die Person ist nicht (oder nur selten) in der Lage, sich an Ereignisse, Dinge oder Personen aus der eigenen Lebensgeschichte zu erinnern.

Themenmodul 2: Kognitive und kommunikative Fähigkeiten	
F.4.2.5 Steuern von mehrschrittigen Alltagshandlungen Fähigkeit, zielgerichtete Handlungen des Lebensalltags, die eine Abfolge von Teilschritten umfassen, zu steuern Die Betonung liegt in diesem Fall auf dem Begriff Alltagshandlungen. Gemeint sind zielgerichtete Handlungen, die diese Person täglich oder nahezu täglich im Lebensalltag durchführt oder durchgeführt hat, wie z. B. das komplette Ankleiden.	**Fähigkeit vorhanden** Die Person ist in der Lage, die erforderlichen Handlungsschritte selbstständig in der richtigen Reihenfolge auszuführen oder zu steuern, sodass das angestrebte Ergebnis der Handlung erreicht wird. **Fähigkeit größtenteils vorhanden** Die Person verliert manchmal den Faden und vergisst, welcher Handlungsschritt der nächste ist. Erhält sie dabei eine Erinnerungshilfe, kann sie die Handlung aber selbstständig fortsetzen. **Fähigkeit im geringen Maße vorhanden** Die Person hat erhebliche Schwierigkeiten. Sie verwechselt regelmäßig die Reihenfolge der einzelnen Handlungsschritte oder vergisst einzelne, notwendige Handlungsschritte. **Fähigkeit nicht vorhanden** Mehrschrittige Alltagshandlungen werden erst gar nicht begonnen oder nach den ersten Versuchen aufgegeben.
F 4.2.6 Treffen von Entscheidungen im Alltagsleben Fähigkeit, folgerichtige und geeignete Entscheidungen im Alltagsleben zu treffen. Dazu gehört z. B. die dem Wetter angepasste Auswahl von Kleidung, die Entscheidung über die Durchführung von Aktivitäten wie Einkaufen, Familienangehörige oder Freunde anrufen, einer Freizeitbeschäftigung nachgehen. Zu klären ist hier die Frage, ob die Entscheidungen folgerichtig sind, d. h. geeignet sind, das angestrebte Ziel zu erreichen oder ein gewisses Maß an Sicherheit und Wohlbefinden oder Bedürfnisbefriedigung zu gewährleisten, z. B. warme Kleidung.	**Fähigkeit vorhanden** Die Person kann auch in unbekannten Situationen folgerichtige Entscheidungen treffen, beispielsweise beim Umgang mit unbekannten Personen, die an der Haustür klingeln. **Fähigkeit größtenteils vorhanden** Im Rahmen der Alltagsroutinen oder zuvor besprochenen Situationen können Entscheidungen getroffen werden, die Person hat aber Schwierigkeiten in unbekannten Situationen. **Fähigkeit im geringen Maße vorhanden** Die Person trifft zwar Entscheidungen, diese Entscheidungen sind jedoch in der Regel nicht geeignet, ein bestimmtes Ziel zu erreichen. Dies ist beispielsweise der Fall, wenn die Person mit nur leichter Bekleidung bei winterlichen Temperaturen im Freien spazieren gehen will. Weiterhin liegt eine schwere Beeinträchtigung vor, wenn die Person nur mit Unterstützung in Form von Anleitung, Aufforderung, Aufzeigen von Handlungsalternativen in der Lage ist, Entscheidungen zu treffen. **Fähigkeit nicht vorhanden** Die Person kann Entscheidungen auch mit Unterstützung nicht mehr oder nur selten treffen. Sie zeigt keine deutbare Reaktion auf das Angebot mehrerer Entscheidungsalternativen.

Themenmodul 2: Kognitive und kommunikative Fähigkeiten	
F 4.2.7 Verstehen von Sachverhalten und Informationen Fähigkeit, Sachverhalte zu verstehen und Informationen inhaltlich einordnen zu können. Hier geht es um Ereignisse und Inhalte, die Bestandteil des Alltagslebens der meisten Menschen sind. Gemeint ist etwa die Fähigkeit, zu erkennen, dass man sich in einer bestimmten Situation befindet, z. B. gemeinschaftliche Aktivitäten mit anderen Menschen, Versorgung durch eine Pflegekraft, MDK-Begutachtung sowie die Fähigkeit, Informationen zum Tagesgeschehen aus den Medien, z. B. Fernsehgerät, Tageszeitung, aufzunehmen und inhaltlich zu verstehen. Gleiches gilt für mündlich von anderen Personen übermittelte Informationen.	**Fähigkeit vorhanden** Die Person kann Sachverhalte und Informationen aus dem Alltagsleben ohne nennenswerte Probleme verstehen. **Fähigkeit größtenteils vorhanden** Die Person kann einfache Sachverhalte und Informationen nachvollziehen, hat bei komplizierteren jedoch Schwierigkeiten. **Fähigkeit im geringen Maße vorhanden** Die Person kann auch einfache Informationen häufig nur nachvollziehen, wenn sie wiederholt erklärt werden. Eine schwere Beeinträchtigung liegt auch dann vor, wenn das Verständnis sehr stark von der Tagesform abhängt. **Fähigkeit nicht vorhanden** Die Person gibt weder verbal noch nonverbal zu erkennen, dass sie Situationen und übermittelte Informationen verstehen kann.
F 4.2.8 Erkennen von Risiken und Gefahren Dazu gehören Gefahren wie Strom- und Feuerquellen, Barrieren und Hindernisse auf dem Fußboden bzw. auf Fußwegen, eine problematische Beschaffenheit des Bodens (z. B. Glätte) oder Gefahrenzonen in der außerhäuslichen Umgebung (z. B. verkehrsreiche Straßen, Baustellen).	**Fähigkeit vorhanden** Die Person kann solche Risiken und Gefahrenquellen im Alltagsleben ohne Weiteres erkennen, auch wenn sie ihnen aus anderen Gründen nicht aus dem Weg gehen kann. **Fähigkeit größtenteils vorhanden** Die Person erkennt meist nur solche Risiken und Gefahren, die sich in der vertrauten innerhäuslichen Wohnumgebung wiederfinden. Es bestehen aber beispielsweise Schwierigkeiten, Risiken im Straßenverkehr angemessen einzuschätzen oder Gefährdungen in ungewohnter Umgebung zu erkennen. **Fähigkeit im geringen Maße vorhanden** Die Person kann auch Risiken und Gefahren, denen sie häufig auch in der Wohnumgebung begegnet, oft nicht als solche erkennen. **Fähigkeit nicht vorhanden** Die Person kann Risiken und Gefahren so gut wie gar nicht erkennen.

Themenmodul 2: Kognitive und kommunikative Fähigkeiten	
F 4.2.9 Mitteilen von elementaren Bedürfnissen Fähigkeit, elementare Bedürfnisse verbal oder nonverbal mitzuteilen. Das beinhaltet, sich bei Hunger oder Durst, Schmerzen oder Frieren bemerkbar zu machen. Bei Sprachstörungen kann dies ggf. durch Laute, Mimik oder Gestik bzw. unter Nutzung von Hilfsmitteln erfolgen.	**Fähigkeit vorhanden** Die Person kann Bedürfnisse äußern.
	Fähigkeit größtenteils vorhanden Die Person kann auf Nachfrage elementare Bedürfnisse äußern. Die Person äußert Bedürfnisse aber nicht immer von sich aus.
	Fähigkeit im geringen Maße vorhanden Elementare Bedürfnisse sind nur aus nonverbalen Reaktionen (Mimik, Gestik, Lautäußerungen) ableitbar, ggf. nach oder durch entsprechende(r) Stimulation; oder die Person äußert von sich aus keine elementaren Bedürfnisse, muss dazu ständig angeleitet werden, kann aber Zustimmung oder Ablehnung deutlich machen.
	Fähigkeit nicht vorhanden Die Person äußert nicht oder nur sehr selten Bedürfnisse, auch nicht in nonverbaler Form. Sie kann weder Zustimmung noch Ablehnung deutlich machen.
F 4.2.10 Verstehen von Aufforderungen Fähigkeit, Aufforderungen im Hinblick auf alltägliche Grundbedürfnisse zu verstehen. Zu den alltäglichen Grundbedürfnissen gehören z. B. Essen, Trinken, sich kleiden, sich beschäftigen.	**Fähigkeit vorhanden** Aufforderungen und Bitten zu alltäglichen Grundbedürfnissen werden ohne Weiteres verstanden.
	Fähigkeit größtenteils vorhanden Einfache Bitten und Aufforderungen, wie z. B. „Setz dich bitte an den Tisch!", „Zieh dir die Jacke über!", „Komm zum Essen!", „Prosit!" werden verstanden, Aufforderungen in nicht alltäglichen Situationen müssen erklärt werden. Ggf. sind besonders deutliche Ansprache, Wiederholungen, Zeichensprache, Gebärdensprache oder Schrift erforderlich, um Aufforderungen verständlich zu machen.
	Fähigkeit im geringen Maße vorhanden Die Person kann Aufforderungen und Bitten meist nicht verstehen, wenn diese nicht wiederholt geäußert und erläutert werden. Das Verständnis ist sehr von der Tagesform abhängig. Sie zeigt aber Zustimmung oder Ablehnung gegenüber nonverbalen Aufforderungen, z. B. Berührungen oder Geleiten an den Esstisch.
	Fähigkeit nicht vorhanden Die Person kann Anleitung und Aufforderungen kaum oder nicht verstehen.

Themenmodul 2: Kognitive und kommunikative Fähigkeiten	
F 4.2.11 Beteiligen an einem Gespräch Fähigkeit, in einem Gespräch Gesprächsinhalte aufzunehmen, sinngerecht zu antworten und zur Weiterführung des Gesprächs Inhalte einzubringen.	**Fähigkeit vorhanden** Die Person kommt sowohl in Einzel- als auch in Gesprächen kleiner Gruppen gut zurecht. Sie zeigt im Gespräch Eigeninitiative, Interesse und beteiligt sich, wenn vielleicht auch nur auf direkte Ansprache hin. Ihre Äußerungen passen zu den Inhalten des Gesprächs.
	Fähigkeit größtenteils vorhanden Die Person kommt in Gesprächen mit einer Person gut zurecht, in Gruppen ist sie jedoch meist überfordert und verliert den Faden. Wortfindungsstörungen treten ggf. regelmäßig auf. Die Person ist häufig auf besonders deutliche Ansprache oder Wiederholung von Worten, Sätzen angewiesen.
	Fähigkeit in geringem Maße vorhanden Die Person kann auch einem Gespräch nur mit einer Person kaum folgen oder sie kann sich nur wenig oder mit einzelnen Worten beteiligen. Die Person zeigt nur wenig Eigeninitiative, reagiert aber auf Ansprache oder Fragen mit wenigen Worten, z. B. mit ja oder nein. Die Person beteiligt sich am Gespräch, weicht aber in aller Regel vom Gesprächsinhalt ab (führt mehr ein Selbstgespräch) oder es besteht leichte Ablenkbarkeit durch Umgebungseinflüsse.
	Fähigkeit nicht vorhanden Ein Gespräch mit der Person, das über einfache Mitteilungen hinausgeht, ist auch unter Einsatz nonverbaler Kommunikation kaum oder nicht möglich.

Tab. 3.4-3 Erläuterung zu dem Themenmodul 2: Kognitive und kommunikative Fähigkeiten

Weitergehende Einschätzungen können beispielsweise anhand folgender Fragen erfolgen:

- Wie kann Vertrautheit und Orientierung gefördert werden, z. B. Aufstellen von Bildern, Kontakte zu Bezugspersonen fördern; Tür- und Wegmarkierungen, wiederholtes gemeinschaftliches Abgehen von Wegen; Anbringen von Wanduhr, Kalender, Zeitung vorlesen?
- Sind kognitive Einbußen situationsabhängig, z. B. akute Stresszustände, oder spielen andere, vielleicht sogar beeinflussbare Faktoren wie soziale Kontakte, Umgebungsfaktoren eine Rolle?
- Können somatische Faktoren, z. B. nicht ausreichende Flüssigkeitsaufnahme, ausgeschlossen werden?
- Teilt die Person ihre Bedürfnisse nur bestimmten Personen mit?
- Sind ausreichend Gelegenheiten zur Kommunikation vorhanden? Wenn nicht, welche Maßnahmen sind einzuleiten/anzubieten?

3.4.2.4 Bewertung des Themenmoduls 2: Kognitive und kommunikative Fähigkeiten

Themenmodul 2: Kognitive und kommunikative Fähigkeiten

Jedes Kriterium wird je nach Ausmaß der gutachterlich ermittelten Beeinträchtigung mit 0, 1, 2 oder 3 Punkten berücksichtigt.

(0 = die Fähigkeit ist vorhanden bzw. unbeeinträchtigt; 1 = die Fähigkeit ist größtenteils vorhanden; 2 = die Fähigkeit ist in einem geringen Maße vorhanden und 3 = die Fähigkeit ist nicht vorhanden).

Die Punkte werden zu einem **Gesamtwert aufsummiert und in einen gewichteten Punktwert überführt**, der das Ausmaß der Beeinträchtigung kognitiver und kommunikativer Fähigkeiten widerspiegelt.

Der maximale Wert, der einem vollständigen Verlust kognitiver und kommunikativer Fähigkeiten entspricht, beläuft sich auf **33 Punkte.**

Das Modul fließt in die Berechnung des **Gesamtpunktwerts mit einer Gewichtung von 15 Prozent** ein, sofern der in Modul 3 ermittelte gewichtete Punktwert nicht höher ausfällt.

Aus den **Modulen 2 und 3 fließt immer nur der jeweils höhere gewichtete Punktwert in die Berechnung** des Gesamtwerts ein.

Dem Summenwert für das Modul **„Kognitive und kommunikative Fähigkeiten"** wird der gewichtete Punktwert demgemäß folgendermaßen zugeordnet:

- 0 bis 1 Punkt: gewichtete Punkte = 0
- 2 bis 5 Punkte: gewichtete Punkte = 3,75
- 6 bis 10 Punkte: gewichtete Punkte = 7,5
- 11 bis 16 Punkte: gewichtete Punkte = 11,25
- 17 bis 33 Punkte: gewichtete Punkte = 15

Hinweis auf das Strukturmodell zur Entbürokratisierung der Pflegedokumentation:

Ausgehend von dem wissenschaftsbasierten Themenmodul des Begutachtungsverfahren – **Modul 2: Kognitive und kommunikative Fähigkeiten** wurde im Rahmen der Entwicklung des Strukturmodells zur Entbürokratisierung der Pflegedokumentation, in der Strukturierten Informationssammlung das **Themenfeld 1: Kognition und Kommunikation** entwickelt und mit dem **Themenmodul 3: Verhaltensweisen und psychische Problemlagen** zusammengeführt.

WICHTIG!

3.4.3 F.4.3 Themenmodul 3: Verhaltensweisen und psychische Problemlagen

3.4.3.1 Thematische Darstellung des Themenmoduls 3: Verhaltensweisen und psychische Problemlagen

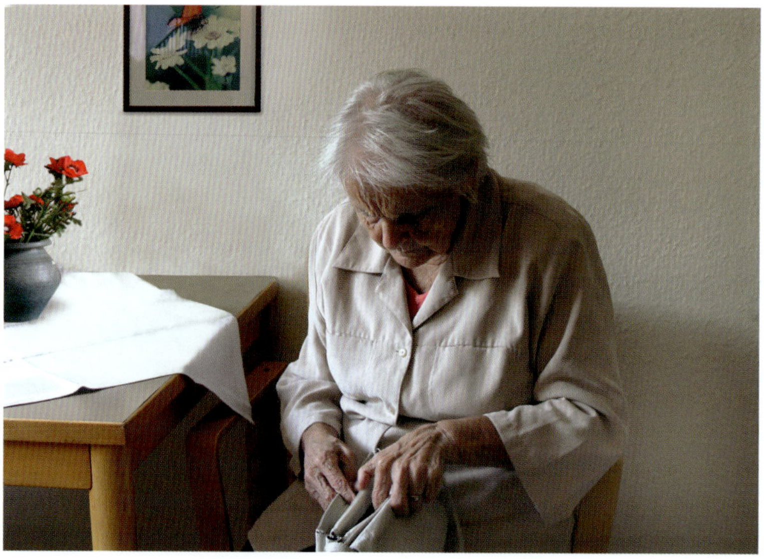

Abb. 3.4-8 ***Verhaltensweisen und psychische Problemlagen***

Verhaltensprobleme, die in Verbindung mit kognitiven Einbußen, z. B. Demenz oder anderen psychischen Erkrankungen (z. B. Schizophrenie), auftreten können, **sind von den betroffenen Personen nicht oder nur noch begrenzt steuerbar.** Ihr Verhalten ist auffällig, weil sie sich schlecht an die Umgebung anpassen und Anforderungen nicht mehr bewältigen können. **Neben Angstzuständen, Halluzinationen oder Verfolgungswahn können Verhaltensstörungen mit Selbst- und Fremdgefährdungspotenzial** auftreten.

Verhaltensauffälligkeiten belasten zwangsläufig das Alltags- und Sozialleben der betroffenen Personen und ihrer sozialen Umgebung und stellen eine erhebliche psychische Belastung auch für ihre Angehörigen dar. Hier ist eine geplante, wirksame Unterstützung dringend notwendig. Im Verlauf einer Demenzerkrankung etwa kann sich das Verhalten (Antriebsarmut, unruhiges Umherlaufen und Aggressionen) der betroffenen Person so stark verändern, dass eine Betreuung zu Hause nicht mehr oder nur unter großen Schwierigkeiten gewährleistet werden kann. Verhaltensauffälligkeiten führen häufig zur Übersiedlung demenziell erkrankter Personen in eine stationäre Pflegeeinrichtung.

Themenmodul 3: Verhaltensweisen und psychische Problemlagen	
1. Motorisch geprägte Verhaltensauffälligkeiten	Dazu gehören vor allem das **(scheinbar) ziellose Umhergehen** in der Wohnung oder Einrichtung sowie der Versuch desorientierter Personen, ohne Begleitung die Wohnung/Einrichtung zu verlassen, ebenso **allgemeine Rastlosigkeit** in Form von ständigem **Aufstehen und Hinsetzen oder Hin- und Herrutschen** auf dem Sitzplatz oder im Bett.
2. Nächtliche Unruhe	**Nächtliches Umherirren oder nächtliche Unruhephasen** bis hin zur Umkehr des Tag-/Nachtrhythmus (Wach in der Nacht, Schlafen während des Tages). Schlafstörungen wie Einschlafschwierigkeiten am Abend oder Wachphasen während der Nacht werden nicht bewertet.
3. Selbstschädigendes und autoaggressives Verhalten	**Selbstverletzung** durch Gegenstände, sich absichtlich auf den Boden fallen lassen, Essen oder Trinken ungenießbarer Substanzen, sich selbst schlagen und sich selbst mit den Fingernägeln oder Zähnen verletzen
4. Beschädigung von Gegenständen	Aggressive, auf Gegenstände gerichtete Handlungen: Gegenstände wegstoßen oder wegschieben, gegen Gegenstände schlagen, das Zerstören von Dingen, z. B. Zerreißen, sowie das Treten nach Gegenständen
5. Physisch aggressives Verhalten gegenüber anderen Personen	**Nach Personen** schlagen oder treten, andere mit Zähnen oder Fingernägeln verletzen, andere stoßen oder wegdrängen, Verletzungsversuche gegenüber anderen Personen mit Gegenständen
6. Verbale Aggression	**Verbale Beschimpfung oder Bedrohung** anderer Personen
7. Andere pflegerelevante vokale Auffälligkeiten	Lautes Rufen, Schreien, Klagen **ohne nachvollziehbaren Grund,** vor sich hin schimpfen/fluchen, seltsame Laute von sich geben, ständiges Wiederholen von Sätzen/Fragen
8. Abwehr pflegerischer oder anderer unterstützender Maßnahmen	**Abwehr von Unterstützung** z. B. bei der Körperpflege, Verweigerung der Nahrungsaufnahme, Medikamenteneinnahme oder anderer notwendiger Verrichtungen, Manipulation an Vorrichtungen wie z. B. Katheter, Infusion, Sondenernährung etc.
9. Wahnvorstellungen	**Visuelle, akustische oder andere Halluzinationen;** Vorstellung, mit Verstorbenen oder imaginären Personen, z. B. Gestalten aus biblischen Geschichten, in Kontakt zu stehen; Vorstellung, verfolgt/bedroht/bestohlen zu werden usw.
10. Ängste	**Äußerung von starken Ängsten oder Sorgen,** Erleben von Angstattacken, erhöhte Ängstlichkeit bei der Durchführung von Pflegemaßnahmen oder im Kontakt mit anderen Personen
11. Antriebslosigkeit, depressive Stimmungslage	**Person scheint kaum Interesse an der Umgebung aufzubringen,** bringt kaum Eigeninitiative für Aktivitäten oder Kommunikation auf und benötigt Aufforderungen, um etwas zu tun, wirkt traurig und/oder apathisch, möchte am liebsten das Bett nicht verlassen.
12. Sozial inadäquate Verhaltensweisen	**Distanzloses Verhalten,** auffälliges Einfordern von Aufmerksamkeit, sich zu unpassenden Gelegenheiten auskleiden, unangemessenes Greifen nach Personen, unangemessene körperliche oder verbale sexuelle Annäherungsversuche
13. Sonstige pflegerelevante inadäquate Handlungen	Nesteln an der Kleidung, **ständiges Wiederholen der gleichen Handlung** (Stereotypien), planlose Aktivitäten, Verstecken oder Horten von Gegenständen, Kotschmieren, Urinieren in die Wohnung

***Tab. 3.4-4** Beschreibung der Merkmale zum Themenmodul 3: Verhaltensweisen und psychische Problemlagen*

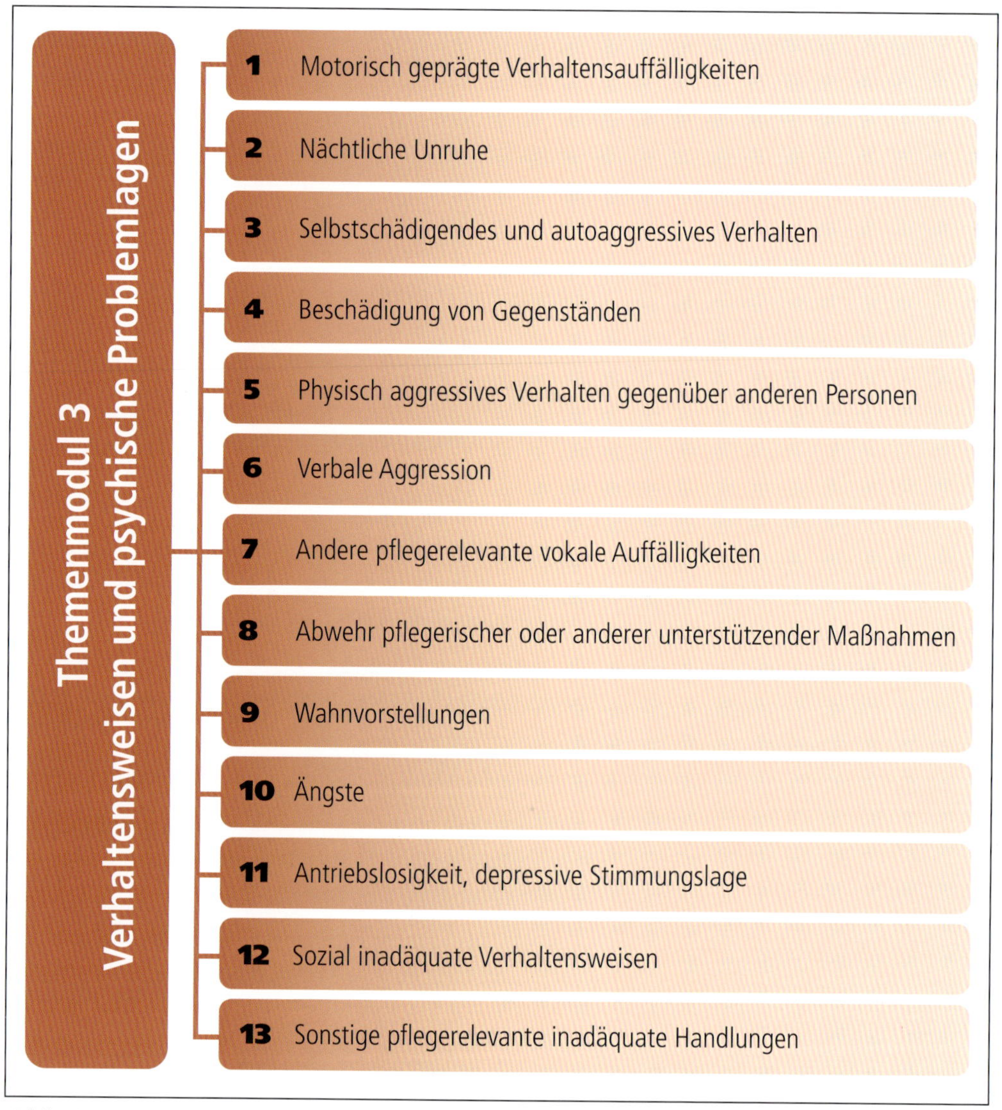

Abb. 3.4-9 ***Themenmodul 3: Verhaltensweisen und psychische Problemlagen***

3.4.3.2 Formulargutachten aus der Begutachtungsrichtlinie zur Feststellung der Pflegebedürftigkeit zum Themenmodul 3: Kognitive und kommunikative Fähigkeiten

In diesem Modul geht es um **Verhaltensweisen und psychische Problemlagen als Folge von Gesundheitsproblemen,** die immer wieder auftreten und personelle Unterstützung erforderlich machen.

Es geht hier um Unterstützung der pflegebedürftigen Person bei der Bewältigung von belastenden Emotionen wie z. B. Panikattacken

- beim Abbau psychischer Spannungen,
- bei der Impulssteuerung,
- bei der Förderung positiver Emotionen durch Ansprache oder körperliche Berührung,
- bei der Vermeidung von Gefährdungen im Lebensalltag,
- bei Tendenz zu selbstschädigendem Verhalten.

Im Mittelpunkt dieses Moduls steht die Frage, inwieweit die pflegebedürftige Person ihr Verhalten ohne personelle Unterstützung steuern kann. Von fehlender Selbststeuerung ist auch dann auszugehen, wenn ein Verhalten zwar nach Aufforderung abgestellt wird, aber danach immer wieder aufs Neue auftritt, weil das Verbot nicht verstanden wird oder die Person sich nicht erinnern kann.

Abzugrenzen sind hier **gezielte herausfordernde Verhaltensweisen**, z. B. im Rahmen von Beziehungsproblemen, die nicht zu berücksichtigen sind.

Anders als in den übrigen Modulen sind die **Kriterien nicht abschließend definiert,** sondern beispielhaft erläutert. Manche Verhaltensweisen lassen sich nicht eindeutig nur einem Kriterium zuordnen, z. B. Beschimpfungen zu verbaler Aggression (F 4.3.6) oder zu anderen pflegerelevanten vokalen Auffälligkeiten (F 4.3.7), oder treten in Kombination auf. Ausschlaggebend ist, ob und wie oft die Verhaltensweisen eine personelle Unterstützung notwendig machen. **Bei Kombination verschiedener Verhaltensweisen** wird die Häufigkeit von Ereignissen mit personellem Unterstützungsbedarf **nur einmal erfasst**, z. B. wird nächtliche Unruhe bei Angstzuständen entweder unter Punkt F 4. 3.2 oder unter Punkt F 4.3.10 bewertet.

Es werden folgende Häufigkeiten erfasst:

- **0** = nie oder sehr selten
- **1** = selten, d. h. ein- bis dreimal innerhalb von zwei Wochen
- **3** = häufig, d. h. zweimal bis mehrmals wöchentlich, aber nicht täglich
- **5** = täglich

4.3 Themenmodul 3: Verhaltensweisen und psychische Problemlagen

		0 Punkte Nie oder sehr selten	**1 Punkt** Selten (ein- bis dreimal innerhalb von zwei Wochen)	**3 Punkte** Häufig (zweimal bis mehrmals wöchentlich, aber nicht täglich)	**5 Punkte** Täglich
4.3.1	Motorisch geprägte Verhaltensauffälligkeiten	0	1	3	5
4.3.2	Nächtliche Unruhe	0	1	3	5
4.3.3	Selbstschädigendes und autoaggressives Verhalten	0	1	3	5
4.3.4	Beschädigen von Gegenständen	0	1	3	5
4.3.5	Physisch aggressives Verhalten gegenüber anderen Personen	0	1	3	5
4.3.6	Verbale Aggression	0	1	3	5
4.3.7	Andere pflegerelevante vokale Auffälligkeiten	0	1	3	5
4.3.8	Abwehr pflegerischer oder anderer unterstützender Maßnahmen	0	1	3	5
4.3.9	Wahnvorstellungen	0	1	3	5
4.3.10	Ängste	0	1	2	5
4.3.11	Antriebslosigkeit bei depressiver Stimmungslage	0	1	3	5
4.3.12	Sozial inadäquate Verhaltensweisen	0	1	3	5
4.3.13	Sonstige pflegerelevante inadäquate Handlungen	0	1	3	5

Erläuterungen

Summe der Einzelpunkte		**Gewichtete Punkte**	

Abb. 3.4-10 Formulargutachten zur Feststellung der Pflegebedürftigkeit – Themenmodul 3

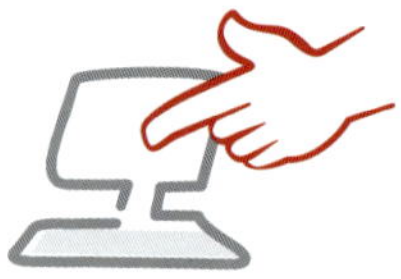

Im Online-Portal verfügbar: Vollständiges Begutachtungsformular

3.4.3.3 Erläuterungen zum Formulargutachten zum Themenmodul 3: Verhaltensweisen und psychische Problemlagen

Themenmodul 3: Verhaltensweisen und psychische Problemlagen	
Erläuterung zum Formulargutachten Bereich 4 – Modul 3	
F 4.3.1 Motorisch geprägte Verhaltensauffälligkeiten	Dieses Kriterium fasst verschiedene Verhaltensweisen zusammen. Dazu gehören vor allem das (scheinbar) ziellose Umhergehen in der Wohnung oder der Einrichtung und der Versuch desorientierter Personen, ohne Begleitung die Wohnung, Einrichtung zu verlassen oder Orte aufzusuchen, die für diese Person unzugänglich sein sollten, z. B. Treppenhaus, Zimmer anderer Bewohner. Ebenso zu berücksichtigen ist allgemeine Rastlosigkeit in Form von ständigem Aufstehen und Hinsetzen oder Hin- und Herrutschen auf dem Sitzplatz oder im und aus dem Bett.
F 4.3.2 Nächtliche Unruhe	Gemeint sind hier nächtliches Umherirren oder nächtliche Unruhephasen bis hin zur Umkehr des Tag-Nacht-Rhythmus im Sinne von aktiv sein in der Nacht und schlafen während des Tages. Zu bewerten ist, wie häufig Anlass für personelle Unterstützung zur Steuerung des Schlaf-Wach-Rhythmus besteht, z. B. wieder ins Bett bringen und beruhigen. Schlafstörungen wie Einschlafschwierigkeiten am Abend oder Wachphasen während der Nacht sind nicht zu werten. Andere nächtliche Hilfen, z. B. Aufstehen, zu Bett bringen bei Nykturie oder Lagerungen, sind nur unter F 4.6.2 zu werten.
F 4.3.3 Selbstschädigendes und autoaggressives Verhalten	Selbstschädigendes und autoaggressives Verhalten kann z. B. darin bestehen, sich selbst durch Gegenstände zu verletzen, ungenießbare Substanzen zu essen und zu trinken, sich selbst zu schlagen und sich selbst mit den Fingernägeln oder Zähnen zu verletzen.
F 4.3.4 Beschädigen von Gegenständen	Gemeint sind hier aggressive, auf Gegenstände gerichtete Handlungen wie Gegenstände wegstoßen oder wegschieben, gegen Gegenstände schlagen, das Zerstören von Dingen sowie das Treten nach Gegenständen.
F 4.3.5 Physisch aggressives Verhalten gegenüber anderen Personen	Physisch aggressives Verhalten gegenüber anderen Personen kann z. B. darin bestehen, nach Personen zu schlagen oder zu treten, andere mit Zähnen oder Fingernägeln zu verletzen, andere zu stoßen oder wegzudrängen, oder in Verletzungsversuchen gegenüber anderen Personen mit Gegenständen.
F 4.3.6 Verbale Aggression	Verbale Aggression kann sich z. B. in verbalen Beschimpfungen oder in der Bedrohung anderer Personen ausdrücken.
F 4.3.7 Andere pflegerelevante vokale Auffälligkeiten	Andere pflegerelevante vokale Auffälligkeiten können sein: lautes Rufen, Schreien, Klagen ohne nachvollziehbaren Grund, vor sich hin schimpfen, fluchen, seltsame Laute von sich geben, ständiges Wiederholen von Sätzen und Fragen.

Themenmodul 3: Verhaltensweisen und psychische Problemlagen	
F 4.3.8 Abwehr pflegerischer oder anderer unterstützender Maßnahmen	Hier ist die Abwehr von Unterstützung, z. B. bei der Körperpflege, die Verweigerung der Nahrungsaufnahme, der Medikamenteneinnahme oder anderer notwendiger Verrichtungen sowie die Manipulation an Vorrichtungen wie z. B. Katheter, Infusion, Sondenernährung gemeint. Dazu gehört nicht die willentliche (selbstbestimmte) Ablehnung bestimmter Maßnahmen.
F 4.3.9 Wahnvorstellungen	Wahnvorstellungen beziehen sich z. B. auf die Vorstellung, mit Verstorbenen oder imaginären Personen in Kontakt zu stehen, oder auf die Vorstellung, verfolgt, bedroht oder bestohlen zu werden.
F 4.3.10 Ängste	Die Person hat starke Ängste oder Sorgen, sie erlebt Angstattacken unabhängig von der Ursache.
F 4.3.11 Antriebslosigkeit bei depressiver Stimmungslage	Antriebslosigkeit bei depressiver Stimmungslage zeigt sich z. B. daran, dass die Person kaum Interesse an der Umgebung hat, kaum Eigeninitiative aufbringt und Motivierung durch andere benötigt, um etwas zu tun. Sie wirkt traurig oder apathisch, möchte am liebsten das Bett nicht verlassen. Hier ist nicht gemeint, dass Menschen mit rein kognitiven Beeinträchtigungen, z. B. bei Demenz, Impulse benötigen, um eine Handlung zu beginnen oder fortzuführen.
F 4.3.12 Sozial inadäquate Verhaltensweisen	Sozial inadäquate Verhaltensweisen sind z. B. distanzloses Verhalten, auffälliges Einfordern von Aufmerksamkeit, sich vor anderen in unpassenden Situationen auskleiden, unangemessenes Greifen nach Personen, unangemessene körperliche oder verbale sexuelle Annäherungsversuche.
F 4.3.13 Sonstige pflegerelevante inadäquate Handlungen	Sonstige pflegerelevante inadäquate Handlungen sind z. B. Nesteln an der Kleidung, ständiges Wiederholen der gleichen Handlung (Stereotypien), planlose Aktivitäten, Verstecken oder Horten von Gegenständen, Kotschmieren, Urinieren in die Wohnung.

Tab. 3.4-5 ***Erläuterung zu dem Themenmodul 3: Verhaltensweisen und psychische Problemlagen***

3.4.3.4 Bewertung des Themenmoduls 3: Verhaltensweisen und psychische Problemlagen

Themenmodul 3: Verhaltensweisen und psychische Problemlagen

Jede Verhaltensweise wird je nach Häufigkeit ihres Auftretens mit 0, 1, 3 und 5 Einzelpunkten berücksichtigt.

0 = tritt nie oder sehr selten auf
1 = tritt selten auf [ein- bis dreimal innerhalb von zwei Wochen]
3 = tritt häufig auf [zweimal bis mehrmals wöchentlich, aber nicht täglich]
5 = tritt täglich auf

Die Einzelpunkte werden zu einem **Gesamtwert aufsummiert und in einen gewichteten Punktwert überführt**, der das Ausmaß der Beeinträchtigung der Selbststeuerungskompetenz widerspiegelt.
Das Modul fließt in die Berechnung des **Gesamtwerts mit einer Gewichtung von 15 Prozent** ein, sofern der in Modul 2 ermittelte gewichtete Punktwert nicht höher ausfällt.

Aus den **Modulen 2 und 3 fließt immer nur der jeweils höhere gewichtete Punktwert in die Berechnung des Gesamtwerts** ein.

Dem Summenwert für das Modul **„Verhaltensweisen und psychische Problemlagen"** wird der modulgewichtete Punktwert entsprechend folgendermaßen zugeordnet:
- 0 Punkte: gewichtete Punkte = 0
- 1 bis 2 Punkte: gewichtete Punkte = 3,75
- 3 bis 4 Punkte: gewichtete Punkte = 7,5
- 5 bis 6 Punkte: gewichtete Punkte = 11,25
- 7 bis 65 Punkte: gewichtete Punkte = 15

Hinweis auf das Strukturmodell zur Entbürokratisierung der Pflegedokumentation:

Ausgehend von dem wissenschaftsbasierten Themenmodul des Begutachtungs-Assessments – **Modul 3: Verhaltensweisen und psychische Problemlagen** wurde im Rahmen der Entwicklung des Strukturmodells zur Entbürokratisierung der Pflegedokumentation in der Strukturierten Informationssammlung das **Themenfeld 1: Kognition und Kommunikation** entwickelt und mit dem **Themenmodul 2: Kognition und Kommunikation** zusammengeführt.

WICHTIG!

3.4.4 F.4.4 Themenmodul 4: Selbstversorgung

3.4.4.1 Thematische Darstellung des Themenmoduls 4: Selbstversorgung

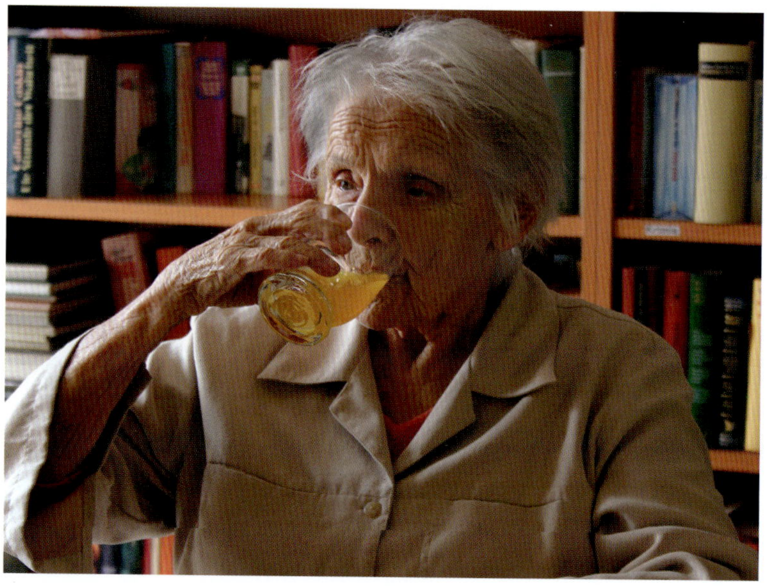

Abb. 3.4-11 Selbstversorgung

Der **Begriff Selbstversorgung** wurde aus dem englischen „self care" abgeleitet – einem Begriff, der in der Pflege in anderen Ländern gängig ist. In den meisten Fällen sind die Inhalte jedoch **deckungsgleich mit Handlungen, die mit „Aktivitäten des täglichen Lebens"** oder ähnlichen Formulierungen angesprochen werden. Hierzu zählen Aktivitäten der **Körperpflege, des An- und Auskleidens, der Ernährung und der Ausscheidung.**

Angaben zur Versorgung

Zu diesem Themenmodul werden zunächst **besondere Bedarfsaspekte** erfasst. Dazu gehören die **parenterale Ernährung** oder die **Ernährung über eine Sonde**, die **künstliche Harn- oder Stuhlableitung** sowie **Störungen der Blasen- und Darmkontrolle** in ihren Ausprägungsgraden.

Ernährung parenteral oder über Sonde

Es ist anzugeben, ob die Ernährung parenteral erfolgt, z. B. über Port, über eine perkutane endoskopische Gastrostomie (PEG), eine perkutane endoskopische Jejumostomie (PEJ) oder eine nasale Magensonde, sowie ob sie über Pumpe, Schwerkraft oder als Bolusgabe erfolgt.

4.4 Themenmodul 4: Selbstversorgung – Angaben zur Versorgung

Ernährung parenteral oder über Sonde

- Entfällt (4.4.13 entfällt)

- Parenteral, z. B. Port
- Perkutane endoskopische Gastrostomie (PEG)
- Perkutane endoskopische Jejumostomie (PEJ)
- Nasale Magensonde

Art der Gabe

- Pumpe
- Schwerkraft
- Bolusgabe

Abb. 3.4-12 ***Formulargutachten zur Feststellung der Pflegebedürftigkeit – Themenmodul 4: Angaben zur Versorgung Ernährung parenteral oder über Sonde***

Blasenkontrolle/Harnkontinenz

Gemeint ist hier, **Harndrang zu verspüren und so rechtzeitig zu äußern,** dass die Blasenentleerung geregelt werden kann. Jegliche Art von **Harninkontinenz ist zu berücksichtigen,** unabhängig von der Ursache und der Art der Versorgung. Zu erfassen ist hier vorrangig die **Kontrolle der Blasenentleerung,** die willentliche Steuerung der Blasenentleerung, die Vermeidung unwillkürlicher Harnabgänge.

Es sind folgende Merkmalsausprägungen vorgesehen:

Ständig kontinent:	Die Blasenkontrolle ist unbeeinträchtigt.
Überwiegend kontinent:	Maximal 1x täglich inkontinent oder Tröpfcheninkontinenz
Überwiegend inkontinent:	Mehrmals täglich inkontinent, aber gesteuerte Blasenentleerung ist noch teilweise möglich
Komplett inkontinent:	Die Person ist komplett harninkontinent. Gesteuerte Blasenentleerung ist nicht möglich.

Alternativ anzugeben ist, ob ein suprapubischer oder transurethraler Dauerkatheter oder Urostoma vorhanden ist. Einmalkatheterisieren ist nicht hier, sondern unter Punkt F 4.5.10 zu berücksichtigen, hier ist anzugeben, ob und in welchem Umfang daneben eine Inkontinenz besteht.

4.4 Themenmodul 4: Selbstversorgung – Angaben zur Versorgung

Blasenkontrolle/Harnkontinenz

- Ständig kontinent (4.4.11 entfällt)
- Überwiegend kontinent (maximal 1 x täglich inkontinent oder Tröpfcheninkontinenz) (4.4.11 entfällt)
- Überwiegend inkontinent (mehrmals täglich)
- Komplett inkontinent
- Suprapubischer Dauerkatheter
- Transurethraler Dauerkatheter
- Urostoma

Abb. 3.4-13 ***Formulargutachten zur Feststellung der Pflegebedürftigkeit – Themenmodul 4: Angaben zur Versorgung Blasenkontrolle/Harnkontinenz***

Darmkontrolle, Stuhlkontinenz

Gemeint ist, Stuhldrang zu verspüren und so rechtzeitig zu äußern, dass die Darmentleerung geregelt werden kann. Zu bewerten ist hier die Kontrolle der Darmentleerung.

Es sind folgende Merkmalsausprägungen vorgesehen:

Ständig kontinent:	Die Kontinenz ist unbeeinträchtigt.
Überwiegend kontinent:	Die Person ist überwiegend stuhlkontinent, gelegentlich inkontinent oder mäßig inkontinent (geringe Stuhlmengen, sogenannte Schmierstühle).
Überwiegend inkontinent:	Die Person ist überwiegend stuhlinkontinent, selten gesteuerte Darmentleerung möglich.
Komplett inkontinent:	Die Person ist komplett stuhlinkontinent, gesteuerte Darmentleerung ist nicht möglich.

Alternativ anzugeben ist, ob ein Colo-, Ileostoma vorhanden ist.

4.4 Themenmodul 4: Selbstversorgung – Angaben zur Versorgung

Darmkontrolle/Stuhlkontinenz

- Ständig kontinent (4.4.12 entfällt)
- Überwiegend kontinent (4.4.12 entfällt)
- Überwiegend inkontinent, selten gesteuerte Darmentleerung
- Komplett inkontinent
- Colo-/Ileostoma

Erläuterungen

Abb. 3.4-14 Formulargutachten zur Feststellung der Pflegebedürftigkeit – Themenmodul 4: Angaben zur Versorgung Darmkontrolle/Stuhlkontinenz

Im Anschluss finden sich die **Merkmale, anhand derer die Selbstständigkeit** eingeschätzt wird.

Wie schon bei den anderen Modulen angesprochen, gilt es außerdem auch hier, die näheren Umstände des jeweiligen Pflegeproblems zu erfassen. Zu **Beeinträchtigungen der Selbstständigkeit** können beispielsweise eine bestehende Unbeweglichkeit, z. B. aufgrund von Arthrose in den Fingergelenken und chronischen Schmerzen, kognitive Einbußen oder Verhaltensweisen und psychische Problemlagen, z. B. Angstzustände aufgrund einer

Sturzvorgeschichte, Desorientierung, Antriebslosigkeit beitragen. Diese und andere Faktoren sollten im Vorfeld der Maßnahmenplanung ergänzend erfasst werden.

Edukative Maßnahmen sind ggf. erforderlich, wenn beispielsweise eine Arthrose in den Fingergelenken vorliegt und dadurch bedingt Schmerzen sowie der Verlust von Feinmotorik auftreten.

Hier stehen dann eventuell die **Hilfsmittelversorgung und -anleitung** im Vordergrund der Pflegeplanung, wie z. B. Knopfhilfen bei Unfähigkeit, Knöpfe und Reißverschlüsse zu öffnen bzw. zu schließen, oder Strumpfanzieher bei erforderlichen Kompressionsstrümpfen.

Themenmodul 4: Selbstversorgung	
Bereich Körperpflege	
Waschen des vorderen Oberkörpers	Sich Hände, Gesicht, den Hals, die Arme, Achselhöhlen und den vorderen Brustbereich waschen und abtrocknen
Körperpflege im Bereich des Kopfes	Die tägliche Körperpflege im Bereich des Kopfes
Waschen des Intimbereichs	Den Intimbereich waschen und abtrocknen
Duschen oder Baden einschließlich Waschen der Haare	Bei der Durchführung des Dusch- oder Wannenbades sind neben der Fähigkeit, den Körper waschen zu können, auch Sicherheitsaspekte zu berücksichtigen. (Teil-)Hilfen beim Waschen in der Wanne/Dusche sind hier ebenso zu berücksichtigen wie die Hilfe beim Ein- und Aussteigen oder eine notwendige Überwachung während des Bades. Dazu gehören auch das Haarewaschen, Abtrocknen und Föhnen.
Bereich An- und Auskleiden	
An- und Auskleiden des Oberkörpers	Bereitliegende Kleidungsstücke, z. B. Unterhemd, T-Shirt, Hemd, Bluse, Pullover, Jacke, BH, Schlafanzugoberteil oder Nachthemd, an- und ausziehen. Die Beurteilung ist unabhängig davon vorzunehmen, ob solche Kleidungsstücke derzeit getragen werden. Die situationsgerechte Auswahl der Kleidung ist hier nicht zu berücksichtigen. Das An- und Ablegen von körpernahen Hilfsmitteln ist im Themenfeld 3 „Krankheitsbezogene Anforderungen und Belastungen" zu berücksichtigen.
An- und Auskleiden des Unterkörpers	Unterwäsche, Hose/Rock, Strümpfe und Schuhe an-/ausziehen. Die Beurteilung ist unabhängig davon vorzunehmen, ob solche Kleidungsstücke derzeit getragen werden. Die situationsgerechte Auswahl der Kleidung ist hier nicht zu berücksichtigen. Das An- und Ablegen von körpernahen Hilfsmitteln ist im Themenfeld 3 „Krankheitsbezogene Belastungen und Anforderungen" zu berücksichtigen.
Bereich Ernährung	
Mundgerechtes Zubereiten der Nahrung und Eingießen von Getränken	Belegte Brotscheiben, Obst oder andere Speisen in mundgerechte Stücke zerteilen, Kleinschneiden von Fleisch, Zerdrücken von Kartoffeln, Verschlüsse von Getränkeflaschen öffnen, Getränke ohne ständiges Verschütten aus einer Flasche oder Kanne in ein Glas bzw. eine Tasse eingießen. Ggf. unter Nutzung von Hilfsmitteln wie Anti-Rutschbrett, Einhänderbesteck, Spezialbesteck.

Themenmodul 4: Selbstversorgung	
Essen	Bereitgestellte, mundgerecht zubereitete Speisen, die üblicherweise mit den Fingern gegessen werden, z. B. Brot, Kekse, Obst, aufnehmen, zum Mund führen, ggf. abbeißen, kauen und schlucken. Mundgerecht zubereitete Speisen mit Gabel oder Löffel aufnehmen, zum Mund führen und essen. Ggf. mit speziellen Hilfsmitteln wie adaptiertem Besteck. Zu beurteilen ist hier insbesondere auch die Selbstständigkeit bei der Steuerung der Nahrungsaufnahme, d. h. die Frage, ob ausreichend Nahrung aufgenommen wird. Die Beurteilung ist auch dann vorzunehmen, wenn die Nahrungsaufnahme teilweise über eine Sonde bzw. parenteral erfolgt. Die vollständige Aufnahme über Sonden erfolgt in einem gesonderten Beurteilungsbereich in diesem Themenmodul/Themenfeld.
Trinken	Bereitstehende Getränke aufnehmen, ggf. mit Hilfsmitteln wie Strohhalm, Spezialbecher mit Trinkaufsatz. Zu berücksichtigen ist auch, inwieweit die Notwendigkeit der Flüssigkeitsaufnahme (auch ohne ausreichendes Durstgefühl) erkannt und die empfohlene/gewohnte Menge tatsächlich getrunken wird. Die Beurteilung der Selbstständigkeit ist wie beim Essen auch dann vorzunehmen, wenn die Flüssigkeitsaufnahme teilweise über eine Sonde bzw. parenteral erfolgt. Erfolgt sie hingegen ausschließlich über eine Sonde bzw. parenteral ohne nennenswerte orale Flüssigkeitsaufnahme, erfolgt diese in einem gesonderten Bereich in diesem Themenmodul/Themenfeld.
Bereich Ausscheiden	
Benutzen einer Toilette oder eines Toilettenstuhls	Umfasst das Gehen zur Toilette, das Hinsetzen/Aufstehen, das Sitzen während der Blasen-/Darmentleerung, die Intimhygiene und das Richten der Kleidung. Die Fähigkeit zur Toilettenbenutzung ist auch bei Versorgung mit Hilfsmitteln (Inkontinenzmaterial, Katheter, Urostoma, Ileo-/Colostoma) zu bewerten.
Folgen einer Harninkontinenz bewältigen/Umgang mit Dauerkatheter/Urostoma	Umgang mit einer bestehenden Harninkontinenz, z. B. Inkontinenzsysteme (kleine Vorlagen, große Vorlagen mit Netzhose, Inkontinenzhose mit Klebestreifen oder Pants) sachgerecht verwenden, nach Bedarf wechseln und entsorgen. Dazu gehört auch das Entleeren eines Urinbeutels bei Dauerkatheter oder Urostoma.
Bewältigung der Folgen einer Harninkontinenz und Umgang mit Dauerkatheter und Urostoma	Inkontinenzsysteme, Analtampons, Stomabeutel sachgerecht verwenden, nach Bedarf wechseln und entsorgen. Dieser Punkt ist nur zu bearbeiten, wenn eine Stuhlinkontinenz vorliegt, ansonsten ist das Feld „entfällt" anzukreuzen.

Tab. 3.4-6 Beschreibung der Merkmale zum Themenmodul 4: Selbstversorgung

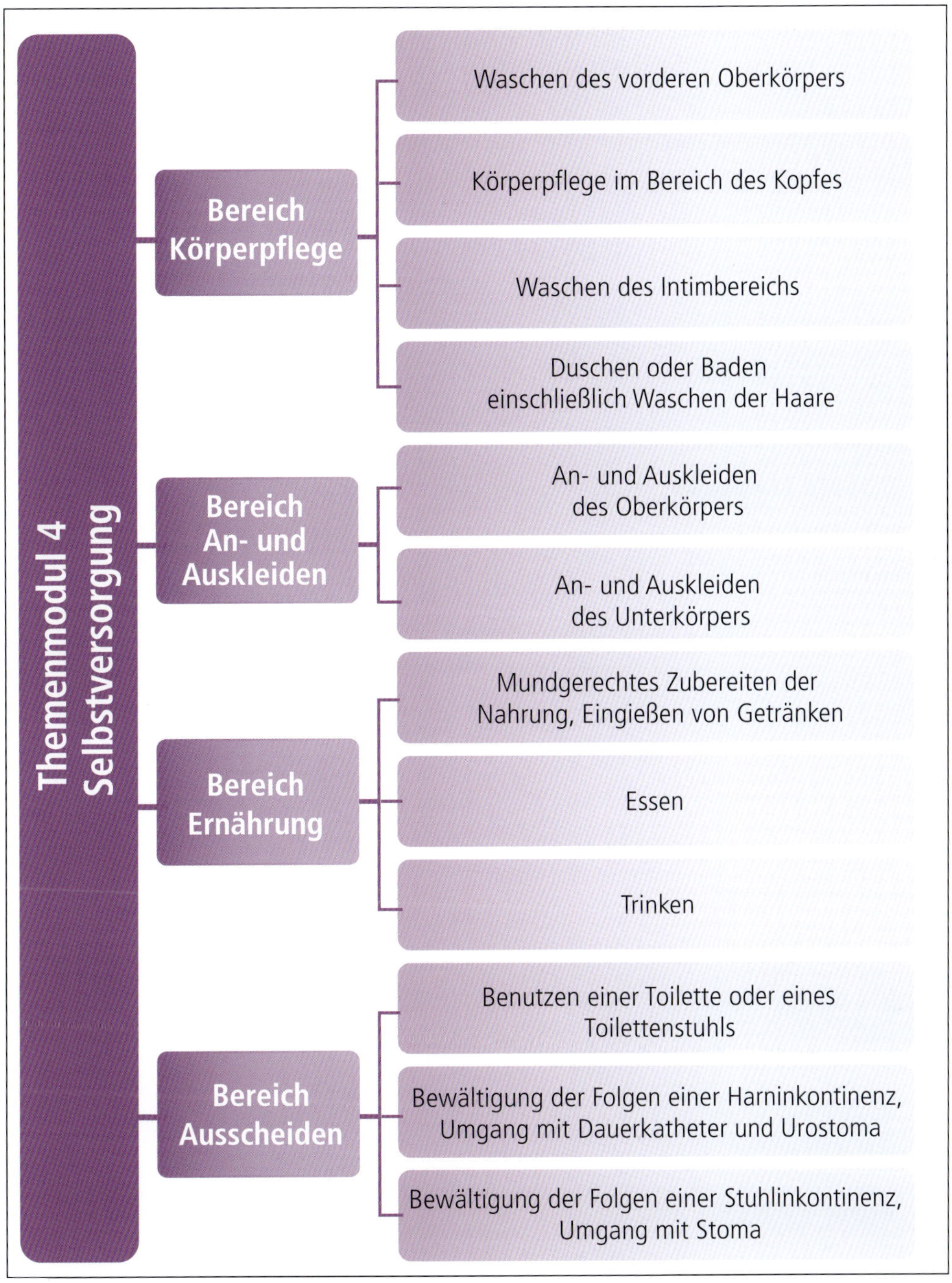

Abb. 3.4-15 Themenmodul 4: Selbstversorgung

3.4.4.2 Formulargutachten aus der Begutachtungsrichtlinie zur Feststellung der Pflegebedürftigkeit zum Themenmodul 4: Selbstversorgung

4.4 Themenmodul 4: Selbstversorgung

		Selbstständig	Überwiegend selbstständig	Überwiegend unselbstständig	Unselbstständig
4.4.1	Waschen des vorderen Oberkörpers	0	1	2	3
4.4.2	Körperpflege im Bereich des Kopfes	0	1	2	3
4.4.3	Waschen des Intimbereichs	0	1	2	3
4.4.4	Duschen und Baden einschließlich Haarewaschen	0	1	2	3
4.4.5	An- und Auskleiden des Oberkörpers	0	1	2	3
4.4.6	An- und Auskleiden des Unterkörpers	0	1	2	3
4.4.7	Mundgerechtes Zubereiten der Nahrung und Eingießen von Getränken	0	1	2	3
4.4.8	Essen	0	3	6	9
4.4.9	Trinken	0	2	4	6
4.4.10	Benutzen einer Toilette oder eines Toilettenstuhls	0	2	4	6
4.4.11	Bewältigen der Folgen einer Harninkontinenz und Umgang mit Dauerkatheter und Urostoma	0	1	2	3
4.4.12	Bewältigen der Folgen einer Stuhlinkontinenz und Umgang mit Stoma	0	1	2	3

Versorgung mit Hilfe

		Versorgung selbstständig	Nicht täglich, nicht auf Dauer	Täglich zusätzlich zur oralen Ernährung	Ausschließlich oder nahezu ausschließlich
4.4.13	Ernährung parenteral oder über Sonde	0	0	6	3

Erläuterungen

Summe der Einzelpunkte | **Gewichtete Punkte**

Abb. 3.4-16 Formulargutachten zur Feststellung der Pflegebedürftigkeit – Themenmodul 4

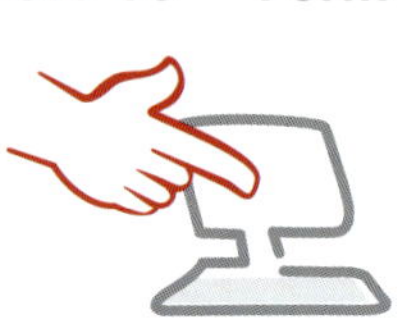

Im Online-Portal verfügbar: Vollständiges Begutachtungsformular

3.4.4.3 Erläuterungen zum Formulargutachten zum Themenmodul 4: Selbstversorgung

Themenmodul 4: Selbstversorgung	
Erläuterung zum Formulargutachten Bereich 4 – Modul 4	
F 4.4.1 Waschen des vorderen Oberkörpers Sich die Hände, das Gesicht, den Hals, die Arme, die Achselhöhlen und den vorderen Brustbereich waschen und abtrocknen	**Selbstständig:** Die Person kann die beschriebene Aktivität ohne personelle Hilfe durchführen.
	Überwiegend selbstständig: Die Person kann die Aktivität selbstständig durchführen, wenn benötigte Gegenstände, z. B. Seife, Waschlappen bereitgelegt werden oder sie Aufforderung bzw. punktuelle Teilhilfen, z. B. Waschen unter den Achseln oder der Brust, erhält.
	Überwiegend unselbstständig: Die Person kann nur geringe Anteile der Aktivität selbstständig durchführen, sich z. B. nur Hände oder Gesicht waschen, oder benötigt umfassende Anleitung.
	Unselbstständig: Die Person kann sich an der Aktivität nicht oder nur minimal beteiligen.
F 4.4.2 Körperpflege im Bereich des Kopfes Kämmen, Zahnpflege, Prothesenreinigung, Rasieren	**Selbstständig:** Die Person kann die beschriebenen Aktivitäten ohne personelle Hilfe durchführen.
	Überwiegend selbstständig: Die Person kann die Aktivitäten selbstständig durchführen, wenn benötigte Gegenstände bereitgelegt oder gerichtet werden, z. B. Aufdrehen der Zahnpastatube, Auftragen der Zahnpasta auf die Bürste, Aufbringen von Haftcreme auf die Prothese, Anreichen oder Säubern des Rasierapparats. Alternativ sind Aufforderungen oder punktuelle Teilhilfen erforderlich wie Korrekturen nach dem Kämmen oder nur das Kämmen des Hinterkopfes, das Reinigen der hinteren Backenzähne bei der Zahn-, Mundpflege bzw. die Nachrasur bei sonst selbstständigem Rasieren.
	Überwiegend unselbstständig: Die Person kann nur geringe Anteile der Aktivität selbstständig leisten, so beginnt sie z. B. mit dem Zähneputzen oder der Rasur, ohne die Aktivität zu Ende zu führen.
	Unselbstständig: Die Person kann sich an den Aktivitäten nicht oder nur minimal beteiligen.
F 4.4.3 Waschen des Intimbereichs Den Intimbereich waschen und abtrocknen	**Selbstständig:** Die Person kann die beschriebene Aktivität ohne personelle Hilfe durchführen.
	Überwiegend selbstständig: Die Person kann die Aktivität selbstständig durchführen, wenn benötigte Utensilien, z. B. Seife, Waschlappen, bereitgelegt werden oder sie Aufforderung bzw. punktuelle Teilhilfen erhält.

Themenmodul 4: Selbstversorgung	
	Überwiegend unselbstständig: Die Person kann nur geringe Anteile der Aktivität selbstständig durchführen, sich z. B. nur den vorderen Intimbereich waschen.
	Unselbstständig: Die Person kann sich an den Aktivitäten nicht oder nur minimal beteiligen.
F 4.4.4 Duschen und Baden einschließlich Waschen der Haare Durchführung des Dusch- oder Wannenbades einschließlich des Waschens der Haare. Dabei sind neben der Fähigkeit, den Körper waschen zu können, auch Sicherheitsaspekte zu berücksichtigen. (Teil-) Hilfen beim Waschen in der Wanne, Dusche sind hier ebenso zu berücksichtigen wie die Hilfe beim Ein- und Aussteigen oder eine notwendige Überwachung während des Bades. Dazu gehören auch das Abtrocknen, Haarewaschen und Föhnen.	**Selbstständig:** Die Person kann die beschriebene Aktivität ohne personelle Hilfe durchführen. **Überwiegend selbstständig:** Die Person kann die Aktivität selbstständig durchführen, wenn Utensilien vorbereitet bzw. bereitgestellt werden, einzelne Handreichungen geleistet werden, z. B. Stützen beim Ein-, Aussteigen, Bedienung eines Badewannenlifters, Hilfe beim Haarewaschen oder Föhnen, beim Abtrocknen oder wenn während des (Dusch-) Bades aus nachvollziehbaren Sicherheitsgründen Anwesenheit erforderlich ist. **Überwiegend unselbstständig:** Die Person kann nur einen stark begrenzten Teil der Aktivität selbstständig durchführen, z. B. das Waschen des vorderen Oberkörpers. **Unselbstständig:** Die Person kann sich an der Aktivität nicht oder nur minimal beteiligen.
F 4.4.5 An- und Auskleiden des Oberkörpers Bereitliegende Kleidungsstücke, z. B. Unterhemd, T-Shirt, Hemd, Bluse, Pullover, Jacke, BH, Schlafanzugoberteil oder Nachthemd, an- und ausziehen. Die Beurteilung ist unabhängig davon vorzunehmen, ob solche Kleidungsstücke derzeit getragen werden. Die situationsgerechte Auswahl der Kleidung ist nicht hier, sondern unter Punkt F 4.2.6 zu berücksichtigen. Das An- und Ablegen von körpernahen Hilfsmitteln ist unter Punkt F 4.5.7 zu berücksichtigen.	**Selbstständig:** Die Person kann die beschriebene Aktivität ohne personelle Hilfe durchführen. **Überwiegend selbstständig:** Die Person kann die Aktivität beispielsweise selbstständig durchführen, wenn Kleidungsstücke angereicht oder gehalten werden (Einstiegshilfe). Auch wenn Hilfe nur bei Verschlüssen, z. B. Schnürsenkel binden, Knöpfe schließen, oder Kontrolle des Sitzes der Kleidung und Aufforderungen zur Vervollständigung der Handlung erforderlich sind, trifft die Bewertung „überwiegend selbstständig" zu. **Überwiegend unselbstständig:** Die Person kann die Aktivität zu einem geringen Teil selbstständig durchführen. Beispielsweise gelingt das Hochziehen von Hose, Rock zur Taille selbstständig, zuvor muss das Kleidungsstück jedoch von der Pflegeperson über die Füße gezogen werden. **Unselbstständig:** Die Person kann sich an der Aktivität nicht oder nur minimal beteiligen.

Themenmodul 4: Selbstversorgung	
F 4.4.6 An- und Auskleiden des Unterkörpers Bereitliegende Kleidungsstücke, z. B. Unterwäsche, Hose, Rock, Strümpfe und Schuhe, an- und ausziehen. Die Beurteilung ist unabhängig davon vorzunehmen, ob solche Kleidungsstücke derzeit getragen werden. Die situationsgerechte Auswahl der Kleidung ist unter Punkt F 4.2.6 zu berücksichtigen. Das An- und Ablegen von körpernahen Hilfsmitteln ist unter Punkt F 4.5.7 zu berücksichtigen, z. B. Kompressionsstrümpfe.	**Selbstständig:** Die Person kann die beschriebene Aktivität ohne personelle Hilfe durchführen. **Überwiegend selbstständig:** Die Person kann die Aktivität beispielsweise selbstständig durchführen, wenn Kleidungsstücke angereicht oder gehalten werden (Einstiegshilfe). Auch wenn Hilfe nur bei Verschlüssen, z. B. Schnürsenkel binden, Knöpfe schließen, oder Kontrolle des Sitzes der Kleidung und Aufforderungen zur Vervollständigung der Handlung erforderlich sind, trifft die Bewertung „überwiegend selbstständig" zu. **Überwiegend unselbstständig:** Die Person kann die Aktivität zu einem geringen Teil selbstständig durchführen. Beispielsweise gelingt das Hochziehen von Hose, Rock zur Taille selbstständig, zuvor muss das Kleidungsstück jedoch von der Pflegeperson über die Füße gezogen werden. **Unselbstständig:** Die Person kann sich an der Aktivität nicht oder nur minimal beteiligen.
F 4.4.7 Mundgerechtes Zubereiten der Nahrung und Eingießen von Getränken Zerteilen von Nahrung in mundgerechte Stücke und Eingießen von Getränken. Dazu gehört das Zerteilen von belegten Brotscheiben, Obst oder anderen Speisen in mundgerechte Stücke, z. B. das Kleinschneiden von Fleisch, das Zerdrücken von Kartoffeln, Pürieren der Nahrung, Verschlüsse von Getränkeflaschen öffnen, Getränke aus einer Flasche oder Kanne in ein Glas bzw. eine Tasse eingießen, ggf. unter Nutzung von Hilfsmitteln wie Anti-Rutschbrett oder sonstigem Gegenstand wie Spezialbesteck.	**Selbstständig:** Die Person kann die beschriebene Aktivität ohne personelle Hilfe durchführen. **Überwiegend selbstständig:** Es ist punktuelle Hilfe erforderlich, z. B. beim Öffnen einer Flasche oder beim Schneiden von harten Nahrungsmitteln. **Überwiegend unselbstständig:** Die Person kann die Aktivität zu einem geringen Teil selbstständig durchführen, beispielsweise schneidet sie zwar belegte Brotscheiben, schafft es aber nicht, mundgerechte Stücke herzustellen. Oder sie gießt aus einer Flasche Wasser ins Glas, verschüttet das Wasser dabei jedoch regelmäßig. **Unselbstständig:** Die Person kann sich an der Aktivität nicht oder nur minimal beteiligen.

Themenmodul 4: Selbstversorgung	
F 4.4.8 Essen Bereitgestellte, mundgerecht zubereitete Speisen essen. Dies beinhaltet das Aufnehmen, zum Mund führen, ggf. Abbeißen, Kauen und Schlucken von mundgerecht zubereiteten Speisen, die üblicherweise mit den Fingern gegessen werden, z. B. Brot, Kekse, Obst, oder das Essen mit Gabel oder Löffel, ggf. mit speziellen Hilfsmitteln wie adaptiertem Besteck. Zu berücksichtigen ist auch, inwieweit die Notwendigkeit der ausreichenden Nahrungsaufnahme (auch ohne Hungergefühl oder Appetit) erkannt und die empfohlene, gewohnte Menge tatsächlich gegessen wird. Das Einhalten von Diäten ist nicht hier, sondern unter Punkt F 4.5.16 zu bewerten. Die Beurteilung ist auch dann vorzunehmen, wenn die Nahrungsaufnahme über eine Sonde bzw. parenteral erfolgt.	**Selbstständig:** Die Person kann die beschriebene Aktivität ohne personelle Hilfe durchführen. **Überwiegend selbstständig:** Die Person kann überwiegend selbstständig essen, benötigt aber punktuelle Anleitung, muss beispielsweise aufgefordert werden, mit dem Essen zu beginnen oder weiterzuessen. Es sind punktuelle Hilfen erforderlich, z. B. Zurücklegen aus der Hand gerutschter Speisen oder Besteck in die Hand geben. **Überwiegend unselbstständig:** Es muss ständig zur Nahrungsaufnahme motiviert werden oder die Nahrung muss größtenteils gereicht werden oder es ist ständige und unmittelbare Eingreifbereitschaft der Pflegeperson erforderlich, aufgrund von Aspirationsgefahr. **Unselbstständig:** Die Nahrung muss (nahezu) komplett gereicht werden.
F 4.4.9 Trinken Bereitstehende Getränke aufnehmen, ggf. mit Gegenständen wie Strohhalm, Spezialbecher mit Trinkaufsatz. Zu berücksichtigen ist auch, inwieweit die Notwendigkeit der Flüssigkeitsaufnahme (auch ohne ausreichendes Durstgefühl) erkannt und die empfohlene oder gewohnte Menge tatsächlich getrunken wird. Die Beurteilung der Selbstständigkeit ist auch dann vorzunehmen, wenn die Flüssigkeitsaufnahme über eine Sonde bzw. parenteral erfolgt.	**Selbstständig:** Die Person kann die beschriebene Aktivität ohne personelle Hilfe durchführen. **Überwiegend selbstständig:** Die Person kann selbstständig trinken, wenn ein Glas, eine Tasse unmittelbar in den Aktionsradius der Person positioniert oder sie ans Trinken erinnert wird. **Überwiegend unselbstständig:** Das Trinkgefäß muss beispielsweise in die Hand gegeben werden, das Trinken erfolgt jedoch selbstständig oder die Person muss zu fast jedem Schluck motiviert werden oder es ist ständige und unmittelbare Eingreifbereitschaft der Pflegeperson erforderlich, aufgrund von Aspirationsgefahr. **Unselbstständig:** Getränke müssen (nahezu) komplett gereicht werden.

Themenmodul 4: Selbstversorgung	
F 4.4.10 Benutzen einer Toilette oder eines Toilettenstuhls Gehen zur Toilette, Hinsetzen und Aufstehen, Sitzen während der Blasen- oder Darmentleerung, Intimhygiene und Richten der Kleidung. Die Beurteilung ist auch dann vorzunehmen, wenn anstelle der Toilettenbenutzung eine Versorgung mit Hilfsmitteln erfolgt, z. B. Inkontinenzmaterial, Katheter, Urostoma, Ileo- oder Colostoma.	**Selbstständig:** Die Person kann die Aktivität ohne personelle Hilfe durchführen.
	Überwiegend selbstständig: Die Person kann die Aktivität überwiegend selbstständig durchführen. Personelle Hilfe kann sich beispielsweise beschränken auf einzelne Handlungsschritte wie • nur Bereitstellen und Leeren des Toilettenstuhls (alternativ Urinflasche oder anderer Behälter), • nur Orientierungshinweise zum Auffinden der Toilette, Begleitung auf dem Weg zur Toilette, • nur Anreichen von Toilettenpapier oder Waschlappen, Intimhygiene nur nach Stuhlgang, • nur Unterstützung beim Hinsetzen, Aufstehen von der Toilette, • nur punktuelle Hilfe beim Richten der Bekleidung.
	Überwiegend unselbstständig: Die Person kann nur einzelne Handlungsschritte selbst ausführen, z. B. nur Richten der Bekleidung oder Intimhygiene nur nach Wasserlassen.
	Unselbstständig: Die Person kann sich nicht oder nur minimal an der Aktivität beteiligen.
F 4.4.11 Bewältigen der Folgen einer Harninkontinenz und Umgang mit Dauerkatheter und Urostoma Inkontinenz- und Stomasysteme sachgerecht verwenden, nach Bedarf wechseln und entsorgen. Dazu gehört auch das Entleeren eines Urinbeutels bei Dauerkatheter, Urostoma oder die Anwendung eines Urinalkondoms. Die regelmäßige Einmalkatheterisierung ist nicht hier, sondern unter Punkt F 4.5.10 zu erfassen.	**Selbstständig:** Die Person kann Hilfsmittel selbstständig benutzen.
	Überwiegend selbstständig: Die Person kann die Aktivität überwiegend selbstständig durchführen, wenn Inkontinenzsysteme angereicht oder entsorgt werden oder die Person an den Wechsel erinnert wird.
	Überwiegend unselbstständig: Die Person kann sich am Wechsel der Inkontinenzsysteme beteiligen, z. B. nur Vorlagen einlegen oder Inkontinenzhosen nur entfernen.
	Unselbstständig: Beteiligung ist nicht oder nur minimal möglich.

Themenmodul 4: Selbstversorgung	
F 4.4.12 Bewältigen der Folgen einer Stuhlinkontinenz und Umgang mit Stoma Inkontinenz- und Stomasysteme sachgerecht verwenden, nach Bedarf wechseln und entsorgen. Dazu gehört, Inkontinenzsysteme, z. B. große Vorlagen mit Netzhose, Inkontinenzhose mit Klebestreifen oder Pants sachgerecht zu verwenden, nach Bedarf wechseln und entsorgen. Dazu gehört auch die Anwendung eines Analtampons oder das Entleeren oder Wechseln eines Stomabeutels bei Enterostoma. Die Pflege des Stomas und der Wechsel einer Basisplatte sind unter F 4.5.9 zu berücksichtigen.	**Selbstständig:** Die Person kann Hilfsmittel selbstständig benutzen.
	Überwiegend selbstständig: Die Person kann die Aktivität überwiegend selbstständig durchführen, wenn Inkontinenzsysteme bereitgelegt und entsorgt werden oder die Person an den Wechsel erinnert wird.
	Überwiegend unselbstständig: Die Person kann sich am Wechsel der Inkontinenzsysteme beteiligen, z. B. Mithilfe beim Wechsel eines Stomabeutels. Bei Vorliegen einer Stuhlinkontinenz sind Ressourcen beim Wechsel des Inkontinenzmaterials eher selten.
	Unselbstständig: Beteiligung ist nicht (oder nur minimal) möglich.
F 4.4.13 Ernährung parenteral oder über Sonde Ernährung über einen parenteralen Zugang (Port) oder über einen Zugang in den Magen oder Dünndarm (PEG/PEJ)	**Selbstständig:** Die Person führt die Versorgung ohne Fremdhilfe durch.
	Wenn die Versorgung mit Hilfe erfolgt, werden folgende Ausprägungen unterschieden:
	Nicht täglich – nicht auf Dauer: Die Person erhält zusätzlich zur oralen Nahrungsaufnahme Sondennahrung, aber nur gelegentlich oder vorübergehend.
	Täglich – zusätzlich zu oraler Ernährung: Die Person erhält in der Regel täglich Sondennahrung und täglich oral Nahrung. Sie wird zum Teil, aber nicht ausreichend, über die orale Nahrungsaufnahme ernährt und benötigt Sondennahrung zur Nahrungsergänzung bzw. zur Vermeidung von Mangelernährung.
	Ausschließlich oder nahezu ausschließlich: Die Person erhält ausschließlich oder nahezu ausschließlich Sondennahrung. Eine orale Nahrungsaufnahme erfolgt nicht oder nur in geringem Maße zur Förderung der Sinneswahrnehmung.

Tab. 3.4-7 Erläuterung zu dem Themenmodul 4: Selbstversorgung

3.4.4.4 Bewertung des Themenmoduls 4: Selbstversorgung

Bewertung der Selbstständigkeit

Zu bewerten ist, ob die untersuchte Person die **jeweilige Aktivität praktisch durchführen** kann. Es ist unerheblich, ob die **Beeinträchtigungen der Selbstständigkeit aufgrund von Schädigungen somatischer oder mentaler Funkti-**

onen bestehen oder ob Teilaspekte bereits in anderen Modulen berücksichtigt worden sind.

Für die Ermittlung der Einzelpunkte auf der Kriterienebene in diesem Themenmodul gelten einige Besonderheiten:

Die Kriterien **F 4.1 bis F 4.7** und **F 4.11 bis F 4.12** werden je nach gutachterlicher Einschätzung der Selbstständigkeit mit 0, 1, 2 oder 3 Punkten berücksichtigt (0 = selbstständig; 1 = überwiegend selbstständig; 2 = überwiegend unselbstständig; 3 = unselbstständig).

Die Ausprägungen des Kriteriums der Ziffer **F 4.8** sowie die Ausprägungen der Kriterien **F 4.9** und **F 4.10** werden wegen ihrer besonderen Bedeutung für die pflegerische Versorgung stärker gewichtet.

Die Kriterien **F 4.9 und F 4.10** werden doppelt gewichtet (0 = selbstständig; 2 = überwiegend selbstständig; 4 = überwiegend unselbstständig; 6 = unselbstständig), das Kriterium

F 4.8 dreifach (0 = selbstständig; 3 = überwiegend selbstständig; 6 = überwiegend unselbstständig; 9 = unselbstständig).

Themenmodul 4: Selbstversorgung

Die Einzelpunkte werden abschließend zu einem Gesamtwert für das Modul 4 summiert und in einen gewichteten Punktwert überführt, der das Ausmaß der Beeinträchtigung der Selbstständigkeit im Bereich der Selbstversorgung widerspiegelt. Dabei ist zu beachten, dass die Einzelpunkte für die Kriterien F 4.11 und F 4.12 in die Ermittlung des Summenwerts für Modul 4 nur eingehen, wenn laut gutachterlicher Einschätzung der Antragsteller **„überwiegend inkontinent"** oder **„komplett inkontinent"** ist oder eine künstliche Ableitung von Stuhl bzw. Harn erfolgt.

Der für die Gesamtheit aller Kriterien (F 4.1 bis F 4.13) maximal zu erreichende Summenwert beträgt **54 Punkte.** Das Modul geht mit einer **Gewichtung von 40 Prozent in die Berechnung des Gesamtwerts** ein.

Entsprechend dieser Gewichtung wird dem Summenwert für das Modul 4 der gewichtete Punktwert folgendermaßen zugeordnet:

- 0 bis 2 Punkte: gewichtete Punkte = 0
- 3 bis 7 Punkte: gewichtete Punkte = 10
- 8 bis 18 Punkte: gewichtete Punkte = 20
- 19 bis 36 Punkte: gewichtete Punkte = 30
- 37 bis 54 Punkte: gewichtete Punkte = 40

Hinweis auf das Strukturmodell zur Entbürokratisierung der Pflegedokumentation:

Ausgehend von dem wissenschaftsbasierten Themenmodul des Begutachtungsverfahrens – **Modul 4: Selbstversorgung** wurde im Rahmen der Entwicklung des Strukturmodells zur Entbürokratisierung der Pflegedokumentation in der Strukturierten Informationssammlung das Themenfeld 4: **Selbstversorgung** entwickelt.

WICHTIG!

3.4.5 F 4.5 Themenmodul 5: Umgang mit krankheits- und therapiebedingten Anforderungen und Belastungen

3.4.5.1 Thematische Darstellung des Themenmoduls 5: Umgang mit krankheits- und therapiebedingten Anforderungen und Belastungen

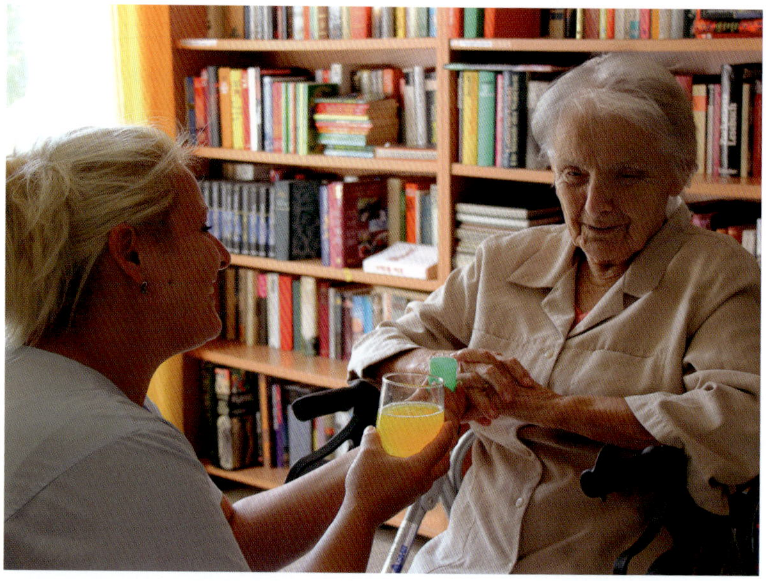

Abb. 3.4-17 Umgang mit krankheits- und therapiebedingten Anforderungen und Belastungen

Pflegebedürftige und chronisch kranke Menschen müssen sich mit vielfältigen krankheitsbezogenen Anforderungen und Maßnahmen auseinandersetzen, die an **ihre Fähigkeit, für sich selbst zu sorgen und den Alltag zu gestalten,** hohe Ansprüche stellen. Sie müssen lernen, sich alltäglich mit den **krankheits- und therapiebedingten Anforderungen auseinanderzusetzen und sie in ihr Leben zu integrieren.** Neben physischen können in diesem Prozess auch **emotionale Belastungen** entstehen, die die Krankheitsbewältigung und den Therapieverlauf negativ beeinflussen. **Ziel der pflegerischen Versorgung ist es, die betroffenen Personen zu befähigen bzw. zu begleiten,** mit diesen Anforderungen umzugehen. Pflegemaßnahmen umfassen dabei die Anleitung, Beratung, Schulung und Begleitung der Personen und die teilweise bzw. vollständige Übernahme der Aktivitäten.

Angaben zur Versorgung

Zu diesem Modul werden zunächst die Bedarfsaspekte erfasst. Hier sind **alle ärztlich angeordneten Maßnahmen nach Art und Häufigkeit aufzunehmen,** auch wenn sie nur vorübergehend, d. h. **für weniger als sechs Monate, erforderlich sind und deshalb nicht in die Bewertung eingehen.**

Angaben zur ärztlichen und medikamentösen Versorgung

Auch Maßnahmen, die nicht nur vorübergehend erforderlich sind, werden erfasst, auch wenn sie nicht bewertet werden

- Dazu gehören Angaben zur **ärztlichen und fachärztlichen Versorgung**. Dabei sind die **Art des Arztkontakts (Haus- oder Praxisbesuch)** und die **Häufigkeit** zu dokumentieren, auch wenn diese **seltener als einmal monatlich** erforderlich sind. Bei Praxisbesuchen ist anzugeben, ob der Antragsteller die **Praxis selbstständig oder in Begleitung** aufsucht.
- Es ist auch die **aktuelle medikamentöse Therapie** zu erfragen. Aus der **Sichtung der Medikamente** kann der Gutachter ggf. Informationen zu Art und Schwere der Erkrankung ableiten. Ausreichend ist die Dokumentation der **Häufigkeit der Einnahme** und der **Art der Verabreichung**, z. B. selbstständig, Richten erforderlich.

Angaben zur laufenden Heilmitteltherapie

Anzugeben sind **Art** (Physikalische Therapie, Ergotherapie, Stimm-, Sprech- und Sprachtherapie, podologische Therapie), **Häufigkeit** (wie oft pro Woche oder – wenn seltener – pro Monat) sowie ggf. **Dauer** der Heilmittelversorgung. Es ist anzugeben, ob der Antragsteller den **Therapeuten selbstständig oder in Begleitung aufsucht** oder ob der **Therapeut zur Behandlung ins Haus** kommt.

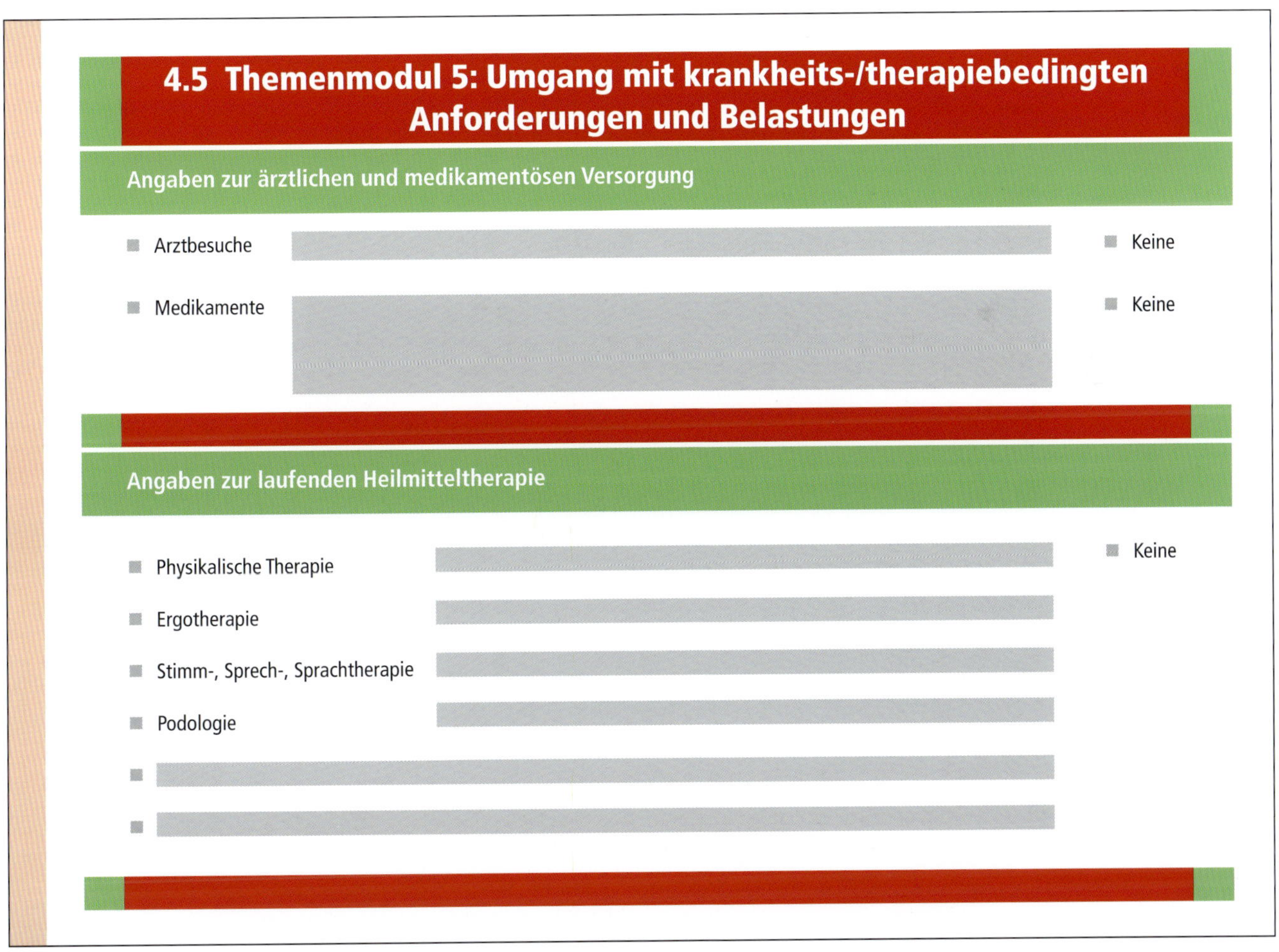
4.5 Themenmodul 5: Umgang mit krankheits-/therapiebedingten Anforderungen und Belastungen

Angaben zur ärztlichen und medikamentösen Versorgung

- Arztbesuche — Keine
- Medikamente — Keine

Angaben zur laufenden Heilmitteltherapie

- Physikalische Therapie — Keine
- Ergotherapie
- Stimm-, Sprech-, Sprachtherapie
- Podologie

Abb. 3.4-18 ***Formulargutachten zur Feststellung der Pflegebedürftigkeit – Themenmodul 5: Umgang mit krankheits- und therapiebedingten Anforderungen und Belastungen (1)***

Angaben zur Behandlungspflege und anderen Therapiemaßnahmen

Ärztlich angeordnete verordnete Therapiemaßnahmen sind nach **Art, Häufigkeit und Dauer** anzugeben, unabhängig davon, wer diese Leistungen erbringt. Insbesondere wird erfasst, ob spezielle Krankenbeobachtung (Position 24 HKP-Richtlinie) durch einen ambulanten Pflegedienst oder gemäß § 37 Abs. 2, Satz 3 SGB V in einer zugelassenen Pflegeeinrichtung erbracht wird.

4.5 Themenmodul 5: Umgang mit krankheits-/therapiebedingten Anforderungen und Belastungen

Angaben zur Behandlungspflege und anderen Therapiemaßnahmen

■ Keine

Art/Umfang

Spezielle Krankenbeobachtung gemäß Position HKP-Richtlinie

■ Nein

■ Ja

Abb. 3.4-19 Formulargutachten zur Feststellung der Pflegebedürftigkeit – Themenmodul 5: Umgang mit krankheits- und therapiebedingten Anforderungen und Belastungen (2)

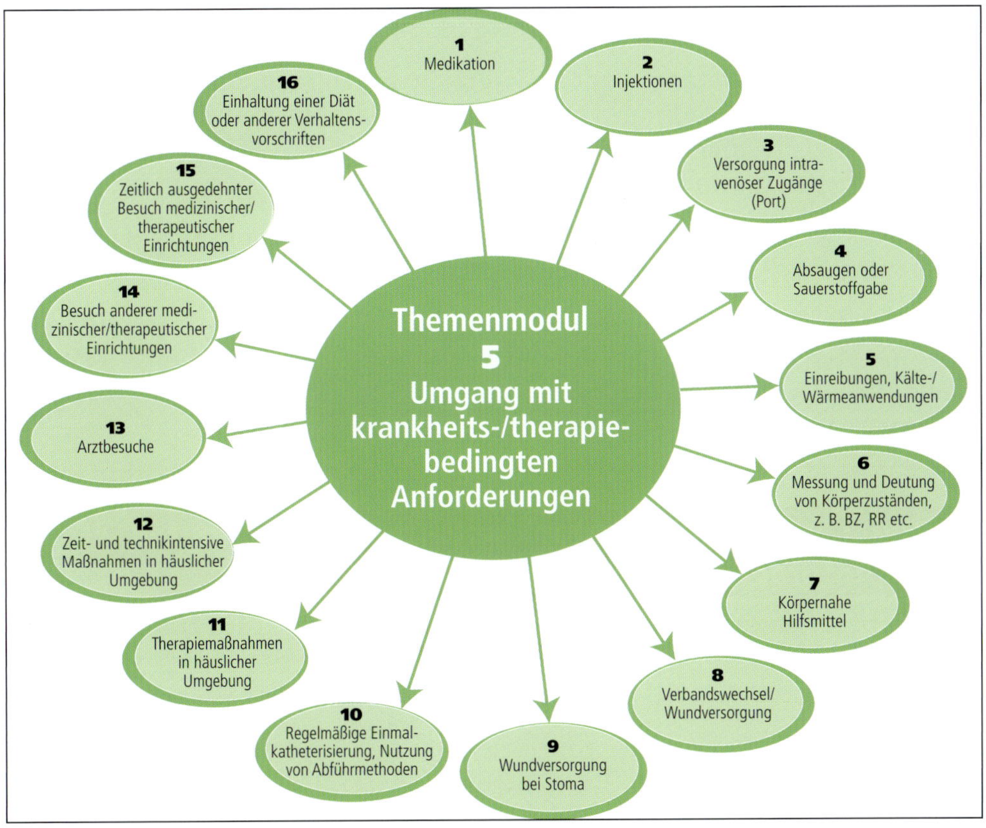

***Abb. 3.4-20** Themenmodul 5: Umgang mit krankheits- und therapiebedingten Anforderungen und Belastungen*

3.4.5.2 Formulargutachten aus der Begutachtungsrichtlinie zur Feststellung der Pflegebedürftigkeit zum Themenmodul 5: Umgang mit krankheits-/therapiebedingten Anforderungen und Belastungen

Bewertung

In die Bewertung gehen nur die **ärztlich angeordneten Maßnahmen ein, die gezielt auf eine bestehende Erkrankung ausgerichtet und für voraussichtlich mindestens sechs Monate erforderlich** sind. Die ärztliche Anordnung kann sich auch auf nicht verschreibungspflichtige Medikamente oder äußerliche Anwendungen oder Übungsbehandlungen beziehen.

Zu bewerten ist, ob die Person die **jeweilige Aktivität praktisch durchführen** kann. Ist dies nicht der Fall, wird die **Häufigkeit der erforderlichen Hilfe** durch andere Personen dokumentiert (Anzahl pro Tag/pro Woche/pro Monat). Es ist unerheblich, ob die personelle Unterstützung durch Pflegepersonen oder Pflege(fach-)kräfte erfolgt und auch, ob sie gemäß § 37 Abs. 2 SGB V verordnet und abgerechnet wird.

Zu jedem Kriterium ist nur ein Eintrag möglich

Zu jedem Kriterium ist nur ein Eintrag möglich:

Entfällt oder **selbstständig** oder **Häufigkeit der Hilfe mit einer vollen Zahl pro Tag, pro Woche oder pro Monat**. Ggf. ist von Tag auf Woche oder auf Monat umzurechnen. Zur Umrechnung von Woche auf Monat werden wöchentliche Maßnahmen mit 4 multipliziert.

Erfolgt eine Medikation z. B. jeden zweiten Tag, so kann man diese Frequenz nur mit 15 x pro Monat darstellen.

Werden 2x täglich Insulin-Injektionen gegeben und 2x wöchentlich zusätzlich andere Injektionen, ist umzurechnen auf die Woche. Es erfolgt der Eintrag 16x pro Woche.

4.5 Themenmodul 5: Umgang mit krankheits-/therapiebedingten Anforderungen und Belastungen

Bewältigung von und selbstständiger Umgang mit krankheits- oder therapiebedingten Anforderungen und Belastungen in Bezug auf

		Entfällt	Selbstständig	Häufigkeit der Hilfe (Anzahl eintragen)		
				pro Tag	pro Woche	pro Monat
4.5.1	Medikation					
4.5.2	Injektionen					
4.5.3	Versorgung intravenöser Zugänge (Port)					
4.5.4	Absaugen und Sauerstoffgaben					
4.5.5	Einreibungen sowie Kälte- und Wärmeanwendungen					
4.5.6	Messung und Deutung von Körperzuständen					
4.5.7	Körpernahe Hilfsmittel					
4.5.8	Verbandswechsel und Wundversorgung					
4.5.9	Versorgung mit Stoma					
4.5.10	Regelmäßige Einmalkatheterisierung und Nutzung von Abführmethoden					
4.5.11	Therapiemaßnahmen in häuslicher Umgebung					
4.5.12	Zeit- und technikintensive Maßnahmen in häuslicher Umgebung					
4.5.13	Arztbesuche					
4.5.14	Besuche anderer medizinischer oder therapeutischer Einrichtungen (bis zu 3 Std.)					
4.5.15	Zeitlich ausgedehnte Besuche medizinischer oder therapeutischer Einrichtungen (länger als 3 Std.)					

4.5.16 Einhalten einer Diät oder anderer krankheits- oder therapiebedingter Verhaltensvorschriften

4.5.16 Einhalten einer Diät oder anderer krankheits- oder therapiebedingter Verhaltensvorschriften	
■ Entfällt / nicht erforderlich	0
■ Selbstständig (Bereitstellen einer Diät reicht aus)	0
■ Überwiegend selbstständig (Erinnerung/Anleitung ist mindestens einmal täglich notwendig)	1
■ Überwiegend unselbstständig (benötigt meistens Anleitung/Beaufsichtigung, mehrmals täglich	2
■ Unselbstständig (benötigt immer Anleitung/Beaufsichtigung)	3

Erläuterungen

____

____

____

Summe der Einzelpunkte		Gewichtete Punkte	

Abb. 3.4-21 Formulargutachten zur Feststellung der Pflegebedürftigkeit – Themenmodul 5

Im Online-Portal verfügbar: Vollständiges Begutachtungsformular

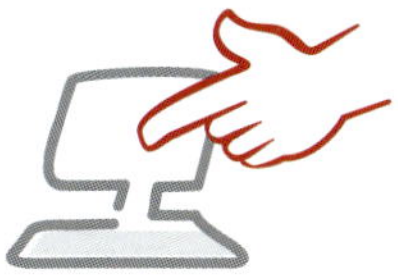

3.4.5.3 Erläuterungen zum Formulargutachten zum Themenmodul 5: Umgang mit krankheits-/therapiebedingten Anforderungen und Belastungen

Themenmodul 5 Umgang mit krankheits-/therapiebedingten Anforderungen und Belastungen	
1. Medikation	**Orale Medikation, Augen- oder Ohrentropfen, Zäpfchen und Medikamentenpflaster.** Das Ausmaß der Hilfestellung kann von 1x wöchentlichem Stellen der Medikamente im Wochendispenser bis zu mehrfach täglicher Einzelgabe differieren. Werden Medikamente verabreicht, ist das Stellen nicht gesondert zu berücksichtigen.
2. Injektionen	**Subkutane und intramuskuläre Injektionen und subkutane Infusionen.** Dazu gehören z. B. Insulininjektionen oder auch die Versorgung mit Medikamentenpumpen über einen subkutanen Zugang.
3. Versorgung intravenöser Zugänge (Port)	Hierunter fällt **hauptsächlich die Port-Versorgung.** Sie ist oft fachpflegerisch erforderlich. In Bezug auf den Umgang mit intravenösen Zugängen ist auch die Kontrolle zur Vermeidung von Komplikationen wie Verstopfung des Katheters zu berücksichtigen. Analog ist auch die **Versorgung intrathekaler Zugänge** hier zu erfassen. Das Anhängen von Nährlösungen zur parenteralen Ernährung ist nicht hier, sondern unter Punkt F 4.4.13 zu erfassen.

Themenmodul 5 Umgang mit krankheits-/therapiebedingten Anforderungen und Belastungen	
4. Absaugen und Sauerstoffgabe	**Absaugen kann z. B. bei beatmeten oder tracheotomierten Patienten** in sehr unterschiedlicher und wechselnder Häufigkeit notwendig sein. Es ist der durchschnittliche Bedarf anzugeben. Ebenso ist hier das An- und Ablegen von Sauerstoffbrillen oder analog auch von Atemmasken zur nächtlichen Druckbeatmung zu erfassen sowie das Bereitstellen eines Inhalationsgeräts. Jede Maßnahme ist einzeln zu berücksichtigen.
5. Einreibungen sowie Kälte- und Wärmeanwendungen	Hier sind alle **externen Anwendungen mit ärztlich angeordneten Salben, Cremes, Emulsionen** etc. abzubilden, außerdem Kälte- und Wärmeanwendungen, die z. B. bei rheumatischen Erkrankungen verordnet werden. Jede Maßnahme ist einzeln zu berücksichtigen.
6. Messung und Deutung von Körperzuständen	Die Aktivität umfasst **Messungen wie z. B. Blutdruck, Puls, Blutzucker, Temperatur, Körpergewicht, Flüssigkeitshaushalt**, soweit diese auf ärztliche Anordnung erfolgen. Dabei geht es nicht nur darum, die Messung durchzuführen, sondern auch darum, notwendige Schlüsse zu ziehen, etwa zur Festlegung der erforderlichen Insulindosis oder zur Notwendigkeit anderer Maßnahmen, wie das Umstellen der Ernährung oder auch das Aufsuchen eines Arztes. Dies gilt beispielsweise auch für Menschen mit erhöhtem Blutdruck, die zur Ergänzung der medikamentösen Therapie und einer Umstellung ihres Lebensstils regelmäßig Blutdruck und Puls kontrollieren.
7. Körpernahe Hilfsmittel	Hierunter versteht man beispielsweise das **An- und Ablegen von Prothesen, kieferorthopädischen Apparaturen, Orthesen, Brille, Hörgerät oder Kompressionsstrümpfen** (inkl. deren Reinigung). Der Umgang mit Zahnprothesen ist unter Punkt F 4.4.2 zu erfassen.
8. Verbandwechsel und Wundversorgung	Die Aktivität beinhaltet die **Versorgung chronischer Wunden**, wie z. B. Ulcus cruris oder Dekubitus.
9. Versorgung mit Stoma	Gemeint ist hier die Pflege **künstlicher Körperöffnungen wie Tracheostoma, PEG, subrapubischer Blasenkatheter, Urostoma, Colo- oder Illeostoma.** Hierbei ist auch das Reinigen des Katheters, die Desinfektion der Einstichstelle der PEG und falls notwendig auch der Verbandwechsel zu bewerten. Die Pflege eines Urostoma, Colo-oder Illeostoma ist in der Regel mit dem Wechsel der Basisplatte oder dem Wechsel eines einteiligen Systems verbunden. Der einfache Wechsel oder das Entleeren eines Stoma- oder Katheterbeutels oder das Anhängen von Sondennahrung sind unter den Punkten F 4.4.11 ff zu werten.
10. Regelmäßige Einmalkatheterisierung und Nutzung von Abführmethoden	**Regelmäßige Einmalkatheterisierungen** kommen insbesondere bei neurogenen Blasenentleerungsstörungen vor. Mit Abführmethoden sind Anwendungen von Klistier, Einlauf, digitale Ausräumung gemeint.
11. Therapiemaßnahmen in häuslicher Umgebung	Bei vielen Erkrankungen werden aus einer Heilmitteltherapie heraus Anweisungen zu einem Eigenübungsprogramm gegeben, welches dauerhaft und regelmäßig durchgeführt werden soll, z. B. krankengymnastische Übungen, Atemübungen oder logopädische Übungen. Des Weiteren sind Maßnahmen zur Sekretelimination (ausgenommen Absaugen) zu nennen oder die Durchführung spezifischer Therapien nach Bobath oder Vojta oder die Durchführung ambulanter Peritonealdialyse (CAPD).

Themenmodul 5 Umgang mit krankheits-/therapiebedingten Anforderungen und Belastungen	
12. Zeit- und technikintensive Maßnahmen in häuslicher Umgebung	Gemeint sind hier spezielle Therapiemaßnahmen wie **Hämodialyse oder Beatmung,** die im häuslichen Umfeld durchgeführt werden können, wenn ständige Überwachung während der Maßnahme durch geschulte Pflegepersonen gewährleistet ist (Sitzwache).
13. Arztbesuche	Hierunter fallen regelmäßige **Besuche beim niedergelassenen Hausarzt oder Facharzt zu diagnostischen oder therapeutischen Zwecken**. Wenn Unterstützung auf dem Weg oder bei Arztbesuchen erforderlich ist, ist diese in durchschnittlicher Häufigkeit zu erfassen.
14. Besuch anderer medizinischer oder therapeutischer Einrichtungen (bis zu drei Stunden)	Hier ist das Aufsuchen anderer Therapeuten, z. B. **Krankengymnasten, Ergotherapeuten, Logopäden, Psychotherapeuten, von Krankenhäusern zur ambulanten Behandlung oder Diagnostik oder anderen Einrichtungen des Gesundheitswesens** zu berücksichtigen. Sollte der Gesamtzeitaufwand bei der Nutzung dieser Einrichtungen einschließlich der Fahrtzeiten für die Pflegeperson mehr als drei Stunden umfassen, so ist dies unter Punkt F 4.5.15 zu berücksichtigen.
15. Zeitlich ausgedehnte Besuche medizinischer oder therapeutischer Einrichtungen (länger als drei Stunden)	Bei manchen Erkrankungen kann es notwendig sein, spezialisierte Einrichtungen aufzusuchen, wodurch erhebliche Fahrtzeiten anfallen können. Auch kann es erforderlich sein, sich **zeitaufwendigen diagnostischen oder therapeutischen Maßnahmen zu unterziehen, z. B. onkologische Behandlung oder Dialyse**. Der dafür erforderliche Zeitaufwand für die Pflegeperson muss pro Termin mehr als drei Stunden betragen. Sollte der Zeitaufwand bei der Nutzung dieser Einrichtungen (einschl. Fahrtzeiten) unter drei Stunden liegen, so ist dies unter Punkt F 4.5.13 oder F 4.5.14 zu berücksichtigen.
16. Einhalten einer Diät oder anderer krankheits- oder therapiebedingter Verhaltensvorschriften	Bei manchen Erkrankungen werden bestimmte Diäten oder Essvorschriften oder andere Verhaltensvorschriften vom Arzt verordnet. Dazu gehören auch die ärztlich verordnete Nahrungs- und Flüssigkeitszufuhr, in der sowohl die Art und Menge der Lebensmittel wie auch die Art und der Zeitpunkt der Aufnahme aus therapeutischen Gründen geregelt sind, z. B. bei Stoffwechselstörungen, Nahrungsmittelallergien, bei Essstörungen wie Anorexie oder Prader-Willi-Syndrom. Andere Verhaltensvorschriften können sich auf vitale Funktionen beziehen, z. B. Sicherstellung einer Langzeit-Sauerstoff-Therapie bei unruhigen Personen. Diese Vorschriften sind im Einzelnen zu benennen. Im Weiteren sind der Grad der Selbstständigkeit bei der Einhaltung dieser Vorschriften und der daraus resultierende Bedarf an personeller Unterstützung zu beurteilen. Es geht hier um die Einsichtsfähigkeit der Person zur Einhaltung der Vorschriften und nicht um die Zubereitung einer Diät oder das An- und Ablegen einer Sauerstoffmaske. Nicht gemeint ist die selbstbestimmte Ablehnung von ärztlichen Vorschriften bei erhaltenen mentalen Funktionen. Liegen keine Vorschriften vor, ist das Feld „entfällt, nicht erforderlich" anzukreuzen.

Themenmodul 5 Umgang mit krankheits-/therapiebedingten Anforderungen und Belastungen	
	Selbstständig: Die Person kann die Vorschriften selbstständig einhalten. Das Bereitstellen einer Diät reicht aus.
	Überwiegend selbstständig: Die Person benötigt Erinnerung, Anleitung. In der Regel reicht das Bereitstellen der Diät nicht aus. Darüber hinausgehendes Eingreifen ist maximal einmal täglich erforderlich.
	Überwiegend unselbstständig: Die Person benötigt meistens Anleitung, Beaufsichtigung. Das Bereitstellen der Diät reicht nicht aus. Darüber hinausgehendes Eingreifen ist mehrmals täglich erforderlich.
	Unselbstständig: Die Person benötigt immer Anleitung, Beaufsichtigung. Das Bereitstellen der Diät reicht nicht aus. Darüber hinausgehendes Eingreifen ist (fast) durchgehend erforderlich.

Tab. 3.4-8 ***Beschreibung der Merkmale zum Themenmodul 5: Umgang mit krankheits- und therapiebedingten Anforderungen und Belastungen***

3.4.5.4 Bewertung des Themenmoduls 5: Umgang mit krankheits-/therapiebedingten Anforderungen und Belastungen

Je nach Komplexität der unter Modul 5 erfassten Maßnahmen gelten unterschiedliche Regeln für die Berechnung des Summenwerts in diesem Modul.

Zunächst werden die unter den **Kriterien F 5.1 bis F 5.7** angegebenen Häufigkeiten **summiert und in einen Durchschnittswert pro Tag umgerechnet**[1].

- Erfolgt zum Beispiel täglich dreimal eine Medikamentengabe – **Kriterium F 5.1** – und einmal Blutzuckermessen – **Kriterium F 5.6** –, entspricht dies vier Maßnahmen pro Tag.
- Für die Umrechnung der Maßnahmen, die monatlich vorkommen, in einen Durchschnittswert pro Tag wird die Summe der Maßnahmen pro Monat durch 30 geteilt.
- Für die Umrechnung der Maßnahmen, die wöchentlich erfolgen, in einen Durchschnittswert pro Tag wird die Summe der Maßnahmen pro Woche durch 7 geteilt.

Beispielrechnung:

3 x täglich Medikamentengabe		= 3,0
3 x monatlich Injektion = 3 : 30	(: 7)	= 0,1
2 x wöchentlich Wärmeanwendung	(: 30)	= 0,3

= 3,4 Durchschnittswert

Das Zwischenergebnis für die Kriterien F 5.1 bis F 5.7 wird wie folgt gewertet:

- Die Maßnahmen kommen seltener als einmal täglich vor = 0 Punkte
- Die Maßnahmen kommen ein- bis dreimal täglich vor = 1 Punkt
- Die Maßnahmen kommen vier- bis achtmal täglich vor = 2 Punkte
- Die Maßnahmen kommen mehr als achtmal täglich vor = 3 Punkte

Hieraus resultiert ein Wert von **2 Punkten** für das **Zwischenergebnis für die Kriterien F 5.1 bis F 5.7**.

1 Bei allen Rechenschritten wird auf die 4. Stelle nach dem Komma gerundet.

Die unter den **Kriterien F 5.8 bis F 5.11** angegebenen Häufigkeiten werden **zusammengefasst und in einen Durchschnittswert pro Tag umgerechnet.**

- Für die Umrechnung der Maßnahmen, die monatlich vorkommen, in einen Durchschnittswert pro Tag wird die Summe der Maßnahmen pro Monat durch 30 geteilt.
- Für die Umrechnung der Maßnahmen, die wöchentlich erfolgen, wird die Summe der Maßnahmen pro Woche durch 7 geteilt.

Beispielrechnung:

1 x täglich Einmalkatheterisierung		= 1,0
2 x wöchentlich ein Verbandswechsel	(: 7)	= 0,3
2 x monatlich eine Nutzung von Abführmethoden	(: 30)	= 0,1

= 1,4 Durchschnittswert pro Tag

Das Zwischenergebnis für die Kriterien F 5.8 bis F 5.11 wird wie folgt gewertet:

- Die Maßnahmen kommen seltener als einmal wöchentlich vor = 0 Punkte
- Die Maßnahmen kommen ein- bis mehrmals wöchentlich vor = 1 Punkt
- Die Maßnahmen kommen ein- bis zweimal täglich vor = 2 Punkte
- Die Maßnahmen kommen mindestens dreimal täglich vor = 3 Punkte

Hieraus resultiert ein Wert von **2 Punkten** für das **Zwischenergebnis für die Kriterien F 5.8 bis F 5.11.**

Für die Kriterien der F 5.13 und F 5.14 gilt Folgendes:

- Jede Maßnahme, die monatlich erfolgt, wird mit einem Wert von 1 Punkt berücksichtigt.
- Für jede regelmäßige wöchentliche Maßnahme ergeben sich **4,3 Punkte** (= vier Maßnahmen zu jeweils einem Punkt in vier Wochen [=28 Tage], hochgerechnet auf einen Monat mit 30 Tagen)[2].

Beispielrechnung:

2 x monatlich Arztbesuch (x 1) = 2

1 x wöchentlich Besuch einer medizinischen Einrichtung (4 Besuche in vier Wochen = 4 Punkte : 28 Tage = 0,1428 x 30 Tage auf einen Monat) = 4,2857

= 6,3 Durchschnittswert

Für die Kriterien der F 5.12 und F 5.15 gilt Folgendes:

- Jede Maßnahme, die monatlich erfolgt, wird mit einem Wert von 2 Punkten berücksichtigt.
- Für jede regelmäßige wöchentliche Maßnahme ergeben sich 8,6 Punkte (= vier Maßnahmen zu jeweils 2 Punkten in 28 Tagen, hochgerechnet auf einen Monat mit 30 Tagen).

Beispielrechnung:

2 x monatlich technikintensive Maßnahmen in häuslicher Umgebung (x2) = 4

1 x wöchentlich zeitlich ausgedehnte Besuche einer medizinischer Einrichtung (4 x 1 Besuche zu jeweils 2 Punkten = 8 : 28 Tage = 0,2857 x 30 Tage = 8,5714)

= 8,6 Durchschnittswert

2 Die Hochrechnung von Wochen- auf Monatswerte ist nur für die Kriterien 5.12 bis 5.15 relevant. In den sehr seltenen Fällen, in denen bei einzelnen Kriterien aus 5.1 bis 5.7 oder 5.8. bis 5.11 von Wochenwerten auf Monatswerte umgerechnet werden muss, ist die Differenz im Durchschnittswert pro Tag so gering, dass sie in keinem Fall zu einem anderen Punktwert führen kann.

Nur das **Kriterium F 5.12** (zeit- und technikintensive Maßnahmen) kann regelmäßig täglich vorkommen, z. B. bei invasiver Beatmung. In diesem Fall werden **60 Punkte** berücksichtigt.

Das **Kriterium F 5.16** wird je nach Ausmaß der Beeinträchtigung der Selbstständigkeit mit 0, 1, 2 oder 3 Punkten berücksichtigt (0 = entfällt, nicht erforderlich oder selbstständig; 1 = überwiegend selbstständig; 2 = überwiegend unselbstständig; 3 = unselbstständig).

Anschließend werden die so ermittelten Punkte der **Kriterien F 5.12 bis F 5.15** zu einem Zwischenergebnis addiert und den nachstehenden Einzelpunkten zugewiesen:

- 0 bis unter 4,3 = 0 Punkte
- 4,3 bis unter 8,6 = 1 Punkt
- 8,6 bis unter 12,9 = 2 Punkte
- 12,9 bis unter 60 = 3 Punkte
- 60 und mehr = 6 Punkte

Erfolgt zum Beispiel einmal monatlich ein zeitlich ausgedehnter Besuch in einer therapeutischen Einrichtung (= 2 Punkte) und einmal wöchentlich ein Arztbesuch (= 4,3 Punkte), beträgt die Summe 6,3 Punkte.

Hieraus resultiert ein Wert von **1 Punkt für das Zwischenergebnis für die Kriterien F 5.12 bis F 5.15.**

Abschließend wird der **Summenwert für das Modul 5** ermittelt.

Dieser ergibt sich aus der Addition der Zwischenergebnisse zu den Kriterien F 5.1 bis F 5.7, F 5.8 bis F 5.11, F 5.12 bis F 5.15 sowie dem Punktwert für das Kriterium F 5.16.

Das Modul geht mit einer **Gewichtung von 20 Prozent in die Berechnung des Gesamtwerts** ein.

Dem Summenwert für Modul 5 werden die gewichteten Punkte folgendermaßen zugeordnet:

- 0 Punkte: gewichtete Punkte = 0
- 1 Punkt: gewichtete Punkte = 5
- 2 bis 3 Punkte: gewichtete Punkte = 10
- 4 bis 5 Punkte: gewichtete Punkte = 15
- 6 bis 15 Punkte: gewichtete Punkte = 20

WICHTIG!

Hinweis auf das Strukturmodell zur Entbürokratisierung der Pflegedokumentation:

Ausgehend von dem wissenschaftsbasierten Themenmodul des Begutachtungs-Assessments – **Modul 5: Umgang mit krankheits- und therapiebedingten Anforderungen und Belastungen** wurde im Rahmen der Entwicklung des Strukturmodells zur Entbürokratisierung der Pflegedokumentation in der Strukturierten Informationssammlung das **Themenfeld 3: Krankheitsbedingte Anforderungen und Belastungen** entwickelt.

3.4.6 F 4.6 Themenmodul 6: Gestaltung des Alltagslebens und sozialer Kontakte

3.4.6.1 Thematische Darstellung des Themenmoduls 6: Gestaltung des Alltagslebens und sozialer Kontakte

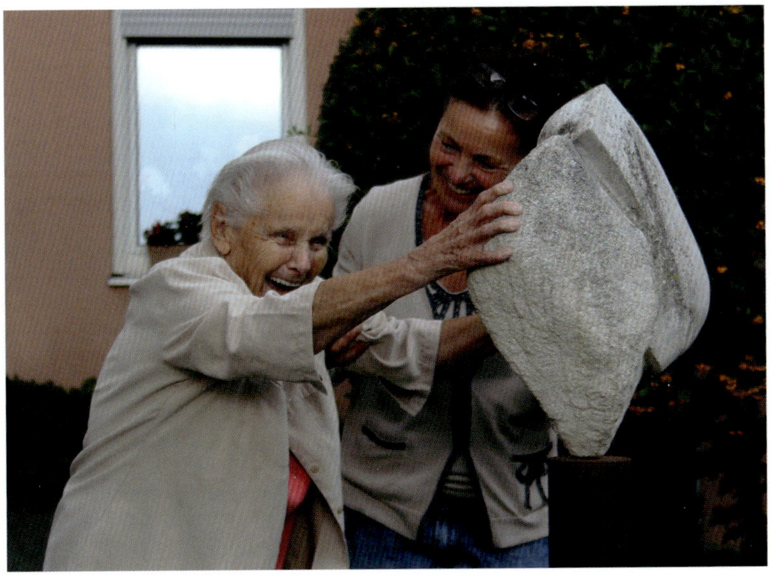

Abb. 3.4-22 Gestaltung des Alltagslebens und soziale Kontakte

Die Bewältigung der mit Krankheit und Pflegebedürftigkeit verbundenen Anforderungen und Konsequenzen verändert die Gestaltung des Alltags und die sozialen Bezüge. Die Pflege von sozialen Kontakten beispielsweise kann nicht nur durch kognitive Einbußen, sondern auch durch Störungen des Selbstbildes, z. B. aufgrund von Inkontinenz, Kommunikationsbarrieren (z. B. nach Schlaganfall) oder beeinträchtigter körperlicher Mobilität, beeinflusst werden.

Themenmodul 6: Gestaltung des Alltagslebens und soziale Kontakte	
1. Den Tagesablauf gestalten und an äußere Veränderungen anpassen	Nach individuellen Gewohnheiten und Vorlieben den Tagesablauf einteilen und bewusst gestalten, die tägliche Routine und andere Aktivitäten planen und ggf. an äußere Veränderungen anpassen. Dies erfordert planerische Fähigkeiten zur Umsetzung von Alltagsroutinen. Beurteilt wird, ob die Person von sich aus festlegen kann, ob und welche Aktivitäten sie im Lauf des Tages durchführen möchte, z. B. wann sie baden, essen oder zu Bett gehen oder ob und wann sie fernsehen oder spazieren gehen möchte. Solche Festlegungen setzen voraus, dass die zeitliche Orientierung zumindest teilweise erhalten ist.
2. Ruhen und Schlafen	Nach individuellen Gewohnheiten einen Tag-Nacht-Rhythmus einhalten und für ausreichende Ruhe- und Schlafphasen sorgen, die Notwendigkeit von Ruhephasen erkennen, sich ausruhen und mit Phasen der Schlaflosigkeit umgehen

3. Sich beschäftigen	Die verfügbare Zeit nutzen, um Aktivitäten durchzuführen, die den eigenen Vorlieben und Interessen entsprechen. Bei der Beurteilung geht es vorrangig um die Fähigkeit, nach individuellen kognitiven, manuellen, visuellen und/oder auditiven Fähigkeiten und Bedürfnissen geeignete Aktivitäten der Freizeitbeschäftigung auszuwählen und durchzuführen.
4. In die Zukunft gerichtete Planungen vornehmen	Längere Zeitabschnitte überschauen und über den Tag hinaus planen. Dies zeigt sich beispielsweise daran, ob Vorstellungen oder Wünsche zu anstehenden Festlichkeiten wie Geburtstag oder Jahresfeste bestehen, ob die Zeitabläufe eingeschätzt werden können, z. B. vorgegebene Strukturen wie Wochen- oder Monatspläne nachvollzogen werden können.
5. Interaktion mit Personen im direkten Kontakt	Im direkten Kontakt mit Angehörigen, Pflegepersonen, Mitbewohnern oder Besuchern umgehen, Kontakt aufnehmen, Personen ansprechen, auf Ansprache reagieren
6. Kontaktpflege zu Personen außerhalb des direkten Umfelds	Bestehende Kontakte zu Freunden, Bekannten, Nachbarn gestalten (aufrechterhalten, beenden oder zeitweise ablehnen). Dazu gehört auch die Fähigkeit, mit einfachen technischen Kommunikationsmitteln wie Telefon umgehen zu können (Besuche verabreden oder Telefon- oder Brief- oder Mail-Kontakte).

Tab. 3.4-9 ***Beschreibung der Merkmale zum Themenmodul 6: Gestaltung des Alltagslebens und sozialer Kontakte***

Neben den Einschätzungsergebnissen werden weitere Informationen benötigt, die beispielsweise mit folgenden Fragen erfasst werden könnten:

- Welche Faktoren beeinflussen/behindern die Fähigkeit der pflegebedürftigen Person zur selbstständigen Anpassung des Tagesablaufs?
- Durch welche Maßnahmen kann ein geregelter Schlaf-Wach-Rhythmus unterstützt werden?
- Welche Sozialkontakte stehen der Person zur Verfügung und wie können diese ausgeweitet und/oder gefördert werden?

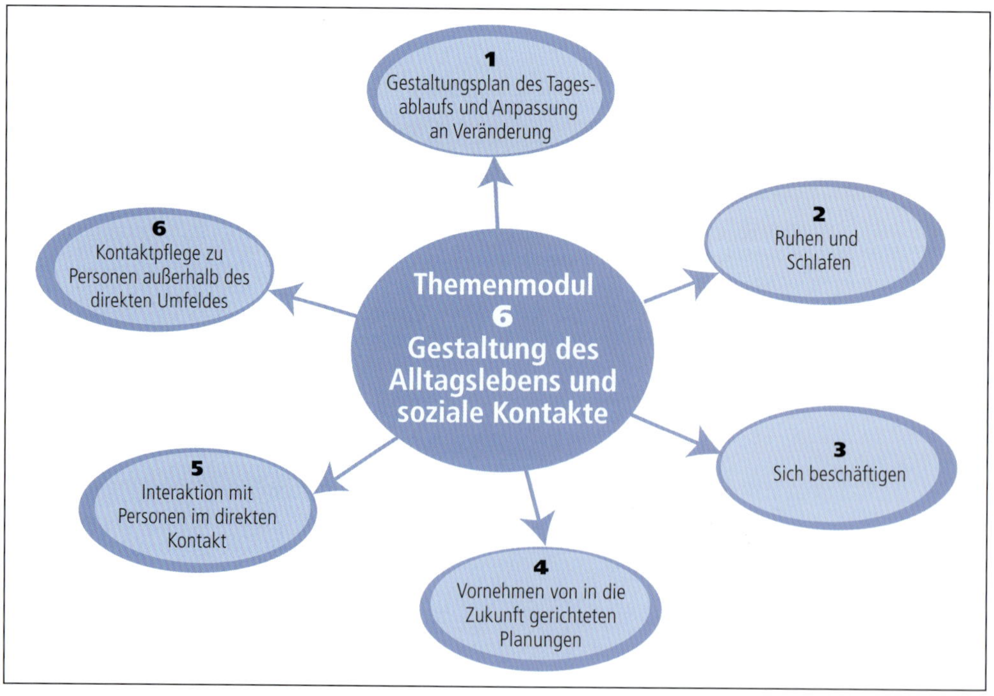

Abb. 3.4-23 ***Themenmodul 6: Gestaltung des Alltagslebens und soziale Kontakte***

3.4.6.2 Formulargutachten aus der Begutachtungsrichtlinie zur Feststellung der Pflegebedürftigkeit zum Themenmodul 6: Gestaltung des Alltagslebens und sozialer Kontakte

4.6 Themenmodul 6: Gestaltung des Alltagslebens und soziale Kontakte

		0 Punkte Selbstständig	**1 Punkt** Überwiegend selbstständig	**2 Punkte** Überwiegend unselbstständig	**3 Punkte** Unselbstständig
4.6.1	Gestaltung des Tagesablaufs und Anpassung an Veränderungen	0	1	2	3
4.6.2	Ruhen und Schlafen	0	1	2	3
4.6.3	Sich beschäftigen	0	1	2	3
4.6.4	Vornehmen von in die Zukunft gerichteten Planungen	0	1	2	3
4.6.5	Interaktion mit Personen im direkten Kontakt	0	1	2	3
4.6.6	Kontaktpflege zu Personen außerhalb des direkten Umfelds	0	1	2	3

Erläuterungen

______

______

______

Summe der Einzelpunkte		**Gewichtete Punkte**	

Abb. 3.4-24 Formulargutachten zur Feststellung der Pflegebedürftigkeit – Themenmodul 6

Im Online-Portal verfügbar: Vollständiges Begutachtungsformular

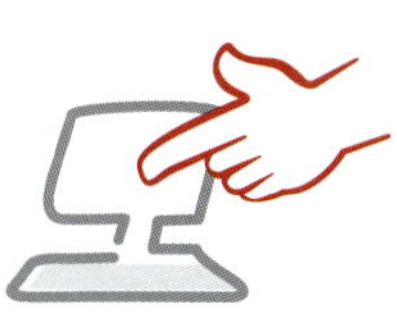

3.4.6.3 Erläuterungen zum Formulargutachten zum Themenmodul 6: Gestaltung des Alltagslebens und sozialer Kontakte

Modul 7: Gestaltung des Alltagslebens und sozialer Kontakte	
Erläuterung zum Formulargutachten Bereich 4 – Modul 1	
F 4.6.1 Gestaltung des Tagesablaufs und Anpassung an Veränderungen Den Tagesablauf nach individuellen Gewohnheiten und Vorlieben einteilen und bewusst gestalten und ggf. an äußere Veränderungen anpassen. Dies erfordert planerische Fähigkeiten zur Umsetzung von Alltagsroutinen. Zu beurteilen ist, ob die Person von sich aus festlegen kann, ob und welche Aktivitäten sie im Laufe des Tages durchführen möchte, z. B. wann sie baden, essen oder zu Bett gehen oder ob und wann sie fernsehen oder spazieren gehen möchte. Solche Festlegungen setzen voraus, dass die zeitliche Orientierung zumindest teilweise erhalten ist. Der Gutachter kann dies prüfen, indem er sich z. B. den bisherigen oder künftigen Tagesablauf schildern lässt.	**Selbstständig:** Die Person kann die beschriebene Aktivität ohne personelle Hilfe durchführen. **Überwiegend selbstständig:** Die Routineabläufe können weitgehend selbstständig gestaltet werden, bei ungewohnten Veränderungen ist Unterstützung notwendig. Es reichen z. B. Erinnerungshilfen an einzelne vereinbarte Termine. Überwiegend selbstständig ist eine Person beispielsweise auch dann, wenn ihre Kommunikationsfähigkeit oder Sinneswahrnehmung stark beeinträchtigt ist und sie daher Hilfe benötigt, um den Tagesablauf mit anderen Menschen abzustimmen. **Überwiegend unselbstständig:** Die Person benötigt Hilfe beim Planen des Routinetagesablaufs. Sie ist aber in der Lage, Zustimmung oder Ablehnung zu Strukturierungsangeboten zu signalisieren. Sie kann eigene Planungen häufig nicht einhalten, da diese wieder vergessen werden. Deshalb ist über den ganzen Tag hinweg eine Erinnerung bzw. Aufforderung erforderlich. Überwiegend unselbstständig ist auch eine Person, die zwar selbst planen und entscheiden kann, aber für jegliche Umsetzung personelle Hilfe benötigt. **Unselbstständig:** Mitwirkung an der Tagesstrukturierung oder Orientierung an vorgegebenen Strukturen ist nicht oder nur minimal möglich.
F 4.6.2 Ruhen und Schlafen Nach individuellen Gewohnheiten einen Tag-Nacht-Rhythmus einhalten und für ausreichende Ruhe- und Schlafphasen sorgen. Dazu gehört die Fähigkeit, die Notwendigkeit von Ruhephasen erkennen, sich ausruhen und mit Phasen der Schlaflosigkeit umgehen können, aber auch die somatischen Funktionen, um ins Bett zu kommen und die Ruhephasen insbesondere nachts einhalten zu können.	**Selbstständig:** Die Person kann die beschriebene Aktivität ohne personelle Hilfe durchführen. **Überwiegend selbstständig:** Die Person benötigt personelle Hilfe beim Aufstehen oder Zu-Bett-Gehen, z. B. Transferhilfen oder zeitliche Orientierungshilfen beim Wecken oder Aufforderung, schlafen zu gehen oder einzelne Hilfen wie z. B. Abdunkeln des Schlafraums. Die Nachtruhe ist meist ungestört, nur gelegentlich entsteht nachts ein Hilfebedarf. **Überwiegend unselbstständig:** Es treten regelmäßig Einschlafprobleme oder nächtliche Unruhe auf, die die Person größtenteils nicht allein bewältigen kann. Deshalb sind regelmäßige Einschlafrituale und beruhigende Ansprache in der Nacht erforderlich. Überwiegend unselbstständig ist auch eine Person, die wegen hochgradiger motorischer Beeinträchtigung regelmäßig in der Nacht personeller Hilfe bedarf, um weiterschlafen zu können, z. B. bei Lagewechsel oder Toilettengängen in der Nacht.

Modul 7: Gestaltung des Alltagslebens und sozialer Kontakte	
	Unselbstständig: Die Person verfügt über keinen oder einen gestörten Schlaf-Wach-Rhythmus. Dies gilt u. a. für mobile, gerontopsychiatrisch erkrankte Personen und auch für Menschen, die keinerlei Aktivitäten ausüben, z. B. im Wachkoma, oder Personen, die regelmäßig mindestens dreimal in der Nacht personelle Unterstützung benötigen.
F 4.6.3 Sich beschäftigen Die verfügbare Zeit nutzen, um Aktivitäten durchzuführen, die den eigenen Vorlieben und Interessen entsprechen „Verfügbare Zeit" ist in diesem Zusammenhang definiert als Zeit, die nicht durch Notwendigkeiten wie Ruhen, Schlafen, Essen, Mahlzeitenzubereitung, Körperpflege, Arbeit etc. gebunden ist („freie" Zeit). Bei der Beurteilung geht es vorrangig um die Fähigkeit, nach individuellen kognitiven, manuellen, visuellen oder auditiven Fähigkeiten und Bedürfnissen geeignete Aktivitäten der Freizeitbeschäftigung auszuwählen und auch praktisch durchzuführen, z. B. Handarbeiten, Basteln, Bücher oder Zeitschriften lesen, Sendungen im Radio oder Fernsehen verfolgen, Computer nutzen. Dies gilt auch für Personen, die Angebote auswählen und steuern können, aber aufgrund somatischer Einschränkungen für die praktische Durchführung personelle Unterstützung benötigen.	**Selbstständig:** Die Person kann die beschriebene Aktivität ohne personelle Hilfe durchführen. **Überwiegend selbstständig:** Es ist nur in geringem Maße Hilfe erforderlich, z. B. Zurechtlegen und Richten von Gegenständen, z. B. Utensilien wie Bastelmaterial, Fernbedienung, Kopfhörer o. Ä. oder Erinnerung an gewohnte Aktivitäten, Motivation oder Unterstützung bei der Entscheidungsfindung (Vorschläge unterbreiten). **Überwiegend unselbstständig:** Die Person kann sich an Beschäftigungen beteiligen, aber nur mit (kontinuierlicher) Anleitung, Begleitung oder motorischer Unterstützung. **Unselbstständig:** Die Person kann an der Entscheidung oder Durchführung nicht nennenswert mitwirken. Sie zeigt keine Eigeninitiative, kann Anleitung und Aufforderungen nicht kognitiv umsetzen, beteiligt sich nicht oder nur minimal an angebotenen Beschäftigungen.

Modul 7: Gestaltung des Alltagslebens und sozialer Kontakte	
F 4.6.4 Vornehmen von in die Zukunft gerichteten Planungen Längere Zeitabschnitte überschauend über den Tag hinaus planen. Dies kann beispielsweise anhand der Frage beurteilt werden, ob Vorstellungen oder Wünsche zu anstehenden Festlichkeiten wie Geburtstag oder Jahresfeste bestehen, ob die Zeitabläufe eingeschätzt werden können, z. B. vorgegebene Strukturen wie regelmäßige Termine nachvollzogen werden können oder ob die körperlichen Fähigkeiten vorhanden sind, um eigene Zukunftsplanungen mit anderen Menschen kommunizieren zu können. Es ist auch zu berücksichtigen, wenn stark ausgeprägte psychische Problemlagen (z. B. Ängste) es verhindern, sich mit Fragen des zukünftigen Handelns auseinanderzusetzen.	**Selbstständig:** Die Person kann die beschriebene Aktivität ohne personelle Hilfe durchführen.
	Überwiegend selbstständig: Die Person nimmt sich etwas vor, muss aber erinnert werden, dies auch durchzuführen. Oder sie benötigt infolge körperlicher Beeinträchtigungen regelmäßig Hilfe im Bereich der Kommunikation, um sich mit anderen Menschen verabreden zu können.
	Überwiegend unselbstständig: Die Person plant von sich aus nicht, entscheidet aber mit Unterstützung durch andere Personen. Sie muss an die Umsetzung der eigenen Entscheidungen erinnert werden oder benötigt bei der Umsetzung emotionale oder körperliche Unterstützung. Überwiegend unselbstständig ist daher auch eine Person, die zwar kognitiv in der Lage ist, selbstständig zu planen und zu entscheiden, die aber so stark somatisch beeinträchtigt ist, dass sie für alle Umsetzungsschritte personelle Hilfe benötigt.
	Unselbstständig: Die Person verfügt nicht über Zeitvorstellungen für Planungen über den Tag hinaus, auch bei Vorgabe von Auswahloptionen wird weder Zustimmung noch Ablehnung signalisiert.
F 4.6.5 Interaktion mit Personen im direkten Kontakt Im direkten Kontakt mit Angehörigen, Pflegepersonen, Mitbewohnern oder Besuchern umgehen, Kontakt aufnehmen, Personen ansprechen, auf Ansprache reagieren	**Selbstständig:** Die Person kann die beschriebene Aktivität ohne personelle Hilfe durchführen.
	Überwiegend selbstständig: Umgang mit bekannten Personen erfolgt selbstständig, zur Kontaktaufnahme mit Fremden ist Unterstützung erforderlich, z. B. Anregung, zu einem neuen Mitbewohner Kontakt aufzunehmen oder punktuelle Unterstützung bei der Überwindung von Sprech-, Sprach- und Hörproblemen.
	Überwiegend unselbstständig: Die Person ergreift von sich aus kaum Initiative. Sie muss angesprochen oder motiviert werden, reagiert aber verbal oder deutlich erkennbar durch andere Formen der Kommunikation (Blickkontakt, Mimik, Gestik). Überwiegend unselbstständig ist auch eine Person, die auf weitgehende Unterstützung bei der Überwindung von Sprech-, Sprach oder Hörproblemen angewiesen ist.
	Unselbstständig: Die Person reagiert nicht auf Ansprache. Auch nonverbale Kontaktversuche, z. B. Berührungen, führen zu keiner nennenswerten Reaktion.

Modul 7: Gestaltung des Alltagslebens und sozialer Kontakte	
F 4.6.6 Kontaktpflege zu Personen außerhalb des direkten Umfelds Bestehende Kontakte zu Freunden, Bekannten, Nachbarn aufrechterhalten, beenden oder zeitweise ablehnen Dazu gehört auch die Fähigkeit, mit technischen Kommunikationsmitteln wie Telefon umgehen zu können, z. B. Besuche verabreden oder Telefon- oder Brief- oder Mail-Kontakte.	**Selbstständig:** Die Person kann die beschriebene Aktivität ohne personelle Hilfe durchführen.
	Überwiegend selbstständig: Die Person kann planen, braucht aber Hilfe beim Umsetzen wie z. B. Erinnerungszettel bereitlegen oder Telefonnummern mit Namen oder mit Bild versehen, Erinnern und Nachfragen, ob Kontakt hergestellt wurde, oder Erinnern an Terminabsprachen. Pflegeperson wählt die Telefonnummer, die Person führt dann das Gespräch, oder die Person beauftragt die Pflegeperson, ein Treffen mit Freunden, Bekannten zu verabreden.
	Überwiegend unselbstständig: Die Kontaktgestaltung der Person ist eher reaktiv. Sie sucht von sich aus kaum Kontakt, wirkt aber mit, wenn beispielsweise die Pflegeperson die Initiative ergreift. Überwiegend unselbstständig ist auch, wer aufgrund von somatischen Beeinträchtigungen während der Kontaktaufnahme personelle Unterstützung durch die Bezugsperson benötigt, z. B. bei der Nutzung von Kommunikationshilfen (Telefon halten) oder bei der Überwindung von Sprech-, Sprach- oder Hörproblemen.
	Unselbstständig: Die Person nimmt keinen Kontakt außerhalb des direkten Umfelds auf und reagiert nicht auf Anregungen zur Kontaktaufnahme.

Tab. 3.4-10 ***Beschreibung der Merkmale zum Themenmodul 6: Gestaltung des Alltagslebens und sozialer Kontakte***

3.4.6.4 Bewertung des Themenmoduls 6: Gestaltung des Alltagslebens und sozialer Kontakte

Jedes Kriterium wird je nach Ausmaß der Beeinträchtigung der Selbstständigkeit mit 0, 1, 2 oder 3 Punkten berücksichtigt (0 = selbstständig; 1 = überwiegend selbstständig; 2 = überwiegend unselbstständig; 3 = unselbstständig).

Die Punkte werden zu einem Gesamtwert summiert und je nach Schwere der Beeinträchtigungen einem gewichteten Punktwert zugeordnet, der das Ausmaß der Beeinträchtigung der Selbstständigkeit bei der Gestaltung des Alltagslebens und sozialer Kontakte widerspiegelt.

Das Modul fließt in die **Berechnung des Gesamtwerts mit einer Gewichtung von 15 Prozent** ein.

Dem Summenwert für das Modul 6 wird der gewichtete Punktwert folgendermaßen zugeordnet:

- 0 Punkte: gewichtete Punkte = 0
- 1 bis 3 Punkte: gewichtete Punkte = 3,75
- 4 bis 6 Punkte: gewichtete Punkte = 7,5
- 7 bis 11 Punkte: gewichtete Punkte = 11,25
- 12 bis 18 Punkte: gewichtete Punkte = 15

3.5 Formulargutachten Bereich 5 Ergebnis

Zur Feststellung von Pflegebedürftigkeit wird durch den Gutachter eingeschätzt, ob gesundheitlich bedingte Beeinträchtigungen der Selbstständigkeit oder der Fähigkeiten vorliegen und deshalb Hilfe durch andere notwendig ist. Er überprüft, ob körperliche, kognitive oder psychische Beeinträchtigungen oder gesundheitlich bedingte Belastungen bestehen, die nicht selbstständig kompensiert oder bewältigt werden können.

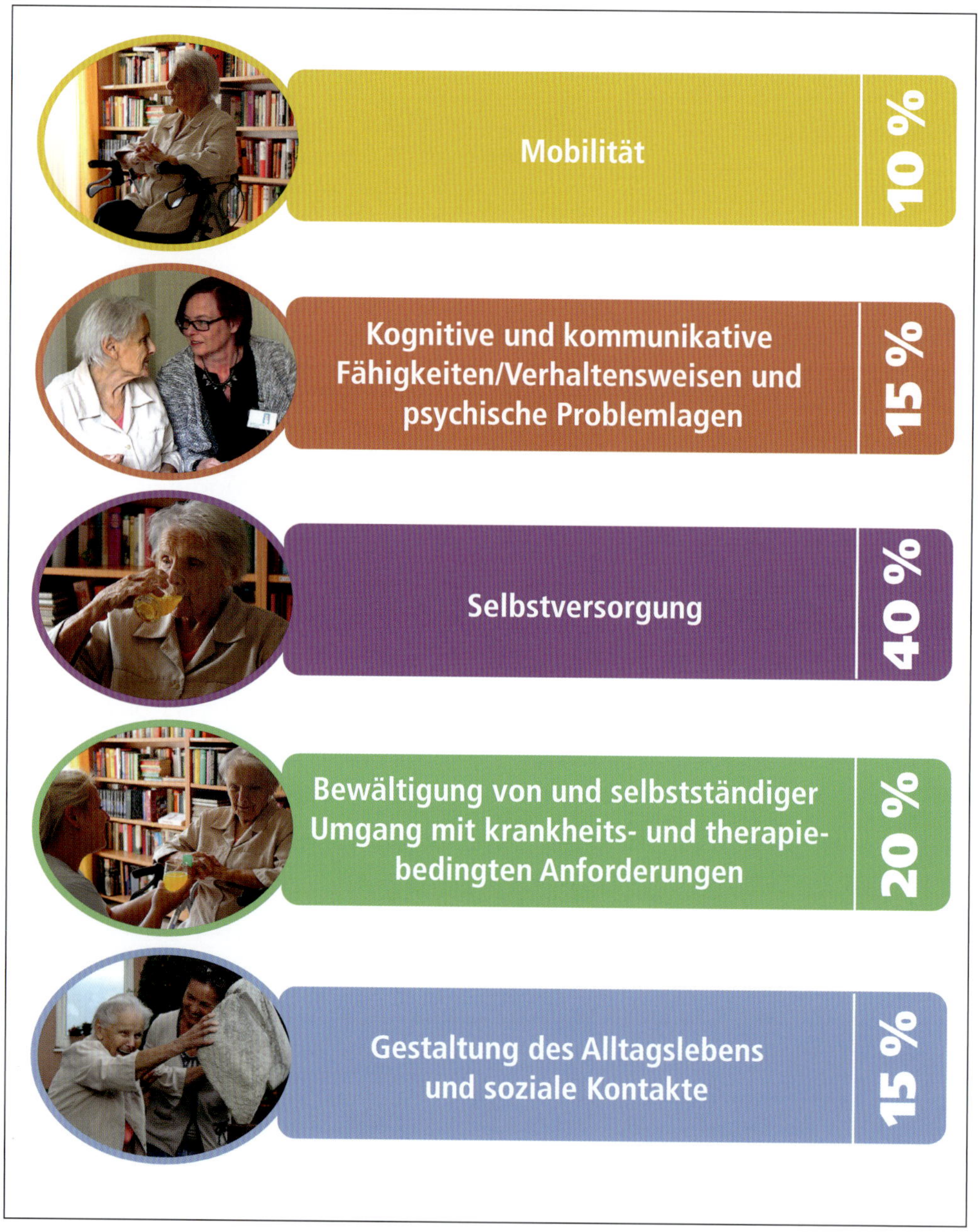

Abb. 3.5-1 Gesamtbewertung der Themenmodule

Die Einschätzung gründet sich auf der **Bewertung der Beeinträchtigungen der Selbstständigkeit und der Fähigkeiten** in den Bereichen Mobilität, kognitive und kommunikative Fähigkeiten, Verhaltensweisen und psychische Problemlagen, Selbstversorgung, Bewältigung von und selbstständiger

Umgang mit krankheits- oder therapiebedingten Anforderungen sowie Gestaltung des Alltagslebens und sozialer Kontakte, dem Vorliegen einer besonderen Bedarfskonstellation und der Bewertung der Dauer des aus Modul 1–6 resultierenden notwendigen personellen Unterstützungsbedarfs über **mindestens sechs Monate.**

Die Einzelergebnisse der gutachterlichen Einschätzung werden gemäß der in § 15 SGB XI festgelegten Berechnungsregeln zusammengeführt. **Dabei wird für jedes Modul sowohl ein Summenwert als auch ein gewichteter Punktwert ermittelt.** Der gewichtete Punktwert ergibt sich gemäß § 15 SGB XI aus der Überführung des Summenwerts pro Modul in eine fünfstufige Skala, die das Ausmaß der Beeinträchtigung in dem jeweiligen Modul widerspiegelt, und der Gewichtung, mit der jedes Modul in die Gesamtbewertung eingeht:

Gemäß § 15 SGB XI gelten die folgenden Berechnungsregeln für die Überführung des Summenwerts pro Modul in die jeweiligen gewichteten Punktwerte pro Modul:

Module		Schweregrad der Beeinträchtigungen der Selbständigkeit oder der Fähigkeiten					
Gewichtung		Keine	Geringe	Erhebliche	Schwere	Schwerste	
10 %	Mobilität	0 – 1	2 – 3	4 – 5	6 – 9	10 – 15	Summe der Punkte im Modul 1
		0	2,5	5	7,5	10	Gewichtete Punkte im Modul 1
15 %	Kognitive und kommunikative Fähigkeiten	0 – 1	2 – 5	6 – 10	11 – 16	17 – 33	Summe der Punkte im Modul 2
	Verhaltensweisen und psychische Problemlagen	0	1 – 2	3 – 4	5 – 6	7 – 65	Summe der Punkte im Modul 3
		0	3,75	7,5	11,25	15	Gewichtete Punkte für das Modul 2 oder 3
40 %	Selbstversorgung	0 – 2	3 – 7	8 – 18	19 – 36	37 – 54	Summe der Punkte im Modul 4
		0	10	20	30	40	Gewichtete Punkte im Modul 4
20 %	Bewältigung von und selbstständiger Umgang mit krankheits- und therapiebedingten Anforderungen	0	1	2 – 3	4 – 5	6 – 15	Summe der Punkte im Modul 5
		0	5	10	15	20	Gewichtete Punkte im Modul 5
15 %	Gestaltung des Alltagslebens und soziale Kontakte	0	1 – 3	4 – 6	7 – 11	12 – 18	Summe der Punkte im Modul 6
		0	3,75	7,5	11,25	15	Gewichtete Punkte im Modul 6

Abb. 3.5-2 Schweregrad der Beeinträchtigung der Selbstständigkeit und der Fähigkeiten

Aus der **Zusammenführung aller gewichteten Punktwerte pro Modul ergibt sich der Gesamtpunktwert**, der das Ausmaß der Pflegebedürftigkeit bestimmt und auf **dessen Grundlage sich der Pflegegrad** ableitet. Eine Besonderheit besteht darin, dass nicht beide Werte der Module 2 und 3, **sondern nur der höchste der beiden gewichteten Punktwerte in die Berechnung** eingeht.

3.5.1 Ergebnis der Begutachtung

	Modulwertungen	Gewichtete Punkte
1	Mobilität	
2	Kognitive und kommunikative Fähigkeiten	
3	Verhaltensweisen und psychische Problemlagen	
4	Selbstversorgung	
5	Bewältigung von und selbstständiger Umgang mit krankheits- und therapiebedingten Anforderungen	
6	Gestaltung des Alltagslebens und soziale Kontakte	
	Summe der gewichteten Punkte	
	Besondere Bedarfskonstellation 4.1.6	

Abb. 3.5-3 Modulwertung

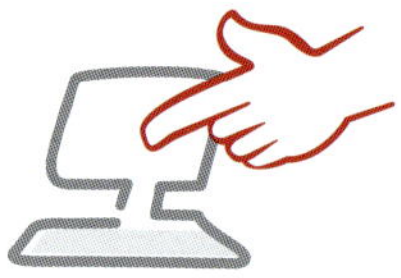

Im Online-Portal verfügbar: Vollständiges Begutachtungsformular

Pflegebedürftigkeit liegt vor, wenn der **Gesamtpunktwert mindestens 12,5 Punkte** beträgt. Der Grad der Pflegebedürftigkeit bestimmt sich folgendermaßen:

Grad der Pflegebedürftigkeit		
Pflegegrad 1	12,5 bis unter 27 Punkte	Geringe Beeinträchtigung der Selbstständigkeit oder der Fähigkeiten
Pflegegrad 2	27 bis unter 47,5 Punkte	Erhebliche Beeinträchtigung der Selbstständigkeit oder der Fähigkeiten
Pflegegrad 3	47,5 bis unter 70 Punkte	Schwere Beeinträchtigung der Selbstständigkeit oder der Fähigkeiten
Pflegegrad 4	70 bis unter 90 Punkte	Schwerste Beeinträchtigung der Selbstständigkeit oder der Fähigkeiten
Pflegegrad 5	90 bis unter 100 Punkte	Schwerste Beeinträchtigung der Selbstständigkeit oder der Fähigkeiten mit besonderen Anforderungen an die pflegerische Versorgung

Abb. 3.5-4 Grad der Pflegebedürftigkeit

Pflegebedürftige mit einer **besonderen Bedarfskonstellation** (Kriterium F 1.6), die einen spezifischen, außergewöhnlich hohen personellen Unterstützungsbedarf mit besonderen Anforderungen an die pflegerische Versorgung aufweisen, werden ebenfalls unabhängig vom Erreichen des Schwellenwerts von 90 Punkten dem Pflegegrad 5 zugeordnet.

3.5.2 Pflegeaufwand der Pflegeperson

Der Gutachter prüft, ob der Pflegeaufwand der einzelnen Pflegeperson nachvollziehbar bei **wenigstens 10 Stunden wöchentlich,** verteilt auf **regelmäßig mindestens 2 Tage pro Woche** liegt. Bezüglich der Verteilung der Pflegeleistungen auf die beteiligten Pflegepersonen werden die Angaben der Pflegepersonen zugrunde gelegt. Es ist im Freitextfeld zu erläutern, wenn diese Angaben nicht nachvollziehbar sind oder keine bzw. keine übereinstimmenden Angaben gemacht werden und deshalb der Pflegeaufwand zu gleichen Teilen aufgeteilt wurde.

Bei Pflegepersonen, die die Mindestanzahl von 10 Stunden, verteilt auf regelmäßig mindestens 2 Tage in der Woche **nicht erreichen**, ist zu prüfen, ob die Stundenangaben zum Pflegeaufwand nachvollziehbar sind. Abweichungen müssen begründet werden.

Pflegeaufwand der Pflegepersonen (Übernahme aus 1.4)

Pflege durch

Name, Vorname

Geburtsdatum | Geschlecht

Adresse

Telefon

Angegebene Pflegetage pro Woche

Angegebene Pflegestunden pro Woche

Liegt der Pflegeaufwand nachvollziehbar bei wenigstens 10 Stunden, verteilt auf regelmäßig mindestens 2 Tage pro Woche ? ■ Ja

■ Nein

Angegebene Anzahl weiterer durch die Pflegeperson gepflegter Pflegebedürftiger

Sind die Angaben zur Verteilung/zum Umfang des Pflegeaufwands nachvollziehbar? ■ Nein ■ Ja

---

Name, Vorname

Geburtsdatum | Geschlecht

Adresse

Telefon

Angegebene Pflegetage pro Woche

Angegebene Pflegestunden pro Woche

Liegt der Pflegeaufwand nachvollziehbar bei wenigstens 10 Stunden, verteilt auf regelmäßig mindestens 2 Tage pro Woche ? ■ Ja

■ Nein

Angegebene Anzahl weiterer durch die Pflegeperson gepflegter Pflegebedürftiger

Sind die Angaben zur Verteilung/zum Umfang des Pflegeaufwands nachvollziehbar? ■ Nein ■ Ja

Weitere Pflegepersonen (je eine Zeile)

Begründung

Abb. 3.5-5 Formulargutachten Bereich 5 (1)

3.5.3 Ist die Pflege in geeigneter Weise sichergestellt?

Stellt der Gutachter in der Häuslichkeit des Versicherten eine gravierende gesundheitliche oder soziale Problematik fest, bei der auch die Realisierung der im Gutachten unter den Punkten 7 „Empfehlungen zur Prävention und Rehabilitation" und 8 „Weitere Empfehlungen und Hinweise für die Pflegekasse" gegebenen Empfehlungen nicht ausreicht, um die häusliche Pflege sicherzustellen, wird dies hier dokumentiert.

Der Gutachter orientiert sich

- an der gesundheitlichen Situation des Versicherten,
- an den Belastungen und der Belastbarkeit der Pflegeperson,
- am sozialen Umfeld der konkreten Pflegesituation und
- an der Wohnsituation des Versicherten einschließlich möglicher Wohnumfeldverbesserungen.

Die Feststellung einer nicht sichergestellten Pflege kann tiefgreifende Folgen in den familiären Strukturen haben. Grundsätzlich hat die häusliche Pflege Vorrang vor stationärer Pflege. Der Vorrang häuslicher Pflege hat dort seine Grenzen, wo, bedingt durch die familiären und sozialen Verhältnisse, eine angemessene Versorgung und Betreuung im häuslichen Bereich nicht sichergestellt ist. Wird festgestellt, **dass die häusliche Pflege nicht in geeigneter Weise sichergestellt werden kann**, ist zu empfehlen, dass – bei Laienpflege – ggf. professionelle häusliche Pflege in Anspruch genommen wird. Hierbei kommen entweder die kombinierte Geld- und Sachleistung oder die alleinige Sachleistung in Betracht. Wenn dies nicht ausreicht, ist eine teilstationäre oder vollstationäre Pflege oder eine andere betreute Wohnform zu erwägen. Dies kann insbesondere erforderlich sein bei

- Fehlen einer Pflegeperson,
- fehlender Pflegebereitschaft möglicher Pflegepersonen,

- drohender oder bereits eingetretener Überforderung von Pflegepersonen,
- drohender oder bereits eingetretener Verwahrlosung der pflegebedürftigen Person,
- Selbst- oder Fremdgefährdungstendenzen der pflegebedürftigen Person,
- räumlichen Gegebenheiten im häuslichen Bereich, die keine häusliche Pflege ermöglichen und durch Maßnahmen zur Verbesserung des individuellen Wohnumfelds (§ 40 Abs. 4 SGB XI) nicht verbessert werden können.

Diese Kriterien sollten erst dann als erfüllt betrachtet werden, wenn die Möglichkeiten zur Sicherstellung der häuslichen Pflege durch Pflegesachleistung, teilstationäre Pflege oder Kurzzeitpflege geprüft worden sind.

Sofern eine akute Gefahrensituation abzuwenden ist, muss der Gutachter selbst unmittelbar Kontakt z. B. mit behandelnden Ärzten, Pflegediensten, Sozialdiensten, Gesundheitsämtern oder den zuständigen Ordnungsbehörden aufnehmen. Die Umsetzung der weitergehenden Empfehlungen des Gutachters liegt in der Verantwortung der Pflegekasse.

Stellt der Gutachter im vollstationären Bereich oder in der ambulanten Pflege durch einen professionellen Pflegedienst eine nicht sichergestellte Pflege oder andere gravierende fachliche Defizite fest, wird der Pflegekasse empfohlen, die Informationen an die für das Land zuständige Stelle für die Qualitätsprüfung nach den §§ 114 ff SGB XI weiterzugeben. Gemeint sind hier ausschließlich gravierende gesundheitliche oder soziale Defizite beim Antragsteller und nicht z. B. Mängel bei der Pflegedokumentation.

Ist die Pflege in geeigneter Weise sichergestellt?

■ Ja ■ Nein

Abb. 3.5-6 Formulargutachten Bereich 5 (2)

3.5.4 Liegen Hinweise auf folgende Ursachen der Pflegebedürftigkeit vor?

Liegen Hinweise dafür vor, dass die Pflegebedürftigkeit durch Unfallfolgen, Berufserkrankungen, Arbeitsunfälle oder Versorgungsleiden, z. B. Kriegs-, Wehrdienst- oder Impfschaden, hervorgerufen wurde oder wesentlich mit bedingt wird, wird dies in diesem Bereich erfasst.

Liegen Hinweise auf folgende Ursachen der Pflegebedürftigkeit vor?

- Unfall
- Berufskrankheit / Arbeitsunfall
- Versorgungsleiden
- Nein, keine Hinweise

Abb. 3.5-7 Formulargutachten Bereich 5 (3)

3.6 Formulargutachten Bereich F.6 Erhebung weiterer versorgungsrelevanter Informationen

3.6.1 F 6.1 Themenmodul 7: Außerhäusliche Aktivitäten

3.6.1.1 Thematische Darstellung des Themenmoduls 7: Außerhäusliche Aktivitäten

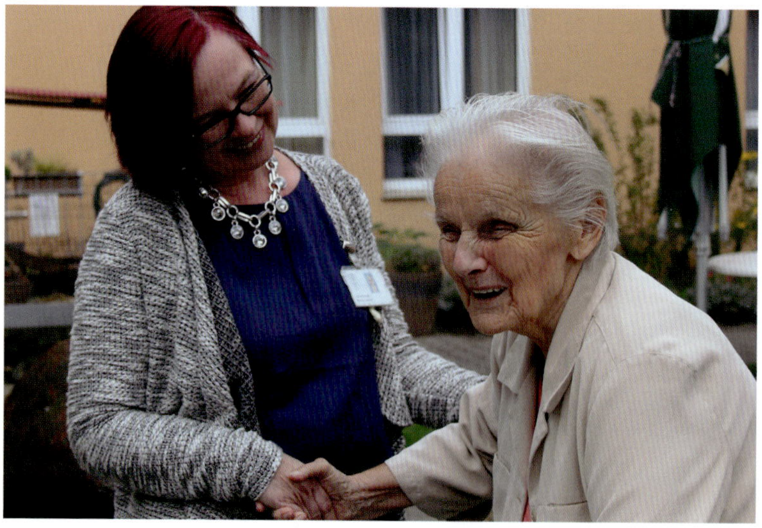

Abb. 3.6-1 Außerhäusliche Aktivitäten

In diesem Themenmodul werden sowohl die Fähigkeit, sich im außerhäuslichen Bereich fortzubewegen, als auch die Fähigkeit zur Teilnahme an außerhäuslichen Aktivitäten erfasst. Die Aktivitäten werden auch hinsichtlich ihrer Erwünschtheit oder Erforderlichkeit eingeschätzt.

Der erste Bereich, die Fortbewegung im außerhäuslichen Bereich, beinhaltet die Items:

1. Verlassen der Wohnung
2. Fortbewegen außerhalb der Wohnung oder Einrichtung (zu Fuß oder mit dem Rollstuhl)
3. Nutzung öffentlicher Verkehrsmittel im Nahverkehr
4. Mitfahren in einem Pkw/Taxi
   Der **zweite, zentrale Bereich,** die außerhäuslichen Aktivitäten im engeren Sinne, besteht aus insgesamt drei Items:
5. Teilnahme an kulturellen, religiösen oder sportlichen Veranstaltungen
6. Besuch von Schule, Kindergarten, Arbeitsplatz, Werkstatt für behinderte Menschen, Tagespflegeeinrichtung
7. Teilnahme an sonstigen Aktivitäten mit anderen Menschen

Die Items 5 bis 7 werden anhand folgender Ausprägungen eingeschätzt:

- Teilnahme selbstständig möglich
- Nicht selbstständig, zur Teilnahme ist unterstützende Begleitung erforderlich
- Teilnahme ist auch mit unterstützender Begleitung nicht möglich

Kulturelle, religiöse oder sportliche Veranstaltungen beispielsweise finden zumeist in Menschengruppen statt. Daher erfordert der Besuch eines Theaters, von sportlichen Wettkämpfen, Konzerten oder Gottesdiensten die Fähigkeit, sich unter mehreren Menschen aufhalten, ggf. über einen längeren Zeitraum sitzen und sich dem Veranstaltungsrahmen entsprechend verhalten zu können. Die Einschätzung berücksichtigt dabei, ob die Person generell an solchen Veranstaltungen teilnehmen möchte, sich aber die Aktivität aufgrund ihres körperlichen Zustandes (z. B. Inkontinenz oder Körperbildstörung durch Behinderung) nicht zutraut

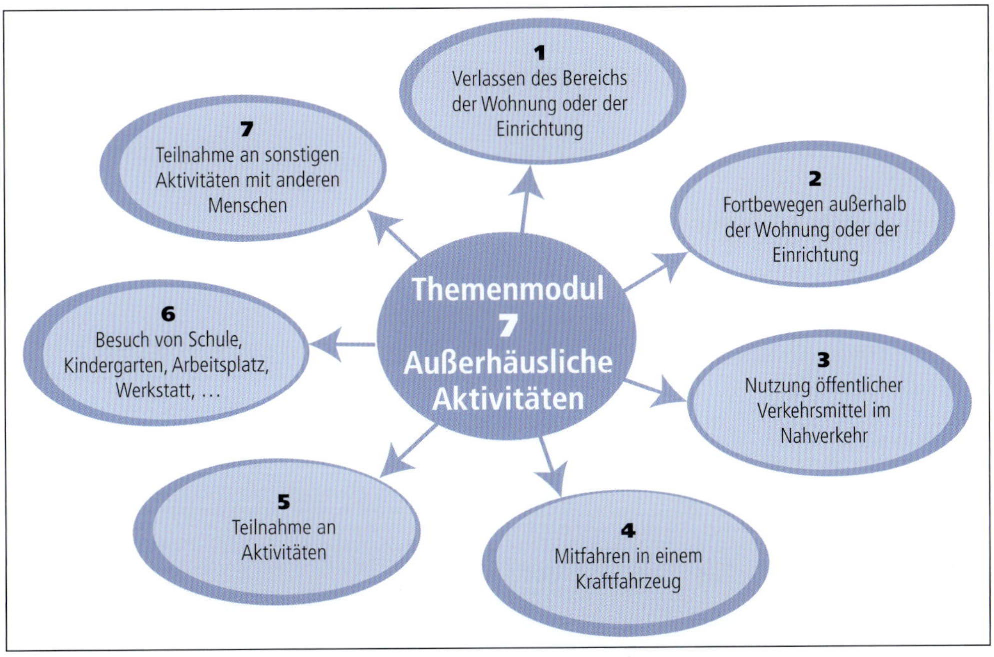

Abb. 3.6-2 Themenmodul 7: Außerhäusliche Aktivitäten

Die Einschätzungsergebnisse liefern grobe Informationen über die außerhäuslichen Aktivitäten und vorhandenen Möglichkeiten der betroffenen Person. Für die Planung von Hilfen empfiehlt es sich, ergänzend abzuklären, wie motiviert die Person ist, ihre Situation zu verändern, wie viel Vertrauen sie in ihre eigenen Fähigkeiten setzt und welche Hilfsmittel sie (sinnvoll) einsetzt/nutzt. Die Pflegefachkraft sollte darüber hinaus abklären, ob die Person weiß, welche Möglichkeiten sich in ihrer Situation anbieten. Die Maßnahmen sollten edukativen und motivierenden Charakter haben, weil der langfristige Verzicht gewohnter außerhäuslicher Aktivitäten Auswirkungen auf den Umgang mit der Krankheits-/Pflegebedürftigkeitssituation und ihrer Bewältigung haben kann.

3.6.1.2 Formulargutachten aus der Begutachtungsrichtlinie zur Feststellung der Pflegebedürftigkeit zum Themenmodul 7: Außerhäusliche Aktivitäten

Zu bewerten ist, ob die Person die jeweilige Aktivität praktisch durchführen kann. Es ist unerheblich, ob die Beeinträchtigungen der Selbstständigkeit aufgrund von Schädigungen somatischer oder mentaler Funktionen bestehen oder ob Teilaspekte bereits in anderen Modulen bewertet wurden.

6.1 Themenmodul 7: Außerhäusliche Aktivitäten

Fortbewegung im außerhäuslichen Bereich

6.1.1 Verlassen des Bereichs der Wohnung oder der Einrichtung

- Selbstständig (ohne Begleitung)
- Überwiegend selbstständig (mit Unterstützung, aber auch mit Eigenaktivität der Person)
- Überwiegend / völlig unselbstständig (Hilfe durch eine Person reicht jedoch aus)
- Überwiegend / völlig unselbstständig (Hilfe durch zwei Personen erforderlich)

6.1.2 Fortbewegung außerhalb der Wohnung oder der Einrichtung (zu Fuß oder mit dem Rollstuhl)

- Selbstständig (ohne Begleitung)
- Nur auf gewohnten Wegen selbstständig
- Auf allen Wegen nur mit personeller Hilfe möglich
- Auch mit personeller Hilfe nicht möglich

6.1.3 Nutzung öffentlicher Verkehrsmittel im Nahverkehr

- Selbstständig (ohne Begleitung)
- Nur auf gewohnten Strecken selbstständig
- Auf allen Strecken nur mit personeller Hilfe möglich
- Auch mit personeller Hilfe nicht möglich

6.1.4 Mitfahren in einem Kraftfahrzeug

- Selbstständig
- Benötigt nur Hilfe beim Ein-/Aussteigen (Hilfsperson während der Fahrt nicht erforderlich)
- Benötigt Hilfe (auch) während der Fahrt mit dem Pkw/Taxi (zusätzlich zum Fahrer)
- Nicht möglich, Liegendtransport oder Transport im Rollstuhl (Spezialfahrzeuge) notwendig

6.1.5 Teilnahme an kulturellen, religiösen oder sportlichen Veranstaltungen

- Teilnahme selbstständig möglich
- Nicht selbstständig, Teilnahme nur mit unterstützender Begleitung möglich
- Teilnahme ist auch mit unterstützender Begleitung nicht möglich

Erläuterungen

Besuch von Arbeitsplatz, einer Werkstatt für behinderte Menschen, einer Einrichtung der Tages- oder Nachtpflege oder eines Tagesbetreuungsangebotes

6.1.6
- Arbeitsplatz
- Werkstatt für behinderte Menschen
- Tages- oder Nachtpflegeeinrichtung
- Niedrigschwellige Angebote
- Keine

Diese Auswahloptionen kommen nur bei bestimmten Personen in Betracht. Bei Mehrfachauswahl ist jede Auswahl einzeln zu bewerten.

- Teilnahme selbstständig möglich
- Nicht selbstständig, Teilnahme ist nur mit unterstützender Begleitung möglich
- Teilnahme ist auch mit unterstützender Begleitung nicht möglich

Erläuterungen

Abb. 3.6-3 Formulargutachten zur Feststellung der Pflegebedürftigkeit – Themenmodul 7

Im Online-Portal verfügbar: Vollständiges Begutachtungsformular

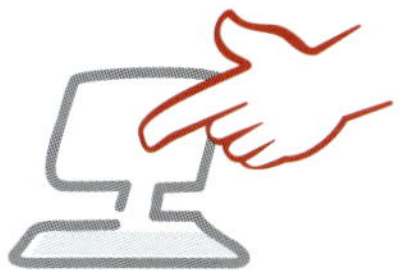

3.6.1.3 Erläuterungen zum Formulargutachten zum Themenmodul 6: Gestaltung des Alltagslebens und sozialer Kontakte

Dieser Bereich geht **nicht in die Ermittlung eines Pflegegrades** ein. Die Einschätzung der Selbstständigkeit bei außerhäuslichen Aktivitäten kann aber für die individuelle Versorgungsplanung oder Beratung wichtig sein. Fortbewegen im außerhäuslichen Bereich: Hier sind sowohl die motorischen Fähigkeiten als auch die örtliche Orientierungsfähigkeit sowie Sicherheitsaspekte zu berücksichtigen.

Modul 7: Außerhäusliche Aktivitäten	
Erläuterung zum Formulargutachten Bereich 6 – Modul 7	
F **6.1.1 Verlassen des Bereichs der Wohnung oder der Einrichtung** Fähigkeit, den konkreten individuellen Wohnbereich verlassen zu können, also von den Wohnräumen bis vor das Haus gelangen zu können	**Selbstständig** (ohne Begleitung)
	Überwiegend selbstständig – punktuelle personelle Hilfe erforderlich, z. B. beim Überwinden von Treppenstufen, Bereitstellen eines Rollstuhls, Öffnen der Türe, Bedienen eines Fahrstuhls oder Treppenlifts erforderlich (mit Unterstützung, aber auch mit Eigenaktivität der Person)
	Überwiegend/völlig unselbstständig, Hilfe durch eine Person reicht jedoch aus
	Überwiegend/völlig unselbstständig, Hilfe durch zwei Personen erforderlich
F 6.1.2 Fortbewegen außerhalb der Wohnung oder Einrichtung. **Fähigkeit, sich in einem Bewegungsradius von ca. 500 m sicher und zielgerichtet zu bewegen** Gemeint ist der Umkreis, der von den meisten Menschen üblicherweise zu Fuß bewältigt wird, z. B. für kurze Spaziergänge an der frischen Luft oder um Nachbarn oder naheliegende Geschäfte aufzusuchen. Die Person kann dabei ein Hilfsmittel, z. B. Rollator, Rollstuhl oder sonstigen Gegenstand, z. B. Stock, benutzen.	**Selbstständig** (ohne Begleitung)
	Nur auf gewohnten Wegen selbstständig
	Auf allen Wegen nur mit personeller Hilfe möglich
	Auch mit personeller Hilfe nicht möglich
F 6.1.3 Nutzung öffentlicher Verkehrsmittel im Nahverkehr Fähigkeit, in einen Bus oder eine Straßenbahn einzusteigen und an der richtigen Haltestelle wieder auszusteigen	Selbstständig (ohne Begleitung)
	Nur auf gewohnten Strecken selbstständig
	Auf allen Strecken nur mit personeller Hilfe möglich
	Auch mit personeller Hilfe nicht möglich
F 6.1.4 Mitfahren in einem Kraftfahrzeug Fähigkeit, in einen Pkw ein- und auszusteigen und Selbstständigkeit während der Fahrt.	Selbstständig
	Benötigt nur Hilfe beim Ein- und Aussteigen (Hilfsperson zusätzlich zum Fahrer während der Fahrt ist nicht erforderlich)

Modul 7: Außerhäusliche Aktivitäten	
Die Beaufsichtigungsnotwendigkeit während der Fahrt aus Sicherheitsgründen ist zu berücksichtigen. Schließt die Benutzung eines Taxis ein, allerdings soll die Frage, ob jemand telefonisch ein Taxi ordern kann oder nicht, bei der Bewertung unberücksichtigt bleiben.	Benötigt Hilfsperson (auch) während der Fahrt mit dem Pkw, Taxi (zusätzlich zum Fahrer)
	Fahren in einem Pkw, Taxi ist nicht möglich, Liegendtransport oder Transport im Rollstuhl (Spezialfahrzeuge) sind notwendig
F 6.1.5 Teilnahme an kulturellen, religiösen oder sportlichen Veranstaltungen Hier geht es um die Teilnahme an Veranstaltungen, bei denen in der Regel eine größere Anzahl von Personen versammelt ist. Dazu gehören beispielsweise Veranstaltungen wie Theater, Konzert, Gottesdienst oder Sportveranstaltungen. Zur Teilnahme gehört die Fähigkeit, sich über die Dauer der Veranstaltung selbstständig in einer größeren Ansammlung von Menschen aufhalten zu können.	**Teilnahme selbstständig möglich:** Die Person kann ohne Begleitung an außerhäuslichen Aktivitäten teilnehmen.
	Nicht selbstständig: Teilnahme ist nur mit unterstützender Begleitung möglich. Die Person benötigt zur Teilnahme eine Begleitperson während der Aktivität.
	Teilnahme ist auch mit unterstützender Begleitung nicht möglich.
F 6.1.6 Besuch von Arbeitsplatz, einer Werkstatt für behinderte Menschen oder einer Einrichtung der Tages- und Nachtpflege oder eines Tagesbetreuungsangebots Hierbei geht es um Lebensbereiche, die der Bildung, Arbeit und Beschäftigung dienen. Bei einigen dieser Aktivitäten übernehmen in der Regel andere Betreuungspersonen (in der Regel geschultes Personal) in den entsprechenden Einrichtungen beaufsichtigende und ggf. steuernde Funktionen. Solche Aktivitäten kommen nur bei bestimmten Personen vor. Wenn der Gutachter den Besuch in Betracht zieht,	**Teilnahme selbstständig möglich:** Die Person kann ohne Begleitung an außerhäuslichen Aktivitäten teilnehmen.
	Nicht selbstständig: Teilnahme ist nur mit unterstützender Begleitung möglich. Die Person benötigt zur Teilnahme eine Begleitperson während der Aktivität.
	Teilnahme ist auch mit unterstützender Begleitung nicht möglich.

Modul 7: Außerhäusliche Aktivitäten	
dann sollte er dies ankreuzen und die Teilnahmefähigkeit bewerten, auch wenn der Antragsteller dies zurzeit nicht wünscht. **Bei Mehrfachauswahl ist eine Bewertung zu jeder Aktivität vorzunehmen.**	
F 6.1.7 Teilnahme an sonstigen Aktivitäten mit anderen Menschen Damit sind soziale Aktivitäten außerhalb des engeren Familienkreises in kleineren Gruppen mit bekannten Personen gemeint. Hierunter fallen Besuche bei Freunden, Bekannten oder Verwandten sowie die Teilnahme an Sitzungen in Vereinen oder Selbsthilfegruppen.	**Teilnahme selbstständig möglich:** Die Person kann ohne Begleitung an außerhäuslichen Aktivitäten teilnehmen.
	Nicht selbstständig: Teilnahme ist nur mit unterstützender Begleitung möglich. Die Person benötigt zur Teilnahme eine Begleitperson während der Aktivität.
	Teilnahme ist auch mit unterstützender Begleitung nicht möglich.

Tab. 3.6-1 Beschreibung der Merkmale zum Themenmodul 7: Außerhäusliche Aktivitäten

3.6.2 F 6.2 Themenmodul 8: Haushaltsführung

3.6.2.1 Thematische Darstellung des Themenmoduls 8: Haushaltsführung

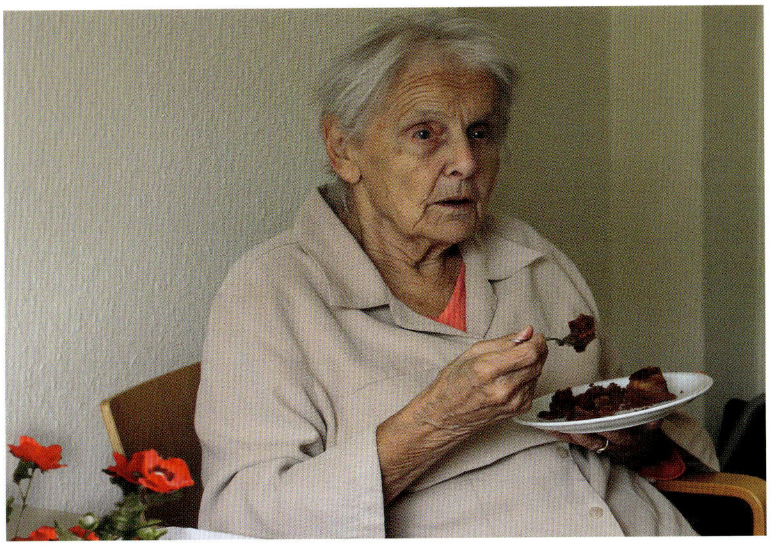

Abb. 3.6-4 Haushaltsführung

Tätigkeiten im Zusammenhang mit der Haushaltsführung können von Personen mit zunehmendem Alter oder mit bestehender Pflegebedürftigkeit bzw. Behinderung häufig nicht mehr allein durchgeführt werden, weil ihnen z. B. die Kraft für Reinigungsarbeiten fehlt oder sie nicht mehr so mobil sind, dass sie allein einkaufen gehen können. **Erneut wird hier der Grad der Selbstständigkeit eingeschätzt**. Die Ergebnisse der Einschätzung verweisen auf Hilfebedürftigkeit, nicht zwangsläufig auf eine bestehende Pflegebedürftigkeit.

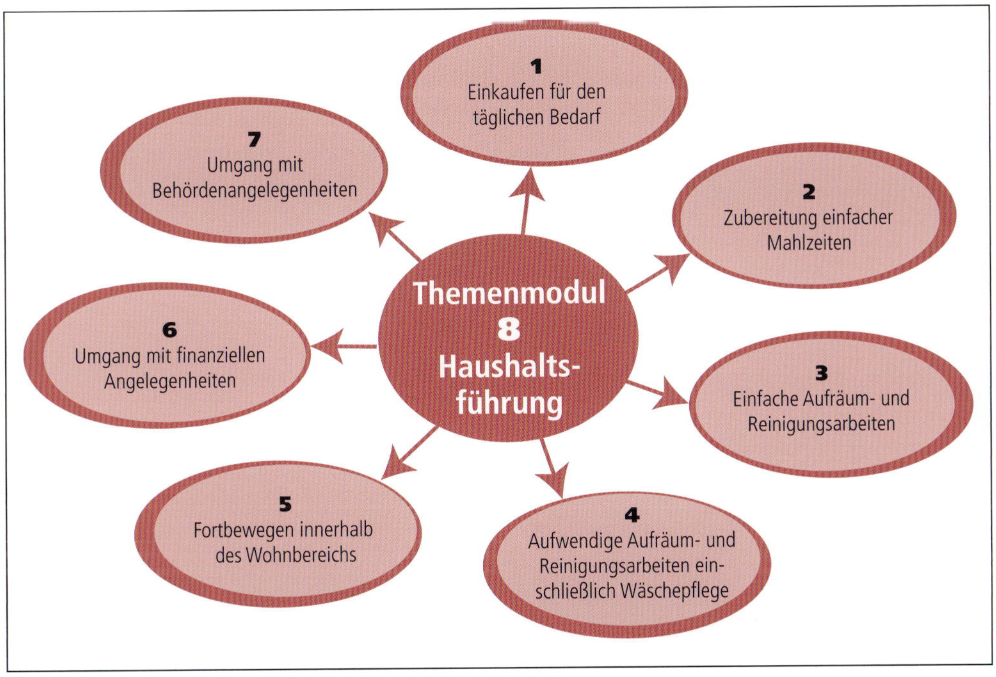

Abb. 3.6-5 Themenmodul 8: Haushaltsführung

3.6.2.2 Formulargutachten aus der Begutachtungsrichtlinie zur Feststellung der Pflegebedürftigkeit zum Themenmodul 8: Haushaltsführung

Zu bewerten ist, ob die untersuchte Person die **jeweilige Aktivität praktisch durchführen** kann. Es ist unerheblich, ob die Beeinträchtigungen der Selbstständigkeit aufgrund von Schädigungen somatischer oder mentaler Funktionen bestehen.

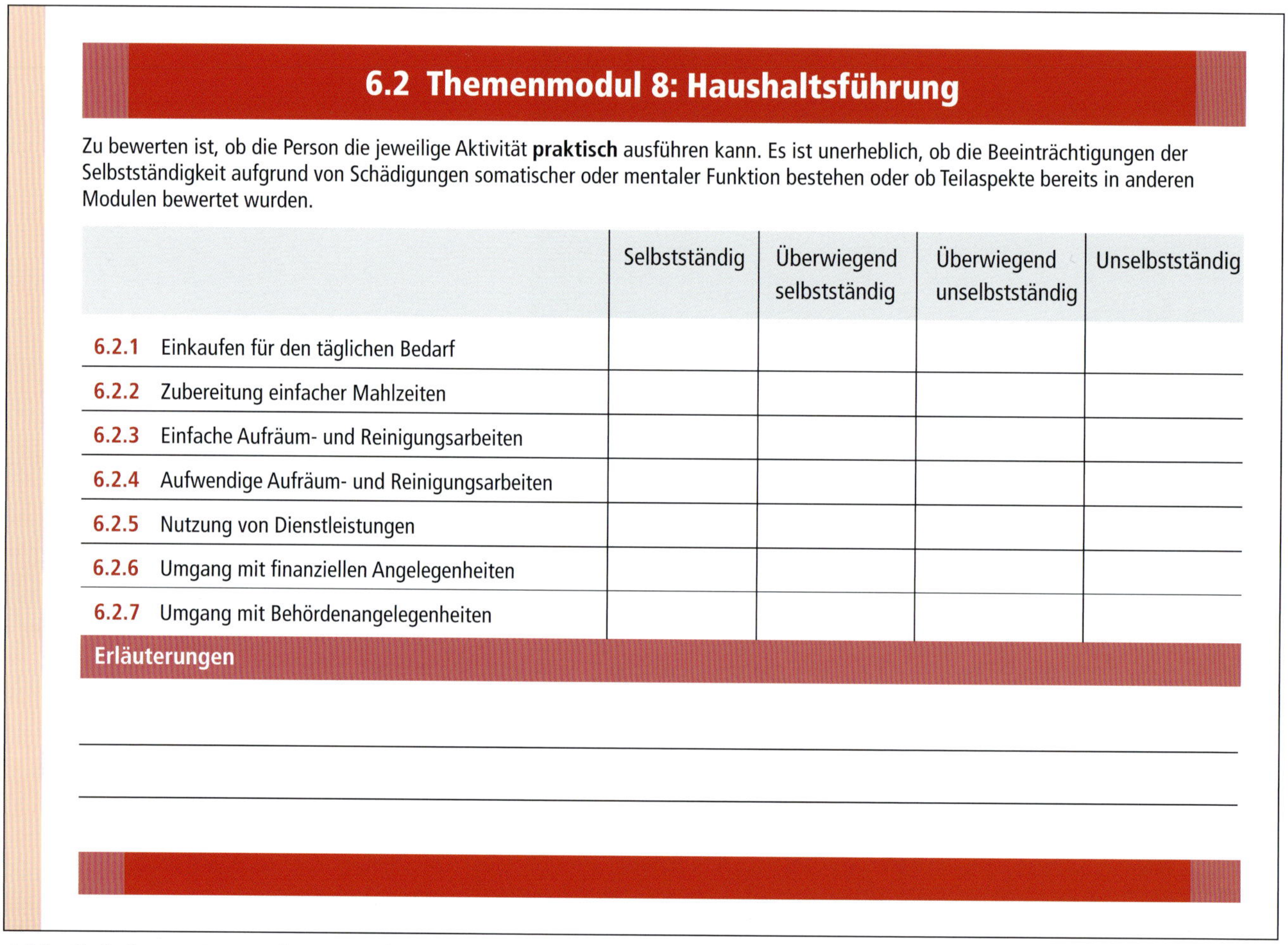

6.2 Themenmodul 8: Haushaltsführung

Zu bewerten ist, ob die Person die jeweilige Aktivität **praktisch** ausführen kann. Es ist unerheblich, ob die Beeinträchtigungen der Selbstständigkeit aufgrund von Schädigungen somatischer oder mentaler Funktion bestehen oder ob Teilaspekte bereits in anderen Modulen bewertet wurden.

	Selbstständig	Überwiegend selbstständig	Überwiegend unselbstständig	Unselbstständig
6.2.1 Einkaufen für den täglichen Bedarf				
6.2.2 Zubereitung einfacher Mahlzeiten				
6.2.3 Einfache Aufräum- und Reinigungsarbeiten				
6.2.4 Aufwendige Aufräum- und Reinigungsarbeiten				
6.2.5 Nutzung von Dienstleistungen				
6.2.6 Umgang mit finanziellen Angelegenheiten				
6.2.7 Umgang mit Behördenangelegenheiten				

Erläuterungen

Abb. 3.6-6 Formulargutachten zur Feststellung der Pflegebedürftigkeit – Themenmodul 8

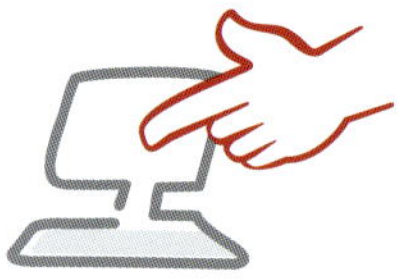

Im Online-Portal verfügbar: Vollständiges Begutachtungsformular

3.6.2.3 Erläuterungen zum Formulargutachten zum Themenmodul 8: Haushaltsführung

Modul 8: Haushaltsführung	
Erläuterung zum Formulargutachten Bereich 6 – Modul 8	
F 6.2.1 Einkaufen für den täglichen Bedarf Einkäufe für den täglichen Bedarf tätigen, z. B. Lebensmittel, Hygieneartikel, Zeitung	**Selbstständig:** Die Person kann die beschriebene Aktivität ohne personelle Hilfe durchführen.
	Überwiegend selbstständig: Die Person kann Einkäufe noch überwiegend selbstständig durchführen, wenn z. B. ein Einkaufszettel erstellt oder bei der Erstellung geholfen wird. Überwiegend selbstständig ist auch eine Person, die lediglich Hilfe beim Tragen schwerer Einkäufe in die Wohnung benötigt.
	Überwiegend unselbstständig: Es ist beispielsweise Begleitung und Beratung bei Einkäufen erforderlich oder **größere** Einkäufe müssen übernommen werden. Einzelne Produkte wie Brötchen, Zeitung können noch selbst besorgt werden. Oder die Person kann zwar selber nichts aus den Regalen nehmen, gibt aber Anweisungen, was eingekauft werden soll.
	Unselbstständig: Die Person kann sich an der Aktivität nicht oder nur minimal beteiligen.
F 6.2.2 Zubereitung einfacher Mahlzeiten Vorbereitete Speisen erwärmen, je nach individuellen Gegebenheiten auf dem Herd, im Backofen oder in der Mikrowelle, oder einfache Mahlzeiten zubereiten. Dies umfasst die Zubereitung eines Heißgetränks oder kleiner Speisen wie z. B. eines Spiegeleis. Ebenso sind das Entnehmen der Speisen aus dem Aufbewahrungsort und -behältnis sowie das Belegen von Brotscheiben oder Brötchen, Öffnen von Konserven zu berücksichtigen.	**Selbstständig:** Die Person kann die beschriebene Aktivität ohne personelle Hilfe durchführen.
	Überwiegend selbstständig: Die Person kann die Aktivität noch überwiegend selbstständig durchführen, benötigt lediglich punktuelle Hilfen, Anleitung oder zeitliche Orientierungshilfen oder es muss aus Sicherheitsgründen beobachtet werden, ob z. B. der Herd wieder ausgeschaltet oder korrekt mit der Kaffeemaschine umgegangen wird.
	Überwiegend unselbstständig: Personelle Hilfe ist z. B. erforderlich bei der Zubereitung aller heißen Speisen und Getränke, die Person kann aber noch ein Brot belegen.
	Unselbstständig: Die Person kann sich an der Aktivität nicht oder nur minimal beteiligen.

Modul 8: Haushaltsführung	
F 6.2.3 Einfache Aufräum- und Reinigungsarbeiten Einfache und körperlich leichte Haushaltstätigkeiten ausführen. Darunter fallen z. B. Tisch decken, abräumen, spülen, Spülmaschine nutzen, Wäsche falten, Staub wischen.	**Selbstständig:** Die Person kann die beschriebene Aktivität ohne personelle Hilfe durchführen. **Überwiegend selbstständig:** Die Person muss z. B. erinnert werden bzw. es muss kontrolliert werden, ob die genannten Tätigkeiten auch wirklich durchgeführt wurden, und ggf. muss eine Aufforderung zur Vervollständigung gegeben werden oder es muss nur bei wenigen Aktivitäten geholfen werden. **Überwiegend unselbstständig:** Die Person kann sich beteiligen. Einzelne Tätigkeiten wie beispielsweise Tisch decken oder das Ausräumen der Spülmaschine können ggf. unter ständiger Anleitung noch durchgeführt werden. **Unselbstständig:** Die Person kann sich an der Aktivität nicht oder nur minimal beteiligen.
F 6.2.4 Aufwendige Aufräum- und Reinigungsarbeiten einschließlich Wäschepflege Aufwendige und körperlich schwere Haushaltstätigkeiten ausführen. Darunter fallen z. B. Böden wischen, Staubsaugen, Fenster putzen, Wäsche waschen, Bett beziehen.	**Selbstständig:** Die Person kann die beschriebene Aktivität ohne personelle Hilfe durchführen. **Überwiegend selbstständig:** Die Person muss z. B. erinnert werden bzw. es muss kontrolliert werden, ob die genannten Tätigkeiten auch wirklich durchgeführt wurden, und ggf. muss eine Aufforderung zur Vervollständigung oder Teilhilfe gegeben werden. **Überwiegend unselbstständig:** Die Person kann nur bei einzelnen Tätigkeiten mithelfen oder benötigt ggf. ständige Anleitung. **Unselbstständig:** Die Person kann sich an der Aktivität nicht oder nur minimal beteiligen.
F 6.2.5 Nutzung von Dienstleistungen Pflegerische oder haushaltsnahe Dienstleistungen organisieren und steuern. Darunter fallen z. B. Pflegedienst, Haushaltshilfen, Essen auf Rädern, Wäscherei, Handwerker, Friseur oder Fußpflege.	**Selbstständig:** Die Person kann die beschriebene Aktivität ohne personelle Hilfe durchführen. **Überwiegend selbstständig:** Die Person kann die Aktivität noch überwiegend selbstständig durchführen, sie muss aber gelegentlich erinnert werden bzw. es muss kontrolliert werden, ob z. B. geplante Telefonate auch durchgeführt wurden. **Überwiegend unselbstständig:** Die Person kann sich beispielsweise an Entscheidungen beteiligen, die Umsetzung aber nicht mehr selbst organisieren. **Unselbstständig:** Die Person kann sich an der Aktivität nicht oder nur minimal beteiligen.

Modul 8: Haushaltsführung	
F 6.2.6 Umgang mit finanziellen Angelegenheiten Alltägliche finanzielle Angelegenheiten erledigen. Darunter fallen z. B. Führen eines Girokontos, Überweisungen vornehmen oder entscheiden, ob genügend Bargeld im Hause ist, eine Rechnung bezahlt werden muss und ggf. die dazu notwendigen Schritte einleiten oder durchführen.	**Selbstständig:** Die Person kann die beschriebene Aktivität ohne personelle Hilfe durchführen.
	Überwiegend selbstständig: Die Person ist in der Lage, über finanzielle Angelegenheiten zu entscheiden, muss aber andere mit der Ausführung beauftragen, oder sie benötigt punktuelle Hilfe beim Ausfüllen von Formularen oder vermehrt Erklärungen, entscheidet danach aber selbst.
	Überwiegend unselbstständig: Die Person entscheidet nur auf Nachfrage, muss weitgehend angeleitet werden, oder sie entscheidet zwar selbst, benötigt aber aus somatischen Gründen bei jeglicher Umsetzung personelle Hilfe.
	Unselbstständig: Die Person kann sich an der Aktivität nicht oder nur minimal beteiligen.
F 6.2.7 Umgang mit Behördenangelegenheiten Umgang mit staatlichen und kommunalen Behörden sowie Sozialversicherungsträgern. Darunter fallen z. B. die Entscheidung, ob ein Antrag gestellt oder ein Behördenbrief beantwortet werden muss, und ggf. die Einleitung notwendiger Schritte.	**Selbstständig:** Die Person kann die beschriebene Aktivität ohne personelle Hilfe durchführen.
	Überwiegend selbstständig: Die Person ist in der Lage, über Behördenangelegenheiten zu entscheiden, benötigt aber Hilfe z. B. beim Ausfüllen von Dokumenten oder sie benötigt Erinnerung oder Erklärungen, entscheidet danach aber selbst.
	Überwiegend unselbstständig: Die Person entscheidet nur auf Nachfrage oder muss weitgehend angeleitet werden oder sie entscheidet zwar selbst, benötigt aber aus somatischen Gründen bei jeglicher Umsetzung personelle Hilfe.
	Unselbstständig: Die Person kann sich an der Aktivität nicht oder nur minimal beteiligen.

Tab. 3.6.2 Beschreibung der Merkmale zum Themenmodul 8: Haushaltsführung

3.7 Formulargutachten Bereich 7 – Empfehlungen zur Förderung der Selbstständigkeit, Prävention und Rehabilitation

Pflegebedürftigkeit ist nicht immer ein unveränderbarer Zustand, sondern ein Prozess, der durch **Maßnahmen der Pflege, der Krankenbehandlung, Einzelleistungen mit präventiver und rehabilitativer Zielsetzung oder durch Leistungen zur medizinischen Rehabilitation beeinflussbar** ist. An dieser Stelle des Begutachtungsverfahrens wird unter Würdigung der Ergebnisse der Begutachtung von Pflegebedürftigkeit für den häuslichen und stationären Bereich Stellung genommen, ob über die derzeitige Versorgungssituation hinaus

- Leistungen zur medizinischen Rehabilitation,
- Hilfsmittel /Pflegehilfsmittel,
- Heilmittel und andere therapeutischen Maßnahmen,
- wohnumfeldverbessernde Maßnahmen,
- edukative Maßnahmen/Beratung/Anleitung,
- präventive Maßnahmen,
- Beratung zu Leistungen zur verhaltensbezogenen Primärprävention nach § 20 Abs. 5 SGB V

erforderlich und erfolgversprechend sind.

Darüber hinaus werden hier **Vorschläge zur Verbesserung/Veränderung der Pflegesituation dokumentiert** und ggf. eine Pflegeberatung angeregt.

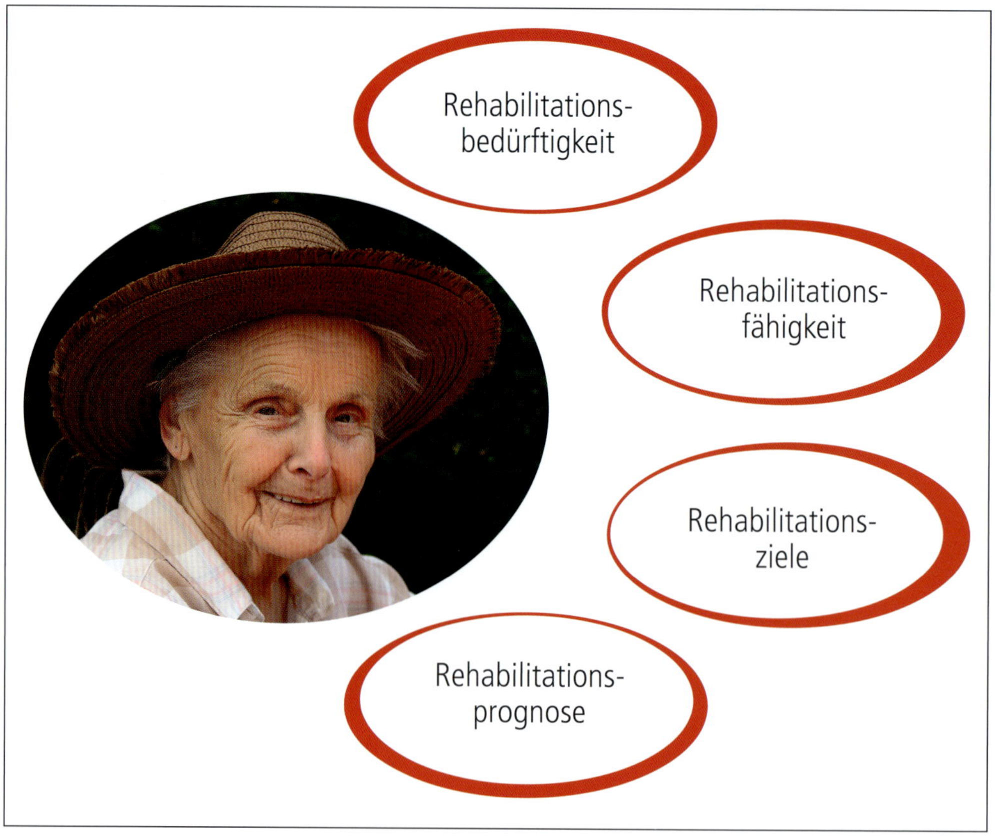

Abb. 3.7-1 Rehabilitation

Rehabilitationsbedürftigkeit

Rehabilitationsbedürftigkeit besteht, wenn aufgrund einer körperlichen, geistigen oder seelischen Schädigung

- voraussichtlich nicht nur vorübergehende alltagsrelevante Beeinträchtigungen der Aktivitäten vorliegen, durch die in absehbarer Zeit Beeinträchtigungen der Teilhabe drohen

oder

- Beeinträchtigungen der Teilhabe bereits bestehen und

über die kurative Versorgung hinaus der mehrdimensionale und interdisziplinäre Ansatz der medizinischen Rehabilitation erforderlich ist.

Bei der Beurteilung sind die umwelt- und personenbezogenen Kontextfaktoren zu berücksichtigen.

Bei der Prüfung der Rehabilitationsbedürftigkeit sind insbesondere folgende Ausprägungen alltagsrelevanter Beeinträchtigungen zu berücksichtigen:

- die Selbstversorgung, z. B. Ernährung, Körperpflege, Ausscheidung, deren Beeinträchtigung zu personellem Unterstützungsbedarf (Pflegebedürftigkeit) führen kann
- die Mobilität, deren Beeinträchtigung ein Leben der Person außerhalb ihrer/seiner Wohnung verhindern und so zu deren sozialer Isolation führen kann
- die Kommunikation, z. B. Sprachverständnis, Sprachvermögen, Hören, Sehen, mit der Folge der Beeinträchtigung der örtlichen Orientierung
- manuelle Aktivitäten, deren Einschränkung z. B. zu Beeinträchtigungen der Beschäftigung oder Haushaltsführung führen kann
- die Strukturierung des Tagesablaufs, die zu vielfältiger Beeinträchtigung der Teilhabe führen kann

Rehabilitationsbedürftigkeit ist nicht gegeben, wenn kurative oder pflegerische bzw. andere Maßnahmen zur Sicherstellung bzw. Gewährleistung der Selbstständigkeit ausreichend und erfolgversprechend sind.

Rehabilitationsfähigkeit

Rehabilitationsfähig ist ein Versicherter, wenn er aufgrund seiner somatischen und psychischen Verfassung die für die Durchführung und Mitwirkung bei der Rehabilitationsleistung notwendige Belastbarkeit besitzt.

Bei Antragstellern der Pflegeversicherung handelt es sich überwiegend um ältere und multimorbide Personen. Für diesen Personenkreis kann entweder eine indikationsspezifische oder eine geriatrische Rehabilitation in Betracht kommen. Häufig werden bei diesen Versicherten die Voraussetzungen für eine geriatrische Rehabilitation gegeben sein. Daher sind bei der Prüfung der Rehabilitationsfähigkeit insbesondere die nachstehenden niedrigschwelligeren Kriterien für die geriatrische Rehabilitation zu berücksichtigen.

Rehabilitationsfähigkeit für eine geriatrische Rehabilitation ist dann gegeben, wenn alle nachfolgend genannten Kriterien erfüllt sind:

- Die vitalen Parameter (Herzfrequenz, Blutdruck, Körpertemperatur, Atemfrequenz) sind stabil.
- Die bestehenden Begleiterkrankungen, Schädigungen der Körperfunktionen und -strukturen und typischen Komplikationen können vom ärztlichen, pflegerischen und therapeutischen Personal der geriatrischen Einrichtung behandelt werden.
- Die Stabilität des Kreislaufs und die allgemeine psychische und physische Belastbarkeit der pflegebedürftigen Person erlauben, dass sie mehrmals täglich aktiv an rehabilitativen Maßnahmen teilnehmen kann.

Ausschlusskriterien für eine (geriatrische) Rehabilitation können sein:

- Fehlende Zustimmung des Versicherten zur Rehabilitation
- Fehlende oder nicht ausreichende körperliche Belastbarkeit, die die aktive Teilnahme verhindert. Für die mobile geriatrische Rehabilitation sind das mindestens zwei nichtärztliche therapeutische Leistungen am Tag von 45 Minuten. Für die geriatrische Rehabilitation sind das drei bis vier nichtärztliche therapeutische Leistungen am Tag
- Begleiterkrankungen bzw. Komplikationen, die eine aktive Teilnahme an der Rehabilitation verhindern, z. B.:
  - Schwere Orientierungsstörungen, z. B. mit Wanderungstendenz
  - Ausgeprägte psychische Störungen, wie schwere Depression mit Antriebsstörung oder akute Wahnsymptomatik
  - Massiv eingeschränkte kognitive Fähigkeiten, z. B. bei hochgradiger Demenz
  - Ausgeprägte Wundheilungsstörungen, Lage und Größe eines Dekubitus
  - Darminkontinenz, wenn diese Ausdruck einer weit fortgeschrittenen geistigen und körperlichen Erkrankung ist

Rehabilitationsziele

Die Rehabilitationsziele bestehen darin, möglichst frühzeitig voraussichtlich nicht nur vorübergehende alltagsrelevante Beeinträchtigungen der Aktivitäten zu beseitigen, zu vermindern oder eine Verschlimmerung zu verhüten oder drohende Beeinträchtigungen der Teilhabe abzuwenden bzw. eine bereits eingetretene Beeinträchtigung der Teilhabe zu beseitigen, zu vermindern oder deren Verschlimmerung zu verhüten. Zu den Beeinträchtigungen der Teilhabe gehört auch der Zustand der Pflegebedürftigkeit.

Realistische, für den Versicherten alltagsrelevante Rehabilitationsziele leiten sich aus den Beeinträchtigungen der Aktivitäten oder der Teilhabe ab. Bei der **Formulierung der Rehabilitationsziele ist der Antragsteller zu beteiligen und sind dessen Wünsche zu berücksichtigen.**

Ziele der Rehabilitation können sein:

- Vollständige Wiederherstellung des ursprünglichen Niveaus der Aktivitäten/Teilhabe
- Größtmögliche Wiederherstellung des Ausgangsniveaus der Aktivitäten/Teilhabe
- Ersatzstrategien bzw. Nutzung verbliebener Funktionen und Aktivitäten
- Anpassung der Umweltbedingungen an die bestehenden Beeinträchtigungen der Aktivitäten oder der Teilhabe des Antragstellers

Konkrete alltagsrelevante Rehabilitationsziele können z. B. sein:

- Erlernen eines selbstständigen Bett-Rollstuhl-Transfers
- Verbesserung der Rollstuhlfähigkeit, z. B. durch Ausdauersteigerung der Sitzfähigkeit
- Erreichen des Toilettengangs/persönliche Hygiene
- Selbstständige Nahrungsaufnahme
- Selbstständiges An- und Auskleiden
- Erreichen der Stehfähigkeit
- Verbesserung der Gehfähigkeit innerhalb und außerhalb der Wohnung
- Gehfähigkeit über mehrere Treppenstufen
- Tagesstrukturierung

Im Rahmen der Begutachtung kommt diesen konkreten und ggf. nur kleinschrittigen Zielen eine besondere Bedeutung im Hinblick darauf zu, die festgestellten Beeinträchtigungen der Selbstständigkeit und der Fähigkeiten zu beeinflussen und damit eine drohende Pflegebedürftigkeit zu vermeiden, eine bestehende Pflegebedürftigkeit zu beseitigen oder zu mindern oder eine Verschlimmerung zu verhüten. Dabei kann es sowohl um die Reduktion des Unterstützungsbedarfs innerhalb des festgestellten Pflegegrades als auch um eine Verringerung des personellen Unterstützungsbedarfs von einem höheren zu einem niedrigeren Pflegegrad gehen.

Rehabilitationsprognose

Die Rehabilitationsprognose ist eine medizinisch begründete Wahrscheinlichkeitsaussage für den Erfolg der Leistung zur medizinischen Rehabilitation

- auf der Basis der Erkrankung oder Behinderung, des bisherigen Verlaufs, des Kompensationspotenzials oder der Rückbildungsfähigkeit unter Beachtung und Förderung individueller positiver Kontextfaktoren, insbesondere der Motivation des Versicherten
- über die Erreichbarkeit des/der festgelegten Rehabilitationsziele/s durch eine geeignete Leistung zur medizinischen Rehabilitation
- in einem notwendigen Zeitraum

Eine positive Rehabilitationsprognose ist anzunehmen, wenn mindestens eines der nachfolgend genannten Kriterien zutrifft:

- Beseitigung/alltagsrelevante Verminderung der Beeinträchtigung(en) der Aktivitäten durch Verbesserung der Selbsthilfefähigkeit sind erreichbar
- Kompensationsmöglichkeiten zur Alltagsbewältigung sind mit nachhaltigem Erfolg anzuwenden (trainierbar)
- Adaptionsmöglichkeiten, welche die Beeinträchtigungen der Teilhabe vermindern, können erfolgreich eingeleitet werden

Eine Sonderform der ambulanten Rehabilitation stellt die mobile Rehabilitation dar, bei der die rehabilitative Leistungserbringung im gewohnten Lebensumfeld des Versicherten, somit auch im Pflegeheim, erfolgt. Gerade Menschen mit kognitiven Beeinträchtigungen, bei denen **realistische, alltagsrelevante Rehabilitationsziele** definiert werden können, aber Rehabilitationsfähigkeit und eine positive Rehabilitationsprognose nur im gewohnten Lebensumfeld bestehen, können von dieser Form der Rehabilitation profitieren. Diese Personen könnten andere rehabilitative Angebote nicht wahrnehmen. Das gilt auch für Menschen mit erheblichen Schädigungen der Sprech- und Sprach- bzw. Seh- und Hörfunktion. Hier ist für den Erfolg einer Rehabilitation wichtig, dass das vertraute und angepasste Wohnumfeld zur Unterstützung und Förderung genutzt wird oder die Anwesenheit und der aktive Einbezug der Angehörigen/Bezugspersonen in den Rehabilitationsprozess gegeben sind.

Für Personen, die einen Antrag auf Pflegeeinstufung oder Höherstufung gestellt haben, ist zu einem hohen Anteil davon auszugehen, dass **nicht nur vorübergehende alltagsrelevante Beeinträchtigungen der Aktivitäten** vorliegen. Vielmehr ist anzunehmen, dass dieser Personenkreis häufig längerfristige Beeinträchtigungen aufweist.

Indikationsstellung zur medizinischen Rehabilitation

Die Indikation für eine Leistung zur medizinischen Rehabilitation im Sinne des SGB IX liegt vor, wenn

- Rehabilitationsbedürftigkeit,
- Rehabilitationsfähigkeit,
- realistische, für den Versicherten alltagsrelevante Rehabilitationsziele und
- eine positive Rehabilitationsprognose

bestehen.

Nur bei **Vorliegen aller vier Kriterien ist die Indikation** zu einer Leistung der medizinischen Rehabilitation gegeben.

7.1	Möglichkeiten zur Verbesserung (ggf. Erhalt) der festgestellten Selbstständigkeit und der Fähigkeit in den Bereichen
7.1.1	Mobilität, Selbstversorgung und Haushaltsführung durch …
	■ Einleitung/Optimierung therapeutischer Maßnahmen
	■ Optimierung der räumlichen Umgebung
	■ Hilfsmitteleinsatz bzw. dessen Optimierung
	■ Präventive Maßnahmen
	■ Sonstige Maßnahmen
	■ Keine
7.1.2	Kognitive und kommunikative Fähigkeiten, Verhaltensweisen und psychische Problemlagen und Gestaltung des Alltagslebens und soziale Kontakte durch …
	■ Einleitung/Optimierung therapeutischer Maßnahmen
	■ Optimierung der räumlichen Umgebung
	■ Hilfsmitteleinsatz bzw. dessen Optimierung
	■ Präventive Maßnahmen
	■ Sonstige Maßnahmen
	■ Keine

7.1.3 Bewältigung von und Umgang mit krankheits- oder therapiebedingten Anforderungen und Belastungen durch …

- Edukative Maßnahmen/Beratung zur Verbesserung des Wissens um die bestehenden Erkrankungen und zum Umgang mit therapiebedingten Anforderungen
- Einsatz, Anleitung bzw. Vermittlung von Kenntnissen und Fertigkeiten im Umgang mit Hilfsmitteln und medizinischen Geräten
- Präventive Maßnahmen
- Sonstige Maßnahmen
- Keine

Abb. 3.7-2 Möglichkeiten zur Verbesserung der Selbstständigkeit und Fähigkeiten (1)

Der Gutachter prüft, ob sich realistische Möglichkeiten zur Verbesserung (ggf. Erhalt) der festgestellten Selbstständigkeit in den Aktivitäten und den Fähigkeiten ergeben. Für die Bewertung sind die Bereiche in drei Gruppen zusammengefasst:

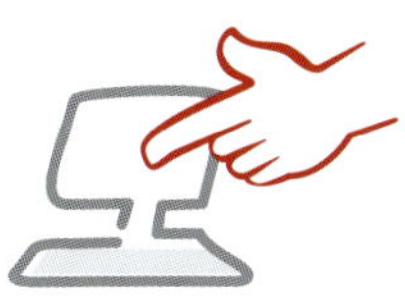

Im Online-Portal verfügbar: Vollständiges Begutachtungsformular

3.7.2.1 F 7.1.1 Mobilität, Selbstversorgung und Haushaltsführung

Der Gutachter nimmt zu den Bereichen Mobilität, Selbstversorgung und Haushaltsführung Stellung:

Bereiche Mobilität, Selbstversorgung und Haushaltsführung	
1. Optimierung therapeutischer Maßnahmen	In Betracht kommen Maßnahmen der **Physikalischen Therapie, der Ergotherapie** und insbesondere in Hinblick auf das selbstständige Essen und Trinken die Stimm-, Sprech- und Sprachtherapie. Aus dem Bereich der **Physikalischen Therapie** kann in erster Linie an Krankengymnastik mit dem Ziel des Erhalts oder der Verbesserung der Mobilität gedacht werden. Dazu gehören z. B. Wiedererlernen des Treppensteigens, Erhalt der Gehfähigkeit, Erhalt der Fähigkeit, einen Transfer selbstständig vorzunehmen. Mit einer Ergotherapie können physiologische Funktionen erhalten und aufgebaut werden, Grob- und Feinmotorik sowie Koordination von Bewegungsabläufen entwickelt und verbessert und die funktionelle Ausdauer gestärkt werden. Weiter dient Ergotherapie auch dazu, Ersatzfunktionen zu erlernen und die eigenständige Lebensführung z. B. unter Einbeziehung technischer Hilfen zu erhalten. Die **Ergotherapie** bedient sich motorisch-funktioneller oder sensomotorisch-perzeptiver Methoden. Motorisch-funktionelle Ansätze können z. B. den Erhalt der Selbstständigkeit beim Waschen und Anziehen fördern. Eine klassische Maßnahme ist Wasch- und Anziehtraining. Sensomotorisch-perzeptive Ansätze dienen z. B. dem Erhalt oder der Wiederherstellung feinmotorischer oder graphomotorischer Funktionen, die z. B. für das Zubereiten von Mahlzeiten oder das Schreiben von Einkaufslisten wichtig sind. Ein wichtiger Bestandteil der Ergotherapie ist Hilfsmitteltraining und -anpassung, z. B. das Erlernen des Umgangs mit Prothesen oder einem Rollstuhl.

Bereiche Mobilität, Selbstversorgung und Haushaltsführung	
	Beeinträchtigungen im Bereich der Mobilität und der Selbstversorgung können durch chronische Schmerzen verursacht sein oder damit einhergehen, z. B. bei entzündlich rheumatischen Erkrankungen. Eine Empfehlung zur Überprüfung der Schmerztherapie kann hier angezeigt sein. Wenn es um den Erhalt oder das Wiedererlernen des selbstständigen Essens und Trinkens geht, können Maßnahmen der Stimm-, Sprech-, Sprachtherapie, vorrangig Schlucktherapie, erforderlich sein.
2. Optimierung der räumlichen Umgebung	Zur Förderung der Selbstständigkeit oder Erleichterung der Pflegesituation sind wohnumfeldverbessernde Maßnahmen in Betracht zu ziehen. Infrage kommen z. B.: **Bad:** Unterfahrbarer Waschtisch, verstellbare Spiegel, behindertengerechte Toilette, behindertengerechter Umbau von Dusche oder Wanne **Türen:** Verbreitern, Schwellen beseitigen, automatische Türöffnung anbringen Treppen: Treppenlifter, fest installierte Rampen **Küche:** Unterfahrbarkeit der Arbeitsplatte, Höhenverstellbarkeit der Schränke
3. Hilfsmitteleinsatz bzw. dessen Optimierung	Zur Förderung der selbstständigen Lebensführung können Geräte und Gegenstände des täglichen Lebens, die unabdingbar mit der täglichen Lebensführung und Alltagsbewältigung zur Befriedigung der Grundbedürfnisse verbunden sind und vom Versicherten infolge Krankheit oder Behinderung nicht mehr zweckentsprechend genutzt werden können, adaptiert oder ersetzt werden. Die infrage kommenden Hilfsmittel sind z. B.: • Hilfen zur Hygiene wie Bade- oder Toilettenhilfen, Inkontinenzprodukte • Hilfen im Alltag wie Anziehhilfen, Greifhilfen, Ess- und Trinkhilfen • Hilfen zur Mobilität wie Gehhilfen und Rollstühle • Hilfen zum Liegen und Positionieren wie Pflegebetten und Zubehör, Lagerungshilfen
4. Präventive Maßnahmen	Als präventive Maßnahmen können z. B. Training zur Sturzprophylaxe, Gleichgewichtstraining, Übungen zur Muskelkräftigung, Beckenbodentraining, Rückenschule oder die Mobilisierung inaktiver Personen empfohlen werden. Eine Beratung zur Mundgesundheit und zur Verhütung von Zahnerkrankungen kann nach § 22a SGB V angeregt werden.
5. Sonstige Maßnahmen	Hierzu zählt z. B. eine Empfehlung zur Teilnahme am Reha-Sport/ Funktionstraining.

Tab. 3.7-1 Bereiche Mobilität, Selbstversorgung und Haushaltsführung

3.7.2.2 F 7.1.2 Kognition und Kommunikation, Verhaltensweisen und psychische Problemlagen und Gestaltung des Alltagslebens und sozialer Kontakte

Der Gutachter nimmt bezogen auf die festgestellten Beeinträchtigungen der kognitiven und kommunikative Fähigkeiten, die Verhaltensweisen und psychischen Problemlagen und die Beeinträchtigungen der Selbstständigkeit bei der Gestaltung des Alltagslebens und sozialer Kontakte Stellung.

Beeinträchtigungen der Selbstständigkeit bei der Gestaltung des Alltagslebens und sozialer Kontakte	
1. Einleitung/Intensivierung therapeutischer Maßnahmen	In Betracht kommen insbesondere **Maßnahmen der Ergotherapie wie Hirnleistungstraining, neuropsychologisch orientierte Behandlung und psychisch-funktionelle Behandlung. Die Stimm-, Sprech- und Sprachtherapie dient dem Erhalt und der Verbesserung kommunikativer Fähigkeiten.** Mit einem Hirnleistungstraining oder einer psychisch funktionellen Behandlung im Rahmen einer Ergotherapie können z. B. kognitive Fähigkeiten erhalten bzw. wieder aufgebaut werden, die zur Alltagsbewältigung erforderlich sind. Trainiert werden beispielsweise die Aufmerksamkeit, die Merkfähigkeit, die auditive und räumliche Wahrnehmung sowie die höheren Denk- und Gedächtnisfunktionen wie die Handlungsplanung, Tagesstrukturierung und das Abstraktionsvermögen. Weiter können Strategien zur Kompensation bestehender Beeinträchtigungen erlernt werden, wie bei Störungen des autobiografischen Gedächtnisses ein Gedächtnistagebuch zu führen oder Handlungsroutinen zu erlernen (Schlüssel immer an dieselbe Stelle legen).
	Die Stimm-, Sprech- und Sprachtherapie bezieht sich auf die Verbesserung und den Erhalt des Sprachverständnisses, der Sprachproduktion, der Artikulation sowie auf das Erlernen von verbalen und nonverbalen Kompensationsstrategien zum Aufrechterhalten der Kommunikation und Interaktion mit dem sozialen Umfeld. Hierzu gehört z. B. auch das Training im Umgang mit Hilfsmitteln zur Kommunikation, wie einem Sprachcomputer oder einem Kommunikationsbuch.
2. Optimierung der räumlichen Umgebung	Zur Förderung der Selbstständigkeit oder Erleichterung der Pflegesituation sind wohnumfeldverbessernde Maßnahmen in Betracht zu ziehen. Infrage kommt zum Beispiel die Schaffung von Orientierungshilfen.
3. Hilfsmitteleinsatz bzw. dessen Optimierung	Hilfsmittel und Pflegehilfsmittel können in vielfältiger Weise die kognitiven und kommunikativen Fähigkeiten unterstützen, so z. B. Adaptionshilfen zum Schreiben und Lesen. Signalanlagen dienen vorrangig Gehörlosen oder schwerhörigen Personen zur Vermittlung von Warnsignalen und erlauben so eine selbstständigere Lebensführung.
4. Präventive Maßnahmen	Hier können z. B. Hinweise zur Beschäftigung und zur Tagesstrukturierung oder Gedächtnistraining nach Anleitung gegeben werden. Des Weiteren kommen Stressbewältigungstraining oder das Erlernen eines Entspannungsverfahrens sowie Kurse zur Depressionsprävention in Betracht.
5. Sonstige Maßnahmen	An dieser Stelle kommen niedrigschwellige Maßnahmen, z. B. die Nutzung von Angeboten zur Unterstützung im Alltag, in Betracht. Zudem können Empfehlungen zur diagnostischen Abklärung und Einbeziehung von Fachärzten/Fachtherapeuten gegeben werden.

Tab. 3.7-2 Beeinträchtigungen der Selbstständigkeit bei der Gestaltung des Alltagslebens und sozialer Kontakte

3.7.2.3 F 7.1.3 Bewältigung von und selbstständiger Umgang mit krankheits- oder therapiebedingten Anforderungen und Belastungen

Der Gutachter nimmt bezogen auf die konkreten krankheits- oder therapiebedingten Anforderungen und Belastungen Stellung.

Krankheits- oder therapiebedingte Anforderungen	
1. Edukative Maßnahmen	Hierzu zählen unter anderem Diabetes-Schulungen, krankheitsbezogene Ernährungsberatung, Beratung für den Umgang mit einem Uro- oder Colostoma, Erlernen von entlastenden Atemtechniken bei COPD.
2. Einsatz, Anleitung bzw. Vermittlung von Kenntnissen und Fertigkeiten im Umgang mit Hilfsmitteln und medizinischen Geräten	Hierzu zählen Anleitungen zur Selbstkatheterisierung, zum Umgang mit Colostoma, zum Umgang mit unterstützenden apparativen Beatmungstechniken (z. B. CPAP). Infrage kommt auch die Empfehlung eines Blutzuckermessgeräts, verbunden mit der Anleitung zur Übernahme der behandlungspflegerischen Maßnahmen Blutzuckermessen und Insulinspritzen.
3. Präventive Maßnahmen	Hierzu zählen z. B. die Anregung der Überprüfung der Medikation bei Multimedi-kation oder Hinweise zur Hygiene bei Verwendung von Medizinprodukten zur Infektionsprophylaxe, aber auch Hinweise auf den verantwortlichen Umgang mit Suchtmitteln, z. B. Nichtrauchertraining oder die Teilnahme an Selbsthilfegruppen. In Betracht kommen auch Hinweise zur Vermeidung von Fehl- und Mangelernährung oder zur Gewichtsreduktion.
4. Sonstige Maßnahmen	Als weitere Maßnahme kommen aus dem Bereich der Heilmittel-Versorgung die Podologische Therapie beim Diabetischen Fußsyndrom oder die Einbeziehung eines Wundtherapeuten in Betracht.

Tab. 3.7-3 Krankheits- oder therapiebedingte Anforderungen

7.2 Empfehlungen zu therapeutischen und/oder weiteren Einzelmaßnahmen

Zum Erhalt oder zur Verbesserung der Selbständigkeit und Teilhabe erscheinen die aktuellen Leistungen der vertragsärztlichen Versorgung oder pflegerischen Maßnahmen und weitere unter 7.1.1 bis 7.1.3 genannten Maßnahmen ausreichend und erfolgversprechend.

- Ja › weiter mit 7.2.1
- Nein › weiter mit 7.3.1

Abb. 3.7-3 Möglichkeiten zur Verbesserung der Selbstständigkeit und Fähigkeiten (2)

3.7.2.4 Leistung zur medizinischen Rehabilitation

Der **Vorrang von Leistungen zur medizinischen Rehabilitation und Teilhabe ist im SGB IX** (Rehabilitation und Teilhabe behinderter Menschen) festgelegt. Im **SGB XI ist geregelt, dass im Fall drohender oder bestehender Pflegebedürftigkeit** regelmäßig die Notwendigkeit präventiver oder rehabilitativer Leistungen, insbesondere die Notwendigkeit von Leistungen zur medizinischen Rehabilitation zu prüfen ist.

Durch das **Pflege-Weiterentwicklungsgesetz** aus dem Jahr 2008 wurde der **Grundsatz „Rehabilitation vor Pflege"** gestärkt. Es ist in jedem Einzelfall im Rahmen der Begutachtung von Pflegebedürftigkeit zu prüfen, ob eine Indikation für diese Leistung besteht, um Pflegebedürftigkeit zu vermeiden, eine bestehende Pflegebedürftigkeit zu beseitigen oder zu mindern oder eine Verschlimmerung zu verhüten (§ 18 Abs. 1 und 6 SGB XI, § 8 Abs. 1 und 6 SGB IX).

Der **MDK hat eine gesonderte Präventions- und Rehabilitationsempfehlung zu erstellen** und an die Pflegekasse zu übersenden Die Pflegekasse informiert unverzüglich den Versicherten und mit dessen Einwilligung den behandelnden Arzt und leitet mit Einwilligung des Versicherten die entsprechende Mitteilung dem zuständigen Reha-Träger zu. **In diesen Fällen ist ein gesonderter Antrag des Versicherten oder eine Verordnung durch den Vertragsarzt mit Muster 61 im Weiteren nicht erforderlich (§ 31 Abs. 3 SGB XI**).

Leistungen zur medizinischen Rehabilitation werden in ambulanter oder stationärer Form als komplexe, **interdisziplinäre Leistung nach § 40 SGB V** erbracht.

Zuständig können entweder die gesetzliche Krankenversicherung, die gesetzliche Rentenversicherung, die gesetzliche Unfallversicherung oderandere Sozialleistungsträger sein. Bei der hier infrage kommenden Personengruppe wird überwiegend die gesetzliche Krankenversicherung zuständig sein. Den Leistungen zur medizinischen Rehabilitation der GKV stehen Einzelleistungen, z. B. Heilmittel, die auch eine rehabilitative Zielsetzung haben können, gegenüber.

Das konzeptionelle und begriffliche Bezugssystem bei der Begutachtung zur Indikation und Allokation einer Leistung zur medizinischen Rehabilitation ist das **bio-psycho-soziale Modell der WHO**, das auch der **Internationalen Klassifikation der Funktionsfähigkeit, Behinderung und Gesundheit (ICF)** zugrunde liegt.

Im Sinne der ICF ist Behinderung vor allem eine Beeinträchtigung der Teilhabe

7.3 Empfehlungen zur medizinischen Rehabilitation

Rehabilitationsbedürftigkeit

Die voraussichtlich nicht nur vorübergehenden Beeinträchtigungen der Aktivitäten und Teilhabe können insbesondere durch eine interdisziplinäre, mehrdimensionale Leistung zur medizinischen Rehabilitation abgewendet, vermindert oder deren Verschlimmerung verhütet werden. Maßnahmen der kurativen Versorgung sind nicht ausreichend oder erfolgversprechend.

7.3.1 Rehabilitationsfähigkeit

Der Antragsteller erscheint zum Zeitpunkt der Begutachtung körperlich und psychisch/kognitiv in der Lage, mindestens an zwei Therapieeinheiten pro Tag teilzunehmen.

- Ja
- Nein:

  Die aktive Teilnahmefähigkeit ist ausgeschlossen durch:

  - Hochgradige körperliche Schwäche, z. B. fortgeschrittene Kachexie bei onkologischer Erkrankung
  - Stark verminderte kardiale oder pulmonale Belastbarkeit, z. B. Luftnot bereits in Ruhe
  - Große Wunden / Dekubitalgeschwüre
  - Schwere Orientierungsstörungen, z. B. mit Wanderungstendenz
  - Ausgeprägte psychische Störungen, beispielsweise akute Wahnsymptomatik
  - Antriebsstörungen, z. B. bei schwerer Depression
  - Nicht beeinflussbare Fremd- oder Selbstgefährdung
  - Fehlende Kooperations- und Einsichtsfähigkeit aufgrund psychischer oder fortgeschrittener demenzieller Störungen
  - Die Therapie beeinträchtigende Abhängigkeitserkrankungen
  - Geplante Operationen oder Krankenhausaufnahme
  - Sonstige Gründe

7.3.2 Rehabilitationsziele

Es bestehen folgende realistisch erreichbare und für den Antragsteller alltagsrelevante Rehabilitationsziele, z. B. Verbesserung oder Erhaltung in Bezug auf Gehfähigkeit, Transfer, Nahrungsaufnahme, Körperpflege, Kommunikation, Krankheitsbewältigung, Erhalt der Mobilität, Erlernen von Ersatzstrategien:

7.3.3 Empfehlung einer Leistung zur medizinischen Rehabilitation

Anhand der dem Gutachten zur Feststellung der Pflegebedürftigkeit gemäß SGB XI zugrunde liegenden Informationen besteht die Indikation für eine Leistung zur medizinischen Rehabilitation.

Zuweisungsempfehlung:

- Geriatrische Rehabilitation
- Indikationsspezifische Rehabilitation:

  Welcher Art?

In welcher Form:

- **Ambulante Durchführung**
  In einer ambulanten Rehabilitationseinrichtung
  Durch mobile Rehabilitation im gewohnten oder ständigen Wohnumfeld, weil

- **Stationäre Durchführung, Begründung**
  - Keine ausreichende Mobilität
  - Keine ausreichende physische und psychische Belastbarkeit für ambulante Rehabilitation
  - Ständige ärztliche und pflegerische Betreuung (auch nachts) erforderlich
  - Häusliche Versorgung nicht sichergestellt
  - Zeitweilige Distanzierung vom häuslichen Umfeld erforderlich
  - Ambulante Rehabilitation zum Erreichen der Rehabilitations-Ziele nicht ausreichend
  - Sonstiges
- **Hinweise auf besondere Anforderungen an die Rehabilitationseinrichtung:**
  Beratung zur Umsetzung der empfohlenen Leistung zur medizinischen Rehabilitation erforderlich

Abb. 3.7-4 Möglichkeiten zur Verbesserung der Selbstständigkeit und Fähigkeiten (3)

3.7.2.5 F 7.2.1 Keine Empfehlung zur Einleitung einer Leistung zur medizinischen Rehabilitation gegeben

Die Einschaltung eines Arztes des Gutachterdienstes zur Beurteilung der Rehabilitationsindikation ist nicht erforderlich, wenn die begutachtende Pflegefachkraft begründen kann, warum sie keine Empfehlung zur Einleitung von Leistungen zur medizinischen Rehabilitation abgibt, z. B.:

- Die aktuellen Leistungen der vertragsärztlichen Versorgung oder pflegerischen Maßnahmen erscheinen ausreichend, um Pflegebedürftigkeit zu vermeiden, zu vermindern oder eine Verschlimmerung zu verhüten.
- Diese Antwortoption kommt in Betracht, wenn unter F 7.1.1 bis F 7.1.3 keine Maßnahmen genannt werden, weil die bereits eingeleitete vertragsärztliche Behandlung und die pflegerische Versorgung ausreichend erscheinen und darüber hinaus keine weiteren Empfehlungen erforderlich sind. Aussagen zur Fortführung bereits eingeleiteter Maßnahmen sind entbehrlich.
- Es wird empfohlen, mit dem behandelnden Arzt abzuklären, ob die unter 7.1.1 bis 7.1.3 genannten weiteren therapeutischen Maßnahmen eingeleitet werden können.
- Es wird empfohlen, die anderen unter 7.1.1 bis 7.1.3 genannten Empfehlungen einzuleiten.
- Es wird die Einleitung/Optimierung aktivierend pflegerischer Maßnahmen empfohlen.
- Es ergeben sich zwar Hinweise für die Empfehlung einer Leistung zur medizinischen Rehabilitation, aktuell liegt jedoch keine ausreichende Rehabilitationsfähigkeit vor.
- Die Wirkung/der Erfolg einer abgeschlossenen oder derzeit stattfindenden Rehabilitationsmaßnahme soll abgewartet werden.

- Es wird keine realistische Möglichkeit gesehen, die Pflegebedürftigkeit zu vermindern oder eine Verschlimmerung zu verhüten.
  - Diese Antwortoption kommt nur dann in Betracht, wenn unter F 7.1.1 bis F 7.1.3 keine Maßnahmen genannt werden, weil sich eine Zunahme der Pflegebedürftigkeit nicht verzögern lässt, z. B. bei einer weit fortgeschrittenen, metastasierenden onkologischen Erkrankung.
- Eine Rehabilitationsmaßnahme wurde bereits bewilligt, der Bewilligungsbescheid liegt vor.

Die Pflegefachkraft kann außerdem eine weitere Abklärung der Rehabilitationsindikation, z. B. durch den behandelnden Vertragsarzt, empfehlen, insbesondere wenn für die Beurteilung notwendige Arzt- oder Krankenhausberichte nicht vorliegen. Die Pflegefachkraft schaltet auch dann einen Arzt des Gutachterdienstes ein, wenn sie Abklärungsbedarf bezüglich der Empfehlung weiterer Maßnahmen hat. Die vorstehenden Feststellungen sind in einer gesonderten Präventions- und Rehabilitationsempfehlung zu dokumentieren und zusammen mit dem Pflegegutachten an die Pflegekasse zu senden.

7.2.1 Anhand der dem Gutachten zur Feststellung der Pflegebedürftigkeit gemäß SGB XI zugrunde liegenden Informationen wird keine Empfehlung zur Einleitung einer Leistung zur medizinischen Rehabilitation gegeben. Es werden folgende Hinweise und Empfehlungen gegeben:

A	Die aktuellen Leistungen der vertragsärztlichen Versorgung oder pflegerischen Maßnahmen erscheinen ausreichend, um Pflegebedürftigkeit zu vermeiden, zu vermindern oder eine Verschlimmerung zu verhüten.
B	Es wird empfohlen, mit dem behandelnden Arzt abzuklären, ob die unter 7.1.1 bis 7.1.3 genannten weiteren therapeutischen Maßnahmen eingeleitet werden können.
C	Es wird empfohlen, die anderen unter 7.1.1. bis 7.1.3 genannten Empfehlungen einzuleiten.
D	Es wird die Einleitung bzw. Optimierung aktivierend pflegerischer Maßnahmen empfohlen.
E	Es ergeben sich zwar Hinweise für die Empfehlung einer Leistung zur medizinischen Rehabilitation, aktuell liegt jedoch keine ausreichende Rehabilitationsfähigkeit vor.
F	Die Wirkung/der Erfolg einer abgeschlossenen oder derzeit stattfindenden Rehabilitationsmaßnahme soll abgewartet werden.
G	Es wird keine realistische Möglichkeit gesehen, die Pflegebedürftigkeit zu vermindern oder eine Verschlimmerung zu verhüten.
H	Eine Rehabilitationsleistung wurde bereits bewilligt (Bewilligungsbescheid liegt vor).
I	Weitere Abklärung empfohlen, weil:
J	Sonstiges

Die Abklärung der Rehabilitationsbedürftigkeit erfolgte unter Einbeziehung von

Abb. 3.7-5 Möglichkeiten zur Verbesserung der Selbstständigkeit und Fähigkeiten (4)

3.8 Formulargutachten Bereich 8 – Weitere Empfehlungen und Hinweise für die Pflegekasse

Die Empfehlungen, die der Gutachter unter den **Punkten F 7.1.1 bis F 7.1.3** aufgeführt hat, werden hier zusammengeführt unter den folgenden Punkten aufgelistet:

- F 8.1 Hilfsmittel und Pflegehilfsmittel
- F 8.2 Heilmittel und sonstige therapeutische Maßnahmen
- F 8.3 Wohnumfeldverbessernde Maßnahmen
- F 8.4 Edukative Maßnahmen, Beratung und Anleitung
- F 8.5 Präventive Maßnahmen

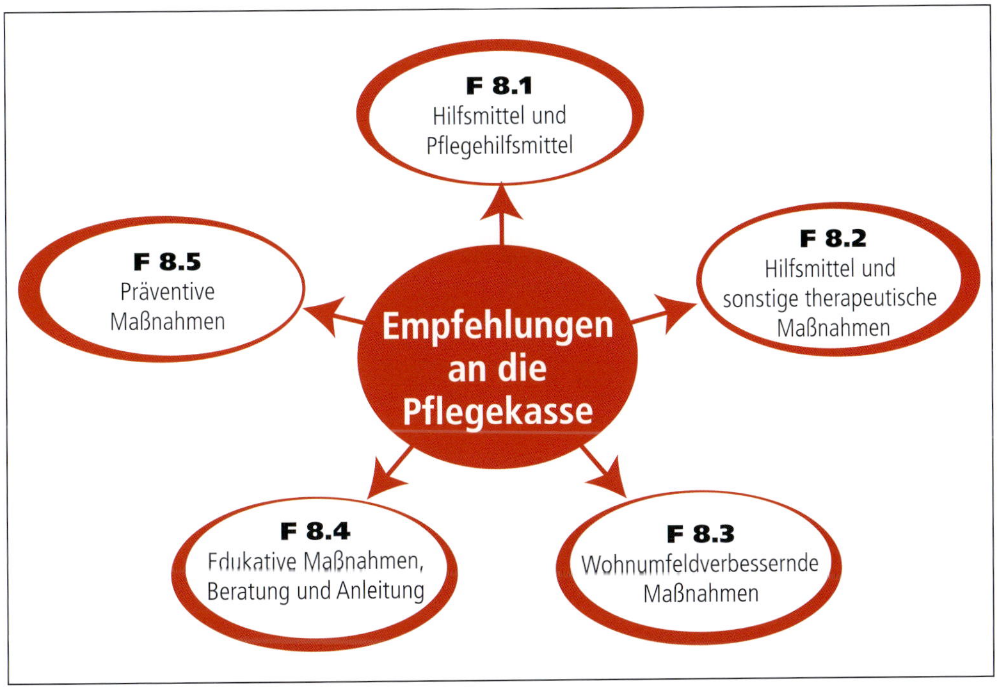

Abb. 3.8-1 Empfehlungen an die Pflegekasse

8.1 Hilfsmittel/Pflegemittel	■ keine

Produktart

Produktnummer

Erläuterung

Zustimmung des Versicherten/Betreuers/Bevollmächtigten zur Beantragung des o. g. Hilfsmittels liegt vor

■ Ja

■ Nein

■ Kann nicht eingeholt werden

Weitere Empfehlungen

8.2 Heilmittel oder andere therapeutische Maßnahmen	■ keine

■ Physikalische Therapie

■ Ergotherapie

■ Stimm-, Sprech- und Sprachtherapie

■ Podologie

■ Andere therapeutische Maßnahmen

8.3 Wohnumfeldverbessernde Maßnahmen	■ keine

8.4 Edukative Maßnahmen/Beratung/Anleitung	■ keine

8.5 Präventive Maßnahmen	■ keine

8.6 Beratung zu Leistungen zur verhaltensbezogenen Primärprävention nach § 20 SGB V	■ keine

8.7 Veränderung der Pflegesituation	■ keine

- Pflegeberatung
- Entlastung der Pflegeperson
- Stimm-, Sprech- und Sprachtherapie
- Podologie
- Andere therapeutische Maßnahmen

Abb. 3.8-2 Weitere Empfehlungen und Hinweise

F 8.6 Beratung zu Leistungen der verhaltensbezogenen Primärprävention nach § 20 Abs. 5 SGB V. Die Empfehlung zur Beratung kann sich gemäß Leitfaden Prävention auf folgende Handlungsfelder beziehen:

- Bewegungsförderung
- Sturzprävention
- Gewichtsreduktion
- Beseitigung von Fehl- und Mangelernährung
- Verbesserung der psychosozialen Gesundheit
- Verantwortungsbewusster Umgang mit Sucht/Genussmitteln

F 8.7 Verbesserung/Veränderung der Pflegesituation

Der Gutachter spricht hier Empfehlungen zur Pflegesituation aus, die über die unter den Punkten F 7 ff. gegebenen Empfehlungen hinaus zu einer (weiteren) Stabilisierung der häuslichen Versorgung beitragen.

Auf der Grundlage der festgestellten Beeinträchtigungen der Selbstständigkeit und der Fähigkeiten des Versicherten in den acht Bereichen des Begutachtungsinstruments und der vorgefundenen Pflege- und Versorgungssituation (z. B. Belastung der Pflegeperson, soziales Umfeld) empfiehlt der Gutachter konkrete Maßnahmen oder eine Pflegeberatung nach § 7a SGB XI.

Dabei hängt die Bereitschaft, konkrete Empfehlungen zu Hilfe- bzw. Unterstützungsleistungen anzunehmen, davon ab, ob sich der Versicherte und seine Pflegeperson(en) bereits mit einer Veränderung der Situation auseinandergesetzt haben.

Wenn sich der Versicherte und seine Pflegeperson(en) noch nicht mit einer Veränderung der Pflegesituation auseinandergesetzt haben, sind konkrete Empfehlungen allein häufig nicht zielführend. Es sollte ein Beratungsprozess durch die Empfehlung einer Pflegeberatung nach § 7a SGB XI ausgelöst werden.

Die Pflegeberatung nach § 7a SGB XI soll die Versorgungssituation des Pflegebedürftigen verbessern, seine Angehörigen entlasten und damit auch die häusliche Pflege stärken. Durch eine individuelle und gezielte Beratung soll eine Stabilisierung der häuslichen Pflege erreicht werden mit dem Ziel, die Versorgung in der Häuslichkeit aufrechtzuerhalten. Daher haben Versicherte, die Leistungen nach dem SGB XI beziehen oder beantragt haben, einen Anspruch auf eine umfassende Pflegeberatung im Sinne eines individuellen Fallmanagements, das von der Feststellung und systematischen Erfassung des Hilfebedarfs über die Erstellung eines individuellen Versorgungsplans mit allen erforderlichen Leistungen bis hin zur Überwachung der Durchführung des Versorgungsplans reicht.

Um Pflegepersonen wirkungsvoll zu entlasten, müssen sie über das bereits bestehende System von Unterstützungsangeboten und auch über neue Gestaltungsformen familiärer Pflege informiert werden. Durch eine qualifizierte Information und Beratung können pflegende Angehörige gemeinsam mit dem Pflegebedürftigen eine individuelle geeignete Pflege zusammenstellen, wodurch das häusliche Pflegesetting stabilisiert wird. Hierzu zählen u. a. Pflegekurse für ehrenamtliche Pflegepersonen, ambulante Pflegeleistungen, Tages- und Nachtpflege, Kurzzeitpflege.

Bei drohender oder bereits eingetretener Überforderung der Pflegeperson kann der Gutachter diese informieren, dass auch Leistungen zur Vorsorge- oder Rehabilitation (ggf. unter Mitaufnahme des Pflegebedürftigen) möglich sein können. In diesen Fällen empfiehlt der Gutachter der Pflegeperson, Kontakt zu ihrem behandelnden Arzt aufzunehmen.

Wurde unter F 5.3 festgestellt, dass die **Pflege nicht sichergestellt ist oder auf Dauer nicht sichergestellt werden kann,** werden konkrete Empfehlungen zur Veränderung der Pflegesituation hier dokumentiert.

F 8.8 Beratungen zur Umsetzung der empfohlenen Leistung zur medizinischen Rehabilitation

Wenn eine Empfehlung zu einer Leistung zur medizinischen Rehabilitation ausgesprochen wurde, der Antragsteller aber noch Beratungsbedarf hat, wird der Pflegekasse hier der Hinweis gegeben, dass eine Beratung zur Umsetzung der empfohlenen Leistung erforderlich ist.

F 8.9 Der Antragsteller widerspricht der Übersendung des Gutachtens

In der Regel wird durch die Pflegekasse dem Antragsteller mit dem Bescheid auch das Gutachten zur Verfügung gestellt. Wenn der Antragsteller oder sein Betreuer jedoch der Übersendung des Gutachtens widerspricht, wird die Pflegekasse hier darüber informiert.

F 8.10 Sonstiges

Hier können ggf. weitere Hinweise an die Pflegekasse aufgenommen werden, die in der Systematik des Formulargutachtens an anderer Stelle nicht möglich sind.

3.9 F 9 Formulargutachten Bereich 9 – Prognose/ Wiederholungsbegutachtung

Der Gutachter schätzt und dokumentiert hier die weitere voraussichtliche Entwicklung der gesundheitlich bedingten Beeinträchtigungen der Selbstständigkeit. Wenn durch zumutbare kurative, pflegerische oder rehabilitative Maßnahmen sowie durch den Einsatz von Hilfsmitteln/Pflegehilfsmitteln oder durch eine Verbesserung des Wohnumfelds die Selbstständigkeit und Fähigkeiten relevant verändert werden können, ist dies mit anzugeben und ein angemessener Termin für eine Wiederholungsbegutachtung vorzuschlagen.

Der im Einzelfall anzugebende Termin der Wiederholungsbegutachtung muss in Bezug zur angegebenen Prognose stehen. Zur Rechtfertigung einer Wiederholungsuntersuchung ist wegen des damit verbundenen Eingriffs in die Privatsphäre des Versicherten erforderlich, dass zumindest die Möglichkeit besteht, dass die Voraussetzungen für eine vollständige oder teilweise Aufhebung der Leistungsbewilligung eintreten.

Ist eine Verbesserung nicht bzw. prognostisch eher eine Verschlechterung zu erwarten, ist die Angabe eines Termins für eine Wiederholungsbegutachtung nicht erforderlich. Es kann auf einen Höherstufungsantrag hingewiesen werden, insbesondere bei einer Zunahme der Beeinträchtigungen der Selbstständigkeit und der Fähigkeiten durch einen progredienten Krankheitsverlauf.

9 Prognose/Wiederholungsbegutachtung

Prognose

Termin für Wiederholungsbegutachtung

Beteiligte Gutachter

Abb. 3.9-1 Prognose/Wiederholungsbegutachtung

Leistungen und Hilfsmittelversorgung

4

Bei den Leistungen der Pflegeversicherung wird unterschieden zwischen **Dienst-, Sach- und Geldleistungen** für den Bedarf an körperbezogenen Pflegemaßnahmen, pflegerischen Betreuungsmaßnahmen und Hilfen zur Haushaltsführung sowie Kostenerstattung, soweit es im SGB XI vorgesehen ist (§ 4 SGB XI). Hinzu kommen bei teilstationärer Pflege, Kurzzeitpflege und vollstationärer Pflege die Leistungen der medizinischen Behandlungspflege.

Im Rahmen der gesetzlich vorgegebenen Höchstgrenzen erhalten die pflegebedürftigen Versicherten und deren Pflegepersonen (bei Pflegegrad 2 bis 5) folgende Leistungen (§ 28 SGB XI)
1. § 36 SGB XI Pflegesachleistung
2. § 37 SGB XI Pflegegeld für selbst beschaffte Pflegehilfen
3. § 38 SGB XI Kombination von Geld- und Sachleistung
4. § 39 SGB XI Häusliche Pflege bei Verhinderung der Pflegeperson
5. § 40 SGB XI Pflegehilfsmittel und wohnumfeldverbessernde Maßnahmen
6. § 41 SGB XI Tages- und Nachtpflege
7. § 42 SGB XI Kurzzeitpflege
8. § 43 SGB XI Vollstationäre Pflege
9. § 43a SGB XI Pflege in vollstationären Einrichtungen der Hilfe für behinderte Menschen
9a. § 43b SGB XI Zusätzliche Betreuung und Aktivierung in stationären Pflegeeinrichtungen
10. § 44 SGB XI Leistungen zur sozialen Sicherung der Pflegepersonen
11. § 44a SGB XI Zusätzliche Leistungen bei Pflegezeit
12. § 45 SGB XI Pflegekurse für Angehörige und ehrenamtliche Pflegepersonen
12a § 45a SGB XI Umwandlungsanspruch
13. § 45b SGB XI Entlastungsbetrag
14. § 17 Abs. 2 bis 4 SGB IX § 35a SGB XI Leistungen des persönlichen Budgets
15. § 38a SGB XI Zusätzliche Leistungen für Pflegebedürftige in ambulant betreuten Wohngruppen
16. § 7a SGB XI Pflegeberatung
17. § 45e SGB XI Anschubfinanzierung zur Gründung von ambulanten Wohngruppen

Tab. 4-1 ***Leistungen der Pflegeversicherung bei Pflegegrad 2 bis 5***

Leistungen bei Pflegegrad 1 Abweichend von den in § 28 Abs. 1 und 1a SGB XI beschriebenen Leistungen gewährt die Pflegeversicherung bei Pflegegrad 1 folgende Leistungen
1. §§ 7a und 7b SGB XI Pflegeberatung
2. § 37 Abs. 3 SGB XI Beratung in der eigenen Häuslichkeit
3. § 38a SGB XI Zusätzliche Leistungen für Pflegebedürftige in ambulant betreuten Wohngruppen
4. § 40 Abs. 1 bis 3 und Abs. 5 SGB XI Versorgung mit Pflegehilfsmitteln
5. § 40 Abs. 4 SGB XI Finanzielle Zuschüsse für Maßnahmen zur Verbesserung des individuellen oder gemeinsamen Wohnumfeldes
6. § 43b SGB XI Zusätzliche Betreuung und Aktivierung in stationären Pflegeeinrichtungen
7. § 45 SGB XI Pflegekurse für Angehörige und ehrenamtliche Pflegepersonen
8. § 45b SGB XI Entlastungsbetrag
9. § 43 Abs. 3 SGB XI Zuschuss bei vollstationärer Pflege

Tab. 4-2 Leistungen bei Pflegegrad 1

4.1 Leistungen aus der Pflegeversicherung ab 2017 (Auszüge)

§ 36 SGB XI – Pflegesachleistung

§ 37 SGB XI – Pflegegeld

§ 43 SGB XI – Vollstationäre Pflege

	Pflegegrad 1	Pflegegrad 2	Pflegegrad 3	Pflegegrad 4	Pflegegrad 5
Geldleistungen ambulant	125 €	316 €	545 €	728 €	901 €
Bis 31.12.2016		244 €	458 €	728 €	
Sachleistungen ambulant		689 €	1.298 €	1.612 €	1.995 €
Bis 31.12.2016		468 €	1.144 €	1.612 €	1.995 €
Leistungsbetrag stationär	125 €	770 €	1.262 €	1.775 €	2.005 €
Bis 31.12.2016		1.064 €	1.300 €	1.612 €	1.995 €

Tab. 4.1-1 Leistungen aus der Pflegeversicherung im Vergleich

4.1.1 Bestandsschutz

Nach § 141 SGB XI gilt für alle Versicherten, die am **31. Dezember 2016 Anspruch auf Leistungen der Pflegeversicherung** haben: Sie erhalten Besitzstandsschutz auf die ihnen unmittelbar vor dem 1. Januar 2017 zustehenden, regelmäßig wiederkehrenden Leistungen nach den §§ 36, 37, 38, 38a, 40 Absatz 2, den §§ 41, 44a, 45b, 123 und 124 SGB XI, in der am 31. Dezember 2016 geltenden Fassung.

§ 142 Übergangsregelungen im Begutachtungsverfahren

(1) Bei Versicherten, die nach § 140 SGB XI von einer Pflegestufe in einen Pflegegrad übergeleitet wurden,

werden bis zum 1. Januar 2019 **keine Wiederholungsbegutachtungen** nach § 18 Absatz 2 Satz 5 durchgeführt; auch dann nicht, wenn die Wiederholungsbegutachtung vor diesem Zeitpunkt vom Medizinischen Dienst der Krankenversicherung oder anderen unabhängigen Gutachtern empfohlen wurde.

Abweichend von Satz 1 können Wiederholungsbegutachtungen durchgeführt werden, wenn eine **Verbesserung der gesundheitlich bedingten Beeinträchtigungen der Selbstständigkeit oder der Fähigkeiten**, insbesondere aufgrund von durchgeführten Operationen oder Rehabilitationsmaßnahmen, zu erwarten ist.

Hinsichtlich eines **Anspruchs auf den erhöhten Betrag nach § 45b SGB XI** in der am 31. Dezember 2016 geltenden Fassung richtet sich die Gewährung von Besitzstandsschutz abweichend von Satz 1 nach Absatz 2. Für Versicherte, die am 31. Dezember 2016 Leistungen nach § 43 bezogen haben, richtet sich der Besitzstandsschutz nach Absatz 3. Kurzfristige Unterbrechungen im Leistungsbezug lassen den Besitzstandsschutz jeweils unberührt.

(2) Versicherte,

die am 31. Dezember 2016 einen Anspruch auf den erhöhten Betrag nach § 45b Absatz 1 in der am 31. Dezember 2016 geltenden Fassung haben und

deren Höchstleistungsansprüche, die ihnen nach den §§ 36, 37 und 41 unter Berücksichtigung des § 140 Absatz 2 und 3 ab dem 1. Januar 2017 zustehen, nicht um jeweils mindestens 83 Euro monatlich höher sind als die entsprechenden Höchstleistungsansprüche, die ihnen nach den §§ 36, 37 und 41 unter Berücksichtigung des § 123 in der am 31. Dezember 2016 geltenden Fassung am 31. Dezember 2016 zustanden, haben ab dem 1. Januar 2017 Anspruch auf einen Zuschlag auf den Entlastungsbetrag nach § 45b in der ab dem 1. Januar 2017 jeweils geltenden Fassung. Die Höhe des monatlichen Zuschlags ergibt sich aus der Differenz zwischen 208 Euro und dem Leistungsbetrag, der in § 45b Absatz 1 Satz 1 in der ab dem 1. Januar 2017 jeweils geltenden Fassung festgelegt ist. Das Bestehen eines Anspruchs auf diesen Zuschlag ist den Versicherten schriftlich mitzuteilen und zu erläutern.

(3) Ist bei Pflegebedürftigen der Pflegegrade 2 bis 5 in der vollstationären Pflege der einrichtungseinheitliche

Eigenanteil nach § 92e oder nach § 84 Absatz 2 Satz 3 im ersten Monat nach der Einführung des neuen Pflegebedürftigkeitsbegriffs höher als der jeweilige individuelle Eigenanteil im Vormonat, so ist zum Leistungsbetrag nach § 43 von Amts wegen ein Zuschlag in Höhe der Differenz von der Pflegekasse an die Pflegeeinrichtung zu zahlen. In der Vergleichsberechnung nach Satz 1 sind für beide Monate jeweils die vollen

Pflegesätze und Leistungsbeträge zugrunde zu legen. Verringert sich die Differenz zwischen Pflegesatz und Leistungsbetrag in der Folgezeit, ist der Zuschlag entsprechend zu kürzen. Dies gilt entsprechend für Versicherte der privaten Pflege-Pflichtversicherung.

4.1.2 Leistungen aus der Pflegeversicherung ab 01.01.2017 für ambulante, teilstationäre und stationäre Einrichtungen

4.1.2.1 Vollstationäre Pflege: Was ändert sich für Pflegebedürftige im Pflegeheim?

- In den vollstationären Langzeitpflegeeinrichtungen wird es einen **einheitlichen pflegebedingten Eigenanteil für die Pflegegrade 2 bis 5** geben, der in seiner Höhe von der jeweiligen Einrichtung mit den Pflegekassen/dem Sozialhilfeträger verhandelt wird.
- **Keine Veränderung des Eigenanteils** bei Neubegutachtung und Veränderung des Pflegegrads
- Die **Kosten für Verpflegung, Unterkunft und Investitionen** kommen zu dem einheitlichen Eigenanteil dazu. Diese können sich ebenso von Einrichtung zu Einrichtung unterscheiden.
- Künftig erhält jeder Bewohner in voll- und teilstationären Langzeitpflegeeinrichtungen zusätzliche Betreuungsangebote. Die Finanzierung erfolgt wie bisher vollständig durch die Pflegeversicherung.

§ 43b SGB XI – Zusätzliche Betreuung und Aktivierung in stationären Pflegeeinrichtungen

Inhalt der Leistung

Pflegebedürftige in stationären Pflegeeinrichtungen haben nach Maßgabe von § 84 Absatz 8 und § 85 Absatz 8 **Anspruch auf zusätzliche Betreuung und Aktivierung,** die über die nach Art und Schwere der Pflegebedürftigkeit notwendige Versorgung hinausgeht.

4.1.2.2 Ambulante Pflege: Was ändert sich für Pflegebedürftige in der ambulanten Langzeitpflege?

- Jeder ambulante Pflegedienst muss neben körperbezogenen Pflegemaßnahmen und Hilfen bei der Haushaltsführung auch pflegerische Betreuungsmaßnahmen anbieten.
- Der Pflegedienst kann dazu mit anderen zugelassenen Anbietern zusammenarbeiten. Das Leistungsspektrum der Pflegedienste wird sich insofern erweitern.

§ 45b SGB XI Entlastungsbetrag

(1) Pflegebedürftige in häuslicher Pflege haben Anspruch auf einen Entlastungsbetrag in Höhe von bis zu 125 Euro monatlich. Der Betrag ist zweckgebunden einzusetzen für qualitätsgesicherte Leistungen zur Entlastung pflegender Angehöriger und vergleichbar Nahestehender in ihrer Eigenschaft als Pflegende sowie zur Förderung der Selbstständigkeit und Selbstbestimmtheit der Pflegebedürftigen bei der Gestaltung ihres Alltags. Er dient der Erstattung von Aufwendungen, die den Versicherten entstehen im Zusammenhang mit der Inanspruchnahme von

3. Leistungen der Tages- oder Nachtpflege
4. Leistungen der Kurzzeitpflege
5. Leistungen der ambulanten Pflegedienste im Sinne des § 36, in den Pflegegraden 2 bis 5, jedoch nicht von Leistungen im Bereich der Selbstversorgung
6. Leistungen der nach Landesrecht anerkannten Angebote zur Unterstützung im Alltag im Sinne des § 45a

Die Erstattung der Aufwendungen erfolgt auch, wenn für die Finanzierung der in Satz 3 genannten Leistungen Mittel der Verhinderungspflege gemäß § 39 eingesetzt werden.

(2) Die Pflegebedürftigen erhalten die Kostenerstattung in Höhe des Entlastungsbetrags nach Absatz 1 auf Antrag von der zuständigen Pflegekasse oder dem zuständigen privaten Versicherungsunternehmen sowie im Fall der Beihilfeberechtigung anteilig von der Beihilfefestsetzungsstelle gegen Vorlage entsprechender Belege über entstandene Eigenbelastungen im Zusammenhang mit der Inanspruchnahme der in Absatz 1 Satz 3 genannten Leistungen.

Die Leistung nach Absatz 1 Satz 1 kann innerhalb des jeweiligen Kalenderjahres in Anspruch genommen werden; wird die Leistung in einem Kalenderjahr nicht ausgeschöpft, kann der nicht verbrauchte Betrag in das folgende Kalenderhalbjahr übertragen werden.

4.1.3 Rehabilitation vor Pflege

Selbst ein kleiner Schritt hin zu mehr Selbstständigkeit kann für einen pflegebedürftigen Menschen Großes bedeuten. Dabei geht es oft gar nicht um die Pflegestufe. Viel wichtiger kann es beispielsweise sein, beim Essen wieder selbst den Löffel halten zu können oder die wenigen Schritte in die Küche zu schaffen. Hier kann eine Rehabilitation manches bewirken, im Idealfall auch mal einen Umzug ins Pflegeheim verhindern. Doch wann und bei wem ist eine Indikation für Rehabilitationsleistungen zu stellen?[1]

In dem Pflegestärkungsgesetz II wird der Grundsatz **„Rehabilitation vor Pflege"** gestärkt. Durch die Rehabilitationsleistungen kann der Eintritt von Pflegebedürftigkeit verhindert oder hinausgezögert werden. Durch die Anwendung eines bundesweit einheitlichen, strukturierten Verfahrens wird die Erstellung einer Rehabilitationsempfehlung im Rahmen des Begutachtungsverfahrens verpflichtend sein. Das neue Begutachtungsverfahren mit seiner Bewertungssystematik zur Einschätzung der Pflegebedürftigkeit, enthält eine differenziertere Erfassung der Rehabilitationsbedürftigkeit. Es wird davon ausgegangen, dass die Häufigkeit von Rehabilitationsempfehlungen und die der Rehabilitationsleistungen sich erhöhen werden.

1 MDK Forum Heft 3+4/2014 Seite 20

Definition von Vorsorge/Rehabilitation

Medizinische Vorsorge- und Rehabilitationsleistungen (früher „Kuren" genannt) gehören zum Leistungskatalog der gesetzlichen Krankenkassen. Medizinische Vorsorgeleistungen (ambulant oder stationär) können angezeigt sein zur Verhütung einer drohenden Krankheit oder zur Vermeidung einer Verschlimmerung bei bestehender Erkrankung. Medizinische Rehabilitationsleistungen (ambulant oder stationär) können zum Tragen kommen, um schwerwiegende Krankheitsfolgen zu mindern, insbesondere eine Pflegebedürftigkeit abzuwenden.

4.1.4 Hilfsmittel

Gemäß § 33 SGB V haben Versicherte Anspruch auf Versorgung mit Hörhilfen, Körperersatzstücken, orthopädischen und anderen Hilfsmitteln, die im Einzelfall erforderlich sind, um

- den Erfolg einer Krankenbehandlung zu sichern,
- eine drohende Behinderung vorzubeugen oder
- eine Behinderung auszugleichen.

Dies gilt nur, soweit die Hilfsmittel nicht als allgemeine Gebrauchsgegenstände des täglichen Lebens anzusehen oder gemäß Rechtsverordnung nach § 34 SGB V ausgeschlossen sind.

Nach § 31 SGB IX sind nur solche technischen Hilfen als Hilfsmittel anzusehen, die vom Versicherten getragen oder mitgeführt und bei einem Wohnungswechsel auch mitgenommen und weiter benutzt werden können, um sich im jeweiligen Umfeld zu bewegen, zurechtzufinden und die elementaren Grundbedürfnisse des täglichen Lebens zu befriedigen.

Zu den elementaren Grundbedürfnissen eines Menschen gehören:

- das Gehen, Stehen, Treppensteigen, Sitzen, Liegen, Greifen
- Sehen, Hören, Sprechen
- die Nahrungsaufnahme
- das Ausscheiden
- die allgemeinen Verrichtungen des täglichen Lebens, z. B. Körperpflege, An- und Auskleiden
- das selbstständige Wohnen, die Wohnung zu verlassen, Alltagsgeschäfte zu erledigen
- das Erschließen eines gewissen körperlichen und geistigen Freiraums

Zum Grundbedürfnis der Erschließung eines geistigen Freiraums gehören u. a. die Aufnahme von Informationen sowie das Erlernen eines lebensnotwendigen Grundwissens.

Zur Erschließung des körperlichen Freiraums gehört insbesondere die Fähigkeit, sich in der eigenen Wohnung zu bewegen und sie zu verlassen, um bei einem kurzen Spaziergang „an die frische Luft zu kommen" oder um die – üblicherweise im Nahbereich der Wohnung liegenden – Stellen zu erreichen, an denen Alltagsgeschäfte zu erledigen sind (Versorgungswege, z. B. Supermarkt, Arzt, Apotheke, Geldinstitut, Post), nicht aber die Bewegung außerhalb dieses Nahbereichs.

4.1.4.1 Einschätzung der Hilfsmittelversorgung

- Der Medizinische Dienst der Krankenversicherung oder die von der Pflegekasse beauftragten Gutachter haben gegenüber der Pflegekasse in ihrem Gutachten zur Feststellung der Pflegebedürftigkeit konkrete Empfehlungen zur Hilfsmittel- und Pflegehilfsmittelversorgung abzugeben.
- Die Empfehlungen gelten hinsichtlich Hilfsmitteln und Pflegehilfsmitteln, die den Zielen von § 40 dienen, jeweils als Antrag auf Leistungsgewährung, sofern der Versicherte zustimmt.
- Die Empfehlungen werden in dem Gutachten festgehalten und damit automatisch an die Pflegekasse weitergeleitet. Wenn der Pflegebedürftige einverstanden ist, ist der **Antrag damit gestellt,** und es wird in der Regel von der Kasse nicht noch einmal geprüft, ob das Hilfsmittel wirklich gebraucht wird.
- Die Pflegekasse übermittelt dem Antragsteller unverzüglich, jedoch spätestens mit der Übersendung des Bescheids über die Feststellung der Pflegebedürftigkeit, auch die Entscheidung über die empfohlenen Hilfsmittel und Pflegehilfsmittel. § 8/§ 28a/§ 33/§ 40

Für bestimmte Hilfsmittel wie Badewannenlifter, Gehhilfen oder Duschstühle muss der Pflegebedürftige zukünftig keinen separaten Antrag mehr stellen, wenn der Gutachter des MDK derartige Hilfsmittel und Pflegehilfsmittel konkret empfiehlt, die für den Erhalt der Selbstständigkeit im Alltag von Pflegebedürftigen besonders wichtig sind und die es Familienangehörigen leichter machen zu pflegen.

Die gutachterlichen Empfehlungen bei den genannten Hilfsmitteln ersetzen die ärztliche Therapieentscheidung nach § 33 Absatz 5a Satz 1 SGB V sowie die ärztliche Verordnung nach § 33 Absatz 5a Satz 2 SGB V. Letztere können die Krankenkassen für die Kostenübernahme verlangen, soweit sie auf die Genehmigung der beantragten Hilfsmittelversorgung verzichtet haben.

Aufgrund des Verzichts auf eine ärztliche Einbindung gilt diese Regelung nur für solche Hilfsmittel und Pflegehilfsmittel, die den Zielen des § 40 entsprechen.

Die Art, die Ausführung und die benötigte Menge der genannten Hilfsmittel und Pflegehilfsmittel sind vom Gutachter bei der Begutachtung festzulegen.

Dies sind:

- Adaptionshilfen, z. B. Strumpfanziehhilfen, Greifhilfen
- Badehilfen, z. B. Badewannenbretter, Badewannenlifter, Duschhocker, fahrbare Duschstühle
- Gehhilfen, z. B. Gehböcke, Rollatoren, Deltaräder
- Hilfsmittel gegen Dekubitus, z. B. Antidekubitussitzkissen, Antidekubitusauflagen, Antidekubitusmatratzen, aktive und passive Systeme
- Inkontinenzhilfen, z. B. Inkontinenzvorlagen, Netzhosen, Inkontinenzpants, Bettschutzeinlagen
- Kranken- oder Behindertenfahrzeuge, z. B. Rollstühle
- Krankenpflegeartikel, z. B. behindertengerechte Betten, Stehbetten, Aufrichthilfen, Rückenstützen
- Lagerungshilfen, z. B. Beinlagerungshilfen, Lagerungskeile

- Mobilitätshilfen, z. B. Drehscheiben, Dreh- und Übersetzhilfen, Rutschbretter, Katapultsitze, Bettleitern
- Stehhilfen, Stomaartikel, Toilettenhilfen, z. B. Toilettensitzerhöhungen, feststehende Toilettenstühle oder Toilettenstühle auf Rollen
- Pflegehilfsmittel zur Erleichterung der Pflege, Pflegehilfsmittel zur Körperpflege oder Hygiene (z. B. Urinflaschen, Urinschiffchen, Steckbecken, saugende Bettschutzeinlagen, Kopfwaschsysteme)
- Pflegehilfsmittel zur selbstständigeren Lebensführung oder zur Mobilität, Pflegehilfsmittel zur Linderung von Beschwerden, zum Verbrauch bestimmte Pflegehilfsmittel, z. B. Einmalhandschuhe, Desinfektionsmittel
- Sonstige unmittelbar alltagsrelevante Pflegehilfsmittel

Grundlagen des Pflegegradmanagements

5

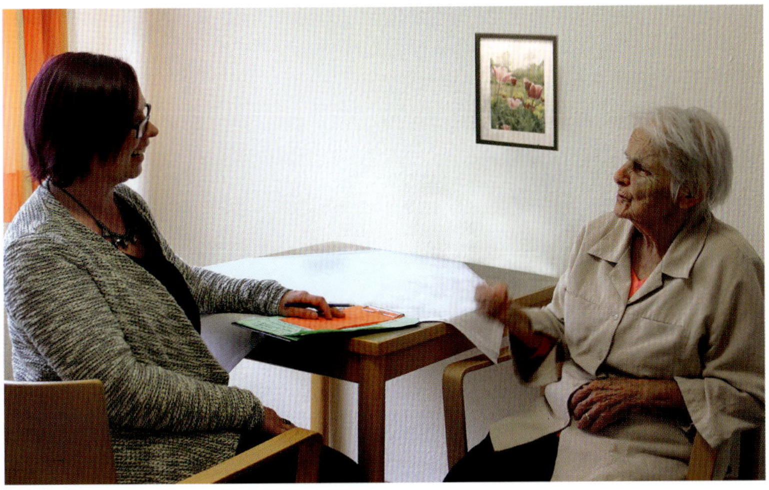

Abb. 5-1 Begutachtungssituation

Auf Grundlage der §§ 17, 18 Abs. 5a und 6a, 53a SGB XI wurden Richtlinien zur Begutachtung von Pflegebedürftigkeit nach dem XI. Sozialgesetzbuch erarbeitet und dem GKV-Spitzenverband und der Selbstverwaltung am 17.12.2015 vorgelegt.

Die **Pflege-Begutachtungsrichtlinien** werden im Beschlussverfahren vom GKV-Spitzenverband beschlossen und vom Bundesministerium für Gesundheit genehmigt. Sie gelten in der endgültigen beschlossenen Version für **alle Anträge, die ab 01.01.2017 gestellt werden.**

Die Begutachtungsrichtlinie dient der Zielsetzung, bundesweit eine Begutachtung nach einheitlichen Kriterien zu gewährleisten und eine hohe Qualität der für die Feststellung der Pflegebedürftigkeit maßgebenden Gutachten der Medizinischen Dienste sicherzustellen. Die zentrale Aufgabe des Medizinischen Dienstes im Rahmen des SGB XI ist die Prüfung, ob die Voraussetzungen der Pflegebedürftigkeit erfüllt sind und welcher Grad der Pflegebedürftigkeit vorliegt.

5.1 Allgemein zur Beachtung

Im Rahmen dieser Prüfungen hat der Gutachter durch eine Untersuchung des Antragstellers die Beeinträchtigungen der Selbstständigkeit oder der Fähigkeiten und die voraussichtliche Dauer der Pflegebedürftigkeit zu ermitteln (§ 18 Abs. 1 Satz 2 SGB XI). Die Begutachtung des Antragstellers ist in seinem Wohnbereich durchzuführen (§ 18 Abs. 2 Satz 1 SGB XI).

Insbesondere sind körperliche, kognitive oder psychische Beeinträchtigungen oder gesundheitlich bedingte Belastungen oder Anforderungen, die

nicht selbstständig kompensiert oder bewältigt werden können und deshalb zu einem Hilfebedarf durch andere führen, zu erheben.

Darüber hinaus hat der MDK den Pflegekassen **einen individuellen Pflegeplan im Sinne von Empfehlungen** zu unterbreiten insbesondere zu

- präventiven Leistungen,
- Heilmitteln und anderen therapeutischen Maßnahmen,
- einer Leistung der medizinischen Rehabilitation,
- Hilfsmittel- und Pflegehilfsmittelversorgung,
- wohnumfeldverbessernden Maßnahmen,
- Veränderung der Pflegesituation.

Die Pflegebedürftigkeit muss auf Dauer, voraussichtlich für **mindestens sechs Monate, bestehen** (§ 14 Abs. 1 SGB XI).

Der Medizinische Dienst trägt die **Verantwortung für eine qualifizierte Begutachtung**. Sie kann erfolgen durch **Pflegefachkräfte und Ärzte**, die der Medizinische Dienst für die Bewältigung des laufenden Arbeitsanfalls vorhält. Der Medizinische Dienst kann zur Bewältigung von Antragsspitzen und zu speziellen gutachterlichen Fragestellungen Pflegefachkräfte und Ärzte bei der Erstellung des Gutachtens als externe Kräfte beteiligen.

Sachverständiger/Gutachter:

Ist eine sachkundige Person, die mit ihrer besonderen Sachkunde der Wahrheitsfindung hilft.

Nach allgemeinem Sprachgebrauch ein Spezialist auf einem eng definierten Sachgebiet.

Gutachten:

Ist die mündliche oder schriftliche Aussage eines Sachverständigen in einer sein Fachgebiet betreffenden Frage.

Anforderungen an einen Gutachter

- Der Gutachter hat sich auf seinen konkreten Auftrag zu beziehen.
- Der Gutachter hat sich in einer verständlichen Sprache auszudrücken, die auch Nichtfachleute verstehen.
- Der Gutachter macht keine globalen Einschätzungen, Bewertungen oder emotionale Übertreibungen.
- Der Gutachter trifft nur Feststellungen im Rahmen seiner fachlichen Kompetenz.

5.2 Das Begutachtungsverfahren

Verfahren zur Feststellung der Pflegebedürftigkeit

- Antragstellungen auf Leistungen sind durch die pflegebedürftige Person nach SGB XI an die zuständige Pflegekasse zu stellen.
- Die zuständige Pflegekasse informiert den Pflegebedürftigen nach Eingang eines Antrags auf Leistungen insbesondere über seinen Anspruch

auf die **unentgeltliche Pflegeberatung (§ 7a SGB XI)** durch den **nächstgelegenen Pflegestützpunkt (§ 7c SGB XI).**

- Weitere Auskünfte von der Pflegekasse werden erteilt zu:
  - Verträgen zur **integrierten Versorgung nach § 92b Abs. 2** zu Art, Inhalt und Umfang der zu erbringenden Leistungen
  - Den für die **Versicherten entstehenden Kosten**
  - Auf Anforderung durch die pflegebedürftige Person wird eine **Vergleichsliste über die Leistungen und Vergütungen der zugelassenen Pflegeeinrichtungen sowie die Angebote für niedrigschwellige Betreuung und Entlastung nach § 45c,** in deren Einzugsbereich die pflegerische Versorgung und Betreuung gewährleistet werden soll (Leistungs- und Preisvergleichsliste), **in geeigneter Form unverzüglich übermittelt.**
  - **Aufklärung über Mitwirkungspflicht** sowie die Folgen fehlender Mitwirkung bei der Begutachtung
  - Aufklärung über **Erteilung einer evtl. notwendigen Einwilligung zur Einholung von Auskünften** durch den MDK bei behandelnden Ärzten, den pflegenden Angehörigen und der betreuenden Pflegeeinrichtung, vgl. § 18 Abs. 4 SGB XI
  - Information darüber, dass im Rahmen der Begutachtung von Pflegebedürftigkeit auch geprüft wird, ob und ggf. **welche Maßnahmen der Prävention und medizinischen Rehabilitation** geeignet, notwendig und zumutbar sind
- Zur gutachterlichen Prüfung der Voraussetzungen der Pflegebedürftigkeit und der Zuordnung zu einem Pflegegrad übermittelt die Pflegekasse dem MDK die notwendigen Antragsinformationen sowie **Informationen zur Notwendigkeit einer evtl. verkürzten Bearbeitungs-Begutachtungsfrist** (Informationen zu: Vorerkrankungen, Klinikaufenthalten und Leistungen zur medizinischen Rehabilitation, Heilmittelversorgung, Hilfsmittel- und Pflegehilfsmittelversorgung, behandelndem Arzt, häuslicher Krankenpflege nach § 37 SGB V, hinsichtlich eines Bevollmächtigten oder Betreuers mit entsprechendem Aufgabenkreis, aktueller Aufenthalt in einem stationären Hospiz/ambulant palliative Versorgung).

Hinweis: Aufbau, Aufgaben, Koordinierung und Vernetzung von Pflegestützpunkten sind in § 7c SGB XI beschrieben und geregelt.

WICHTIG!

5.2.1 Bearbeitungs-und Begutachtungsfristen

Im Regelfall ist dem Antragsteller spätestens 25 Arbeitstage nach Eingang des Antrags bei der zuständigen Pflegekasse die Entscheidung der Pflegekasse schriftlich mitzuteilen.

Für bestimmte Fallgestaltungen gelten verkürzte Begutachtungsfristen

Begutachtung innerhalb einer Woche:

- Der Antr**agsteller befindet sich im Krankenhaus oder in einer stationären Rehabilitationseinrichtung**
- **Es liegen Hinweise vor, dass zur Sicherstellung der ambulanten oder stationären Weiterversorgung und Betreuung eine Begutachtung in der Einrichtung erforderlich ist oder**
- **die Inanspruchnahme von Pflegezeit nach dem Pflegezeitgesetz gegenüber dem Arbeitgeber der pflegenden Person angekündigt wurde oder**
- **mit dem Arbeitgeber der pflegenden Person eine Familienpflegezeit nach § 2 Abs. 1 des Familienpflegezeitgesetzes vereinbart wurde.**
- **Die Wochenfri**st gilt auch, wenn sich der Antragsteller in einem **Hospiz** befindet oder der Antragsteller **ambulant palliativ** versorgt wird.

Begutachtung **innerhalb von zwei Wochen**:

- Der **Antragsteller befindet sich in seiner häuslichen Umgebung**, ohne palliativ versorgt zu werden, und die Inanspruchnahme von Pflegezeit nach dem Pflegezeitgesetz gegenüber dem Arbeitgeber der pflegenden Person wurde angekündigt, oder mit dem Arbeitgeber der pflegenden Person wurde eine Familienpflegezeit nach § 2 Abs. 1 des Familienpflegezeitgesetzes vereinbart.

5.2.2 Vorbereitung/Ablauf der Antragstellung

- Antrag auf Leistung der Pflegeversicherung wird bei der Pflegekasse gestellt.
- Die Pflegekasse schickt diesen Antrag an die entsprechende MDK-Dienststelle weiter.
- Der MDK sichtet die Unterlagen der Pflegekasse und prüft, ob Auskünfte seitens der behandelnden Ärzte des Antragstellers, insbesondere seines Hausarztes, der den Antragsteller Pflegenden, des Krankenhauses bzw. der Pflegeeinrichtung benötigt werden.
- Eine schriftliche Benachrichtigung, wann der Besuch stattfinden soll, erfolgt in der Regel immer durch die jeweilige Dienststelle. **Dieser Besuch muss rechtzeitig angekündigt und vereinbart werden.**
  - Dem Antragsteller sind das **vorgesehene Datum der Begutachtung** mit einem **Zeitfenster von max. 2 Stunden,** die **voraussichtliche Dauer der Begutachtung**, der **Name des Gutachters** sowie Grund und Art der Begutachtung mitzuteilen.
  - Mit dieser Ankündigung wird der Antragsteller gleichzeitig gebeten, eventuell **vorhandene Berichte von betreuenden Diensten, Pflegetagebücher, ärztliche Unterlagen, derzeitige Medikamente sowie Gutachten und Bescheide anderer Sozialleistungsträger,** insoweit sie für die Begutachtung erforderlich sind, bereitzulegen.
  - Falls ein **Bevollmächtigter oder Betreuer bekannt ist, muss auch dieser benachrichtigt werden.** Die Übermittlung der Daten eines Bevollmächtigten oder Betreuers an den MDK obliegt der Pflegekasse.

Nach Eingang des Antrags, Sichtung der Unterlagen und Auswahl eines Gutachters erfolgt der Besuch bei der pflegebedürftigen Person in ihrem Wohnumfeld.

Eine Vereinbarung ist eine zweiseitige Willenserklärung, was bedeutet, dass ein Gutachter nicht ohne Rücksprache unabgesprochen vor der Tür stehen kann. Oder, wie es in stationären Einrichtungen häufig der Fall ist, einen Pflegebedürftigen zusätzlich begutachten will. „Wenn ich schon hier bin ...".

Der Antragsteller hat während der Begutachtung das Recht auf den **Beistand einer dritten Person.** Mit Einverständnis des Antragstellers sollen auch pflegende Angehörige, Lebenspartner oder sonstige Personen oder Dienste, die an der Pflege des Antragstellers beteiligt sind, befragt werden.

Hinweis: Bei der Ankündigung des Besuchs ist auf die Verpflichtung der Pflegeeinrichtung hinzuweisen, die zur Begutachtung erforderlichen Unterlagen, insbesondere die Pflegedokumentation, vorzulegen (vgl. § 18 Abs. 5 SGB XI). In stationären Einrichtungen sollte die Pflegefachkraft, die am besten mit der Pflegesituation des Antragstellers vertraut ist, beim Besuch zugegen sein, um die im Zusammenhang mit der Begutachtung erforderlichen Auskünfte zu erteilen.

WICHTIG!

Beachte: Begutachtung der Antragsteller im Krankenhaus, in einer stationären Rehabilitationseinrichtung oder in einem Hospiz

Eine Begutachtung wird insbesondere dann in diesen Einrichtungen durchgeführt, wenn Hinweise vorliegen, dass dies zur **Sicherstellung der ambulanten oder stationären Weiterversorgung und Betreuung, z.** B. Kurzzeitpflege, Wohnumfeldverbesserungen, erforderlich ist, oder die Inanspruchnahme von Pflegezeit nach dem Pflegezeitgesetz gegenüber dem Arbeitgeber der pflegenden Person angekündigt wurde oder mit dem Arbeitgeber der pflegenden Person eine Familienpflegezeit nach § 2 Abs. 1 des Familienpflegezeitgesetzes vereinbart wurde.

Gleiches gilt für Antragsteller, die sich in einem Hospiz befinden.

5.3 Begutachtungsablauf

5.3.2.1 Praktische Tipps zur Vorbereitung und Durchführung in stationären Einrichtungen

Eine gute Vorbereitung ist der halbe Weg zum richtigen Pflegegrad

- Alle Pflegemitarbeiter werden über den **anstehenden Begutachtungstermin informiert.**
- Die zuständige Bezugspflegekraft, mit dem aktuellsten Wissen zur Pflegesituation der pflegebedürftigen Person, **begleitet den Begutachtungstermin** und moderiert diesen.
- Ein **Vorgespräch zwischen dem Gutachter und der Bezugspflegekraft** sowie die Einsicht in die Pflegedokumentation sind der Beginn der Begutachtung.
- Die **Pflegedokumentation/Maßnahmenplanung und Berichtseintragungen** bilden den aktuellen Stand der Pflegesituation. Dazu gehört auch eine entsprechende Informationssammlung, aus der sich eine nachvollziehbare Maßnahmenplanung ableitet, und die damit den **aktuellen**

Stand/Grad der Selbstständigkeit der pflegebedürftigen Person darstellt.

- Bei dem Vorgespräch stellt die begleitende Pflegefachkraft dar, worin der **Hilfebedarf der pflegebedürftigen Person** besteht.
- Alle **notwendigen Unterlagen** werden von der Pflegefachkraft bereitgelegt, u. a. ärztliche Unterlagen, bisherige Gutachten, Bescheide von Sozialleistungsträgern, ausgewählte Auszüge aus der Pflegedokumentation.
- Betreuer und Bevollmächtigte werden durch die Pflegekasse über den **Termin der Begutachtung informiert**. Unabhängig davon sollte dies durch die Pflegeeinrichtung ebenfalls erfolgen.
- Die **Dokumentation des Begutachtungstermins erfolgt im Berichtsblatt.** In einem entsprechenden **Begutachtungsprotokoll wird der Verlauf der Begutachtung** erfasst.
- Im Protokoll wird unter anderem erfasst, ob der Gutachter sowohl Hinweise als auch die zur Verfügung gestellten Unterlagen einsieht und in seiner Dokumentation vermerkt.

WICHTIG!

Hinweis: Wie bisher auch, sollte durch das interne Qualitätsmanagement das Verfahren „Umgang mit dem einrichtungsinternen Pflegegradmanagement" beschrieben sein. Bisherige Verfahren und Standards müssen an das neue Begutachtungsverfahren entsprechend angepasst werden.

5.3.2.2 Einschätzung der Wohn- und Pflegesituation – persönliche Inaugenscheinnahme

- Die **Wahrnehmung zum Pflegebedarf** der pflegebedürftigen Person und der Pflegeperson sind nicht immer gleich. Die Situation, die eigene Pflegebedürftigkeit darzustellen, kann dazu führen, dass die **pflegebedürftige Person ihre aktuelle Situation positiver darstellt**, als sie tatsächlich ist.
- Der angekündigte Besuch von einem Arzt bzw. von einer Behörde führt mitunter bei Personen der älteren Generation dazu, dass sie aufgrund ihrer Erziehung und ihres Lebenslaufs ihre Situation anders darstellen, sich „zusammenreißen" und ihren Hilfebedarf herunterspielen.

Formulierungshilfe zur Situationsbeschreibung

Frau Soden ist antriebslos und hat durch ihre Erziehung ein ausgeprägtes Schamgefühl. Sie gibt Defizite und Einschränkungen gegenüber fremden Personen nicht preis. Sie neigt in prüfenden und beurteilenden Situationen eher dazu, Defizite und Einschränkungen zu verleugnen und sich körperlich zu überfordern.

In den vergangenen 20 Jahren haben sich **verschiedene standardisierte Routinefragen und Abläufe** bei den Gutachtern im Rahmen der Begutachtung etabliert. Diese zumeist **routinegeleiteten Handlungsabläufe** führen in der Praxis mitunter dazu, dass die Versorgungs- und Pflegesituation anders beurteilt wird, als sie tatsächlich ist. Zur **Überprüfung der körperlichen Funktionen im Bereich des Stütz- und Bewegungsapparats sowie im kognitiven Bereich** können z. B. in der Begutachtungspraxis folgende Begutachtungssituationen beobachtet werden:

- Eine der ersten Einstiegsfragen ist z. B. **„Wann wurden Sie geboren?“.** Das Wissen des eigenen Geburtsdatums bleibt auch bei Menschen mit kognitiven Einschränkungen noch lange erhalten. Wohingegen das Benennen des tatsächlichen Alters zunehmend schwieriger wird und einen Hinweis auf den Orientierungsstatus der Person geben kann. Die begleitende Pflegefachkraft sollte darauf achten, dass durch den Gutachter das Alter erfragt wird und nicht das Geburtsdatum!
- Die **Aufforderung, die Arme hinter den Kopf zu heben bzw. die Arme hinter den Rücken zu nehmen**. Bei dieser Einschätzungssituation ermittelt der Gutachter, ob die pflegebedürftige Person körperliche Einschränkungen hat. Personen mit kognitiven Einschränkungen verstehen zunehmend verbale Beschreibungen und Aufforderungen nicht mehr, wohingegen das Nachmachen bzw. Spiegeln von Handlungen einer anderen Person in der Regel noch über einen längeren Zeitraum möglich ist. Mit der Demonstration dieser Bewegungsabläufe schätzt der Gutachter ein, ob Alltagshandlungen wie z. B. das Kämmen der Haare, ein Kleidungsstück über den Kopf zu ziehen und sich zumindest Teile des Oberkörpers selbst zu waschen möglich sind. Eine Person, die ihre Arme hinter den Rücken verschränken kann, kann sich selbst waschen, anziehen und nach dem Toilettengang eine Intimhygiene durchführen. Die begleitende Pflegefachkraft sollte daher darauf achten, dass der Gutachter die Aufforderungen nicht vormacht und dass er nicht unmittelbar vor der pflegebedürftigen Person sitzt, sodass diese nicht die Handlungen spiegelt, ohne zu wissen, was die Handlungen bewirken sollen.

5.3.2.3 Kommunikation mit dem MDK: „Die Macht des ersten Eindrucks“

Der erste Eindruck ist die Summe aller Informationen:

- Körpersprache mit Gesichtsausdruck
- Stimme
- Die ersten Worte
- Tonfall und Betonung
- Kleidung
- Umgebung

Der erste Eindruck lässt sich nie ganz löschen, aber er lässt sich korrigieren, wenn Sie sich ins Bewusstsein rufen:

- Wie hat die andere Person auf mich gewirkt?
- Wie schätze ich die andere Person ein?
- Wie komme ich zu diesem Urteil?

Beachte: Eigene persönliche Werte und Normen sind nicht immer auf andere zu projizieren.

WICHTIG!

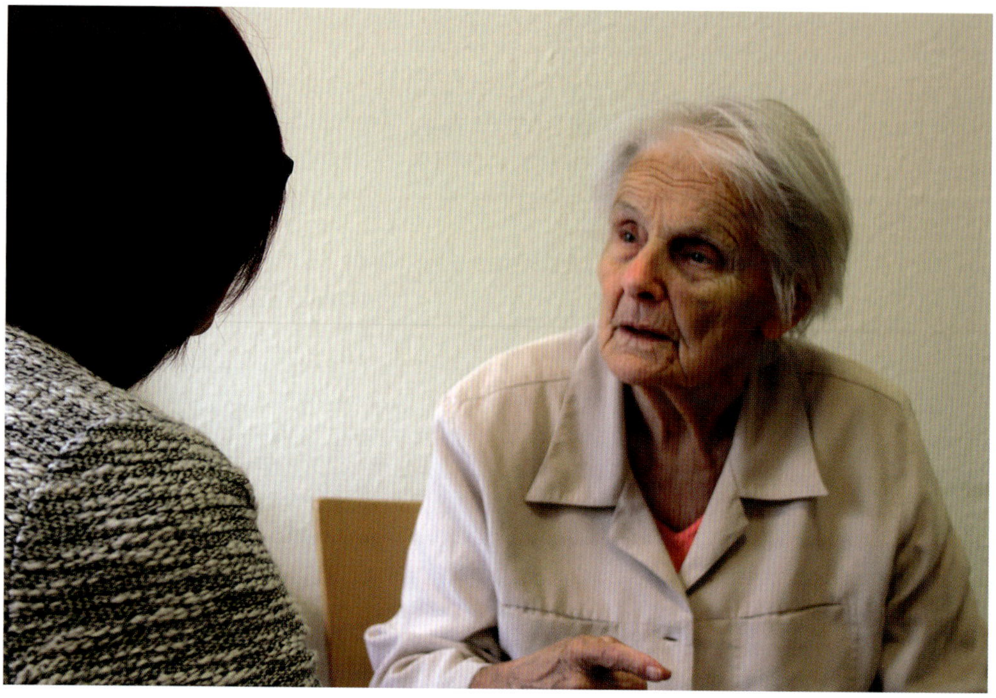

Abb. 5.3-1 Der erste Eindruck

Dem ersten Eindruck auf die Spur kommen und für sich bewerten

- Der erste Eindruck wird zu ... % von Aussehen, Kleidung, Haltung, Gestik und Mimik bestimmt.
- Sprechgeschwindigkeit, Stimmlage, Betonung und Modulation machen ... % aus.
- Den Inhalt machen ... % aus.

Die richtige Vorbereitung:

PRAXISTIPP

- Die eigenen Ziele festlegen
- Sich vorher informieren
- Den richtigen Zeitpunkt wählen
- Die eigene Schlagfertigkeit trainieren
- Sich die Situation visualisieren

Das ist zu beachten bei Verhandlungen:

PRAXISTIPP

- Das Gegenüber ist kein Duellpartner
- Realistische Ziele festlegen, schriftlich formulieren, nicht aus den Augen verlieren
- Verhandlungsspielraum festlegen, Ziele in Teilschritte unterteilen
- Argumente und Formulierungen vorher überlegen
- Mögliche Einwände der Gegenseite und passende Entgegnungen sammeln
- Gewissenhafte Vorbereitung auf ein Gespräch
- Positives Klima schaffen
- Auf die Sitzordnung achten, keine Barrieren aufbauen
- Beobachten des Verhandlungspartners
- Genau zuhören und Einwände durchschauen
- Suchen nach einem gemeinsamen Nenner

- Wahren der Gesprächskultur, den anderen nicht unterbrechen
- Ansprache mit Namen
- Vermeiden von persönlichen Angriffen; Vertagen oder Unterbrechen, wenn sich die Fronten verhärten
- Die Ergebnisse schriftlich festhalten

PRAXISTIPP

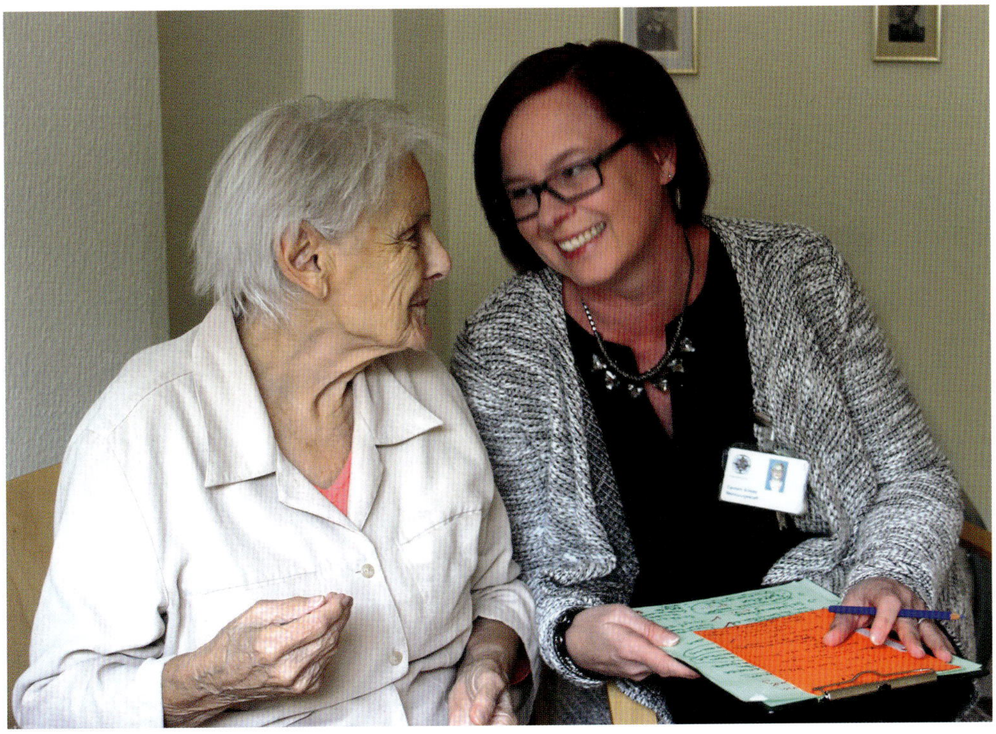

Abb. 5.3-2 Körpersprache (1)

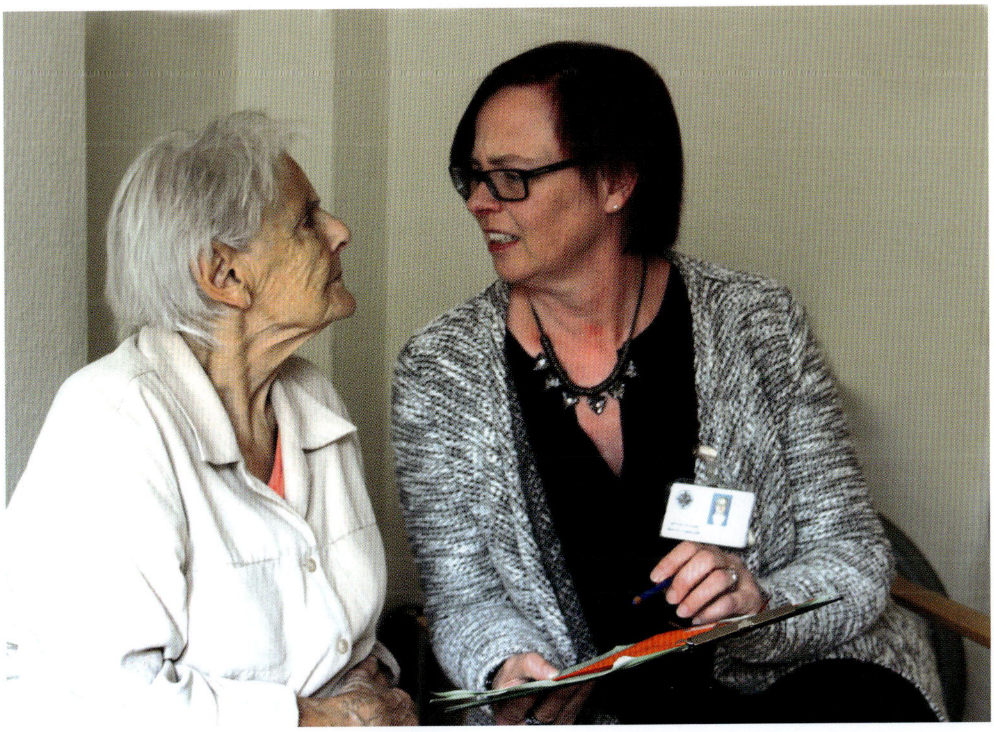

Abb. 5.3-3 Körpersprache (2)

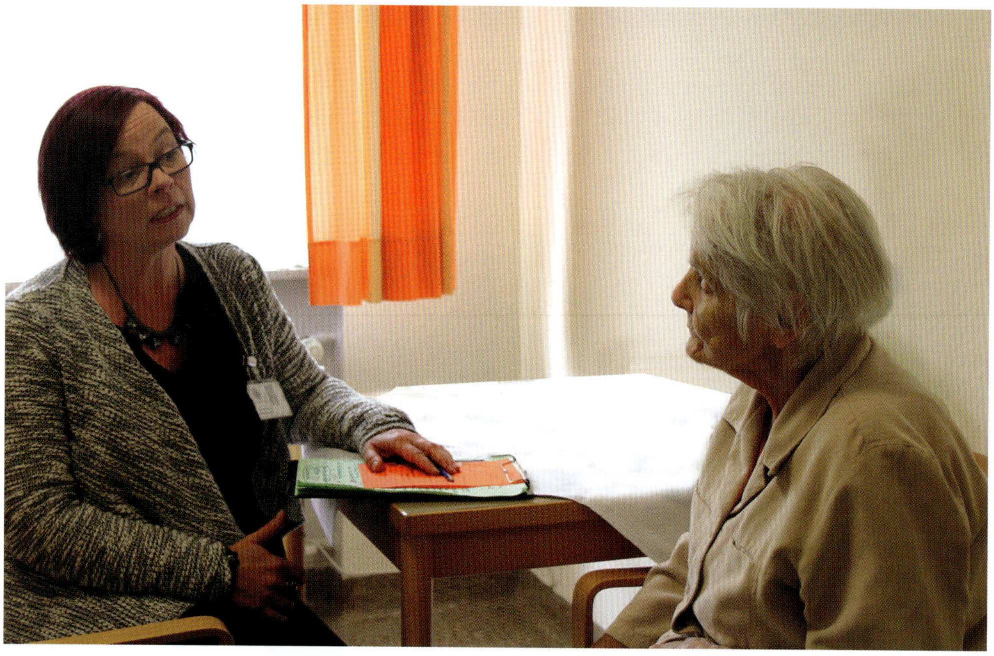

Abb. 5.3-4 Körpersprache (3)

5.3.2.4 10 Regeln für erfolgreiche Kommunikation

1. **Man kann nicht nicht-kommunizieren.**
   (Paul Watzlawick)
   Alles Verhalten hat Mitteilungscharakter, ob gewollt oder ungewollt, ob bewusst oder unbewusst.
2. **Kommunikation ist, was der andere versteht.**
   Wichtig ist nicht nur, „was" gesagt wird, sondern „wie" – und was der andere versteht.
3. **Wie man in den Wald hineinruft, so schallt es heraus.**
   Denn wie man sät, so erntet man.
4. **Kommunikation ist linear und analog.**
   (Paul Watzlawick)
   Sie basiert auf darstellbaren Zeichen (Sprache, Worte, Buchstaben) und auf anschaulichen Darstellungen (Beispiele, Bild, Gestik, Mimik).
5. **Kommunikation ist kreisförmig.**
   (Friedemann Schulz von Thun)
   Eigenes Verhalten, eigene Äußerungen werden als Reaktion auf das Verhalten des anderen wahrgenommen. Kommunikation hat keinen Anfang und kein Ende.
   Die Frage, wer angefangen und schuld ist, ist nicht beantwortbar!
6. **Reden ist Silber, Schweigen ist Gold.**
   Deshalb bemühe ich mich um eine klare und bildreiche Aussage.
7. **Sprich per „ich" und nicht per „man" oder „wir".**
   (Ruth Cohen)
8. **Meine Grundeinstellung ist: „Ich bin ok – Du bist ok."**
   (Eric Berne)
9. **Der Weise senkt bescheiden den Kopf, wo der Kluge das Wort ergreift.**
   (altes japanisches Sprichwort)
10. **Lerne alles, was Du kannst, über die Theorie.**
    Aber wenn Du dem anderen gegenübersitzt, vergiss das Textbuch.
    (Carl Gustav Jung)

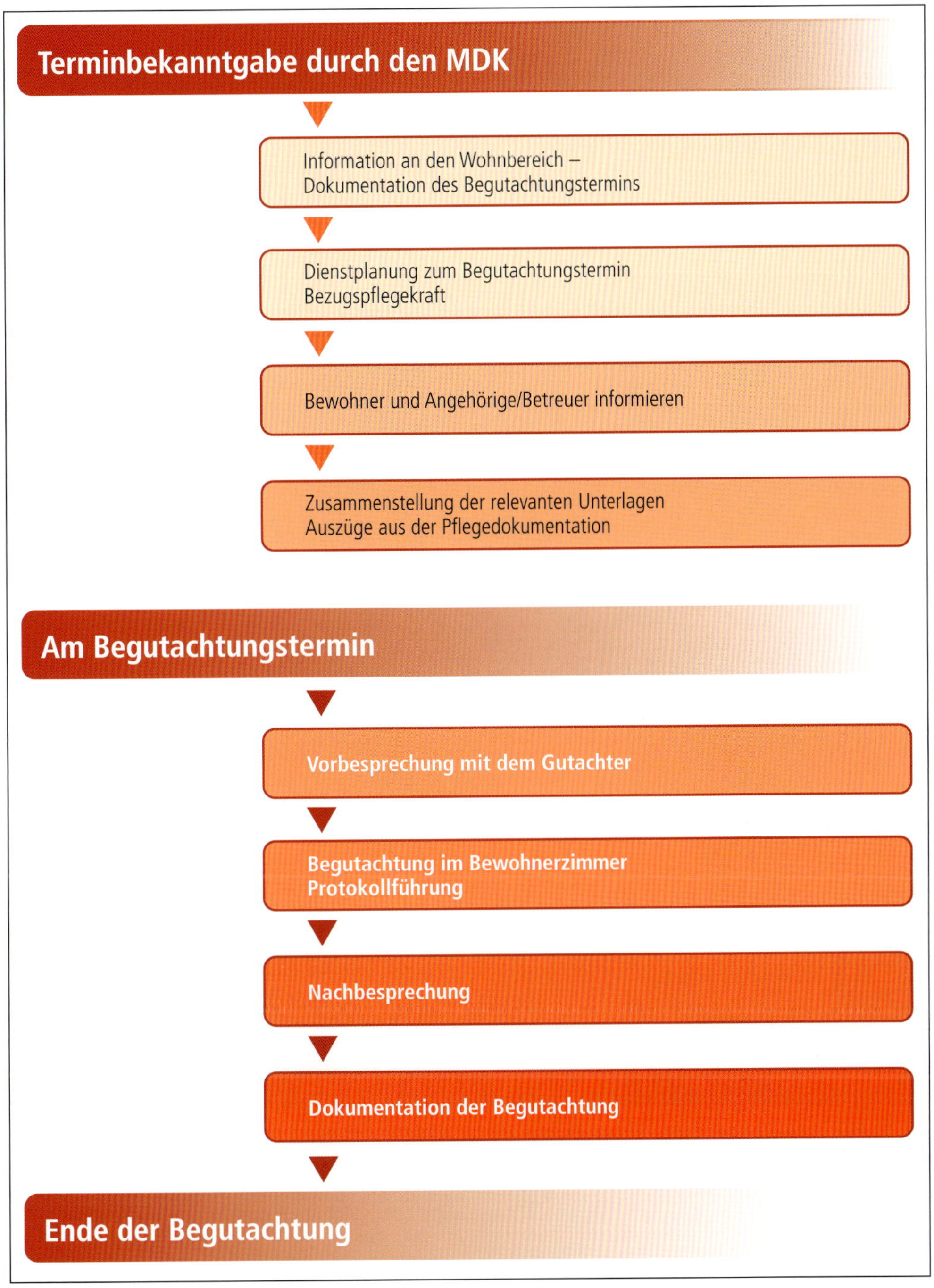

Abb. 5.3-5 Begutachtungsablauf in der stationären Langzeitpflege

Protokoll über die Begutachtung eines Bewohners durch den MDK

Bewohner	Name:
	Station:
	Zimmernummer:
Vertreter der Einrichtung bei der Begutachtung	Name:
	Funktion:
Zeitpunkt der Begutachtung	Datum: __ . __ . __
	Beginn: __ . __ Uhr
	Ende: __ . __ Uhr
Zuständige Bezugspflegekraft	
Hat die Bezugspflegekraft an der Begutachtung teilgenommen?	☐ ja ☐ nein
Name des Gutachters	
Fachliche Qualifikation des Gutachters	☐ Arzt ☐ Pflegefachkraft
	☐ Sonstige Qualifikation:
Gab es Rückfragen des Gutachters an die Pflegekraft?	☐ ja ☐ nein Bemerkungen:
Nahmen Angehörige an der Begutachtung teil?	☐ ja ☐ nein Namen vermerken:
Nahm der Betreuer an der Begutachtung teil?	☐ ja ☐ nein Namen vermerken:
Waren alle notwendigen Unterlagen bei der Begutachtung verfügbar?	☐ ja ☐ nein Bemerkungen

	Angeboten	**Vor Ort eingesehen**	**Kopien mitgenommen**	**Unterlagen nicht zur Kenntnis genommen**
Verlegungsblatt mit ärztlichen Diagnosen und Medikamentenverordnung				
Medizinische Befunde und Unterlagen				
Berichtsblatt				
Informationssammlung Strukturierte Informationssammlung				
Maßnahmenplanung				
Weitere Unterlagen				

Protokoll über die Begutachtung eines Bewohners durch den MDK				
Einschätzung der Leistung des Gutachters				
	☺	😐	☹	Bemerkung
Freundlichkeit gegenüber Bewohner/ Angehörigen/ Betreuer				
Freundlichkeit gegenüber Pflegekraft				
Sachverständnis des Gutachters				
Zeiteinsatz des Gutachters	☐ ja ☐ nein Bemerkungen			
Stand ein Raum für den Gutachter für das Aktenstudium zur Verfügung?				

Tab. 5.3-1 Protokoll Begutachtung

Jeder Pflegebedürftige erhält das Gutachten zukünftig automatisch zugeschickt.

Die Durchführung der Begutachtung sollte im vorgesehenen Zeitrahmen von maximal 60 Minuten möglich sein, dies haben Pretests bestätigt.

Bei besonderer Fallkonstellation und v. a. durch die erforderliche Einschätzung des Rehabilitationsbedarfs kann es zu Problemen bei der Einhaltung einer 60-minütigen Begutachtung kommen.

WICHTIG!

5.4 Widerspruch

Der Entscheidung der Pflegekasse kann widersprochen werden, **eine Begründung ist gesetzlich nicht vorgeschrieben**. Der Widerspruch muss auch ohne Begründung angenommen werden. Lediglich die Fristen sind im § 84 des Sozialgerichtsgesetzes vorgeschrieben.

Einlegen des Widerspruchs: schriftlich oder zur Niederschrift nach Bekanntwerden des Verwaltungsaktes bei der Stelle, die den Verwaltungsakt erlassen hat (Pflegekasse)

Mit Rechtsmittelbelehrung

- 4 Wochen nach Erhalt des Schreibens
- Eintreten der Rechtsgültigkeit nach Ablauf der vorgegebenen Frist
- Danach nur noch Neuantrag möglich, Einspruch nicht mehr möglich

Ohne Rechtsmittelbelehrung

- • Widerspruchszeit bis ein Jahr nach Erhalt der Ablehnung

Es gilt der Eingangsstempel der Behörde. Evtl. sogar mit Nachtuhr und Stempel.

„Hiermit lege ich form- und fristgerecht einen Widerspruch gegen das Gutachten vom (Datum) ein. Eine Begründung wird nachgereicht."

(Nicht notwendig, aber immer sinnvoll, um neue Argumente und Fehleinschätzungen aufzuzeigen)

Um den Widerspruch sinnvoll zu begründen, muss das Gutachten vorliegen, auf das sich die Ablehnung der Einstufung, zukünftig Eingradierung, stützt.

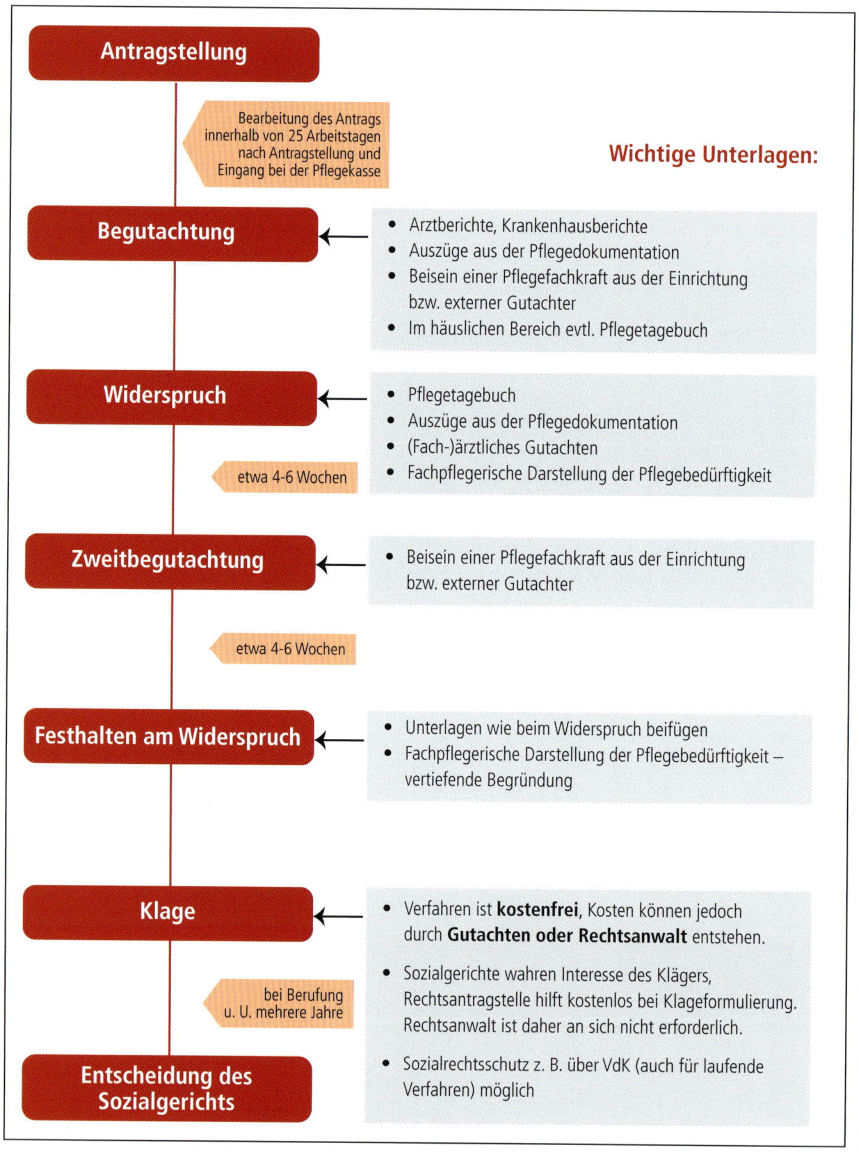

Abb.. 5.4-1 Widerspruchsverfahren

Die schriftliche Begründung wird zusammen mit dem Widerspruch dem Medizinischen Dienst der Krankenkassen (MDK) vorgelegt.

Zunächst kann der Erstbegutachter anhand der neuen Erkenntnisse seine Beurteilung widerrufen.

Falls die Entscheidung nicht revidiert wird, ist ein Zweitgutachten zu erstellen.

Gegen die Entscheidung im Widerspruchsverfahren kann kein Widerspruch eingelegt werden, der Pflegebedürftige hat noch die Möglichkeit, Klage beim Sozialgericht einzulegen.

5.5 Vergleich altes und neues Begutachtungsverfahren

Gegenüber dem bisherigen Begutachtungsverfahren gibt es drei wesentliche Neuerungen:

1. Maßstab zur Einschätzung von Pflegebedürftigkeit ist **nicht die erforderliche Pflegezeit**, sondern der **Grad der Selbstständigkeit** bei der Durchführung von Aktivitäten oder der Gestaltung von Lebensbereichen.
2. Das neue Verfahren zielt auf eine umfassende Berücksichtigung von Pflegebedürftigkeit, vermeidet also die Engführung auf Hilfebedarf bei den Alltagsverrichtungen, die für das bisherige Begutachtungsverfahren charakteristisch ist. Es berücksichtigt sowohl körperliche Beeinträchtigungen als auch kognitive/psychische Einbußen und Verhaltensauffälligkeiten, die einen spezifischen Unterstützungsbedarf nach sich ziehen und/oder für die alltägliche Durchführung der Pflege ein erhebliches Erschwernis darstellen. Einbezogen wird auch die Teilnahme an sozialen, kulturellen und weiteren außerhäuslichen Aktivitäten.
3. Das Begutachtungsinstrument liefert konkrete Hinweise zur Optimierung der individuellen Pflege. Dazu gehören auch Einschätzungen zu den Ressourcen des Pflegebedürftigen, die bei der Entwicklung einer Maßnahmenplanung mit dem Ziel der Ressourcenförderung hilfreich sein können. Außerdem erfolgt eine Einschätzung präventionsrelevanter Risiken, aus der sich ebenfalls Rückschlüsse bei der Maßnahmenplanung ziehen lassen.

Begutachtungsverfahren bis zum 31.12.2016 Pflegestufen	Begutachtungsverfahren ab dem 01.01.2017 Pflegegrade
Alter Pflegebedürftigkeitsbegriff, mit Fokussierung auf somatische Einschränkungen	Neudefinition von Pflegebedürftigkeit mit einem deutlich umfassenderen Verständnis
Zeitbemessung entfällt	Neues Begutachtungsinstrument mit modularem Aufbau Keine Zeitermittlung Grad der Selbstständigkeit im Fokus
3 Pflegestufen	5 Pflegegrade
Berücksichtigt werden vordergründig Zeitaufwand und Verrichtungen. Das Leistungsspektrum ist in hohem Maße an den alltäglichen Verrichtungen orientiert. Durch die Ermittlung des Umfangs an Hilfeleistungen wird eine Stufe der Pflegebedürftigkeit abgeleitet.	Grad der Selbstständigkeit Die Bedürftigkeit wird im Sinne des Grades der Beeinträchtigung der Selbstständigkeit und Abhängigkeit von personeller Hilfe erfasst. Verzicht auf die Bemessung des Zeitaufwands für bestimmte Verrichtungen
Benachteiligung von Menschen mit kognitiven Beeinträchtigungen und psychischen Problemlagen und erheblichem allgemeinen Betreuungsbedarf	Einschränkungen von Menschen mit kognitiven Beeinträchtigungen und psychischen Problemlagen und der erhebliche allgemeine Betreuungsbedarf werden nahezu vollständig über das 2. und 3. Themenmodul des Begutachtungsformulars erfasst.

Begutachtungsverfahren bis zum 31.12.2016 Pflegestufen	Begutachtungsverfahren ab dem 01.01.2017 Pflegegrade
Rehabilitationsbedarf und Hilfsmittelversorgung nur eingeschränkt berücksichtigt. Bisher nicht in der Praxis implementiert und eher ein theoretischer Ansatz	Praktikable Methode zur Abklärung des Rehabilitationsbedarfs Auf der Grundlage der Einschätzungsergebnisse wird beurteilt, ob ein Verbesserungspotenzial und ggf. ein Rehabilitationsbedarf besteht, ob das individuelle Zustands- und Verhaltensprofil der Rehabilitationsfähigkeit entgegensteht und welche Sachverhalte für die Rehabilitationsprognose zu beachten sind. Neuer Grundsatz „Reha vor Pflege" Hilfsmittelversorgung wird über das Begutachtungsformular erfasst. Verbesserung der Situation durch den Einsatz von Hilfsmitteln oder die Optimierung des Hilfsmitteleinsatzes
Ermittlung von Einschränkungen in den Alltagskompetenzen	Verzicht auf eine gesonderte Identifizierung von Personen mit eingeschränkter Alltagskompetenz
	Das neue Begutachtungsinstrument ist so konzipiert, dass es vielfältige Optionen für eine systematische interne und externe Qualitätssicherung bietet.

Tab. 5.5-1 Altes und neues Begutachtungsverfahren

Mit dem neuen Instrument werden Informationen gewonnen und Einschätzungen vorgenommen, die auch für die Erstellung einer Pflegeplanung hohe Relevanz besitzen.

Falldarstellung

6

6.1 Pflegebedürftige Person mit schweren körperlichen Beeinträchtigungen

Herr Prof. Samuel Ignaz Sauerbruch – Jahrgang 1931

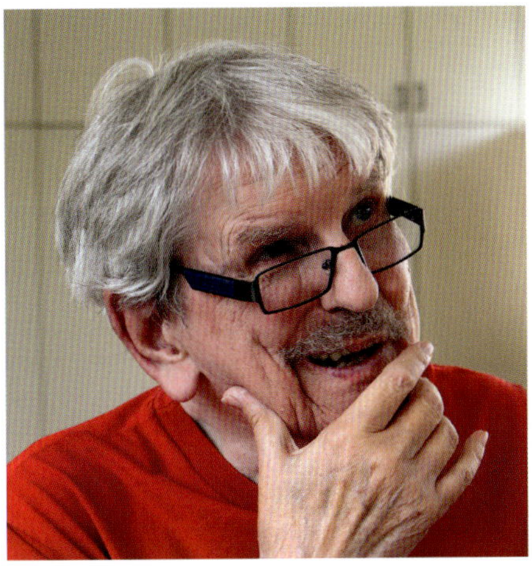

Darf ich mich vorstellen,

mein Name ist **Professor Samuel Ignaz Sauerbruch** und ich bin Jahrgang **1931.** Ich war schon immer ein freundlicher, aufgeschlossener und heiterer Mensch. Als Professor für Betriebswirtschaftslehre unterrichtete ich viele Jahrzehnte an der Universität in Konstanz und nach meinem Renteneintritt arbeitete ich in freiberuflicher Tätigkeit als Honorardozent. Es machte mir große Freude, junge Menschen zu unterrichten. Ich war beliebt bei meinen Studenten und Kollegen.

Meine Frau verlor ich vor fünf Jahren nach kurzer schwerer Krankheit. Für mich ein schwerer Schicksalsschlag und das nach 51 Jahren glücklicher Ehe. Ich wäre damals gern mitgegangen.

Seit 2012 wohne ich nun in einer Senioreneinrichtung am Bodensee.

Ich habe drei erwachsene Kinder, die sich rührend um mich kümmern. Alle drei Kinder sind jedoch berufstätig und wohnen teilweise bis zu 100 km entfernt. Es freut mich ganz besonders, wenn mein bisher einziges Enkelkind zu Besuch kommt. Bereits vor 15 Jahren wurde bei mir ein Morbus Parkinson festgestellt. In den ersten Jahren meiner Krankheit konnte ich durch abgestimmte medikamentöse Einstellung und Physiotherapie meine berufliche Tätigkeit als Honorardozent bis 2006 fortsetzen. Nach dem Tod meiner Frau war es mir nicht mehr möglich, meinen Haushalt selbst zu führen und mich um meinen geliebten Garten zu kümmern.

Meine Bewegungseinschränkungen in Form von Tremor (Zittern der Hände, dadurch Störung der Feinmotorik), Rigor (zunehmende Muskelsteifigkeit) und Akinese (Bewegungsverarmung und gestörter Bewegungsantrieb) verschlimmerten sich in den letzten Jahren zunehmend. Auch die Umstellung auf und regelmäßige Einnahme von Madopar brachte langfristig nicht den gewünschten Effekt. Bei der Nahrungsaufnahme verschlucke ich mich häufig und benötige personelle Hilfestellung. Meine Sprache ist leise, stimmlos geworden und meine Artikulationsfähigkeit ist zunehmend gemindert. Manchmal wirke ich mitunter niedergedrückt, lustlos und antriebslos.

Meine Mobilität und Beweglichkeit ist in allen Bereichen stark eingeschränkt und ich werde immer unselbstständiger. Durch die zunehmenden parkinsonbedingten Einschränkungen kann ich mich nur noch mit Unterstützung einer Person bewegen. Für alle Bewegungsabläufe brauche ich durch die eingetretene Bradyphrenie (Verlangsamung der Denkfähigkeit) sehr lange. Seit 2014 kann ich nicht mehr eigenständig stehen und benötige zum Transfer eine Aufstehhilfe sowie eine Transferhilfe, um mich im Bett hinzulegen bzw. aufzurichten.

„Und dann verlor ich irgendwie die Zukunft und wurde meiner Vergangenheit zunehmend beraubt. Ich tauchte ein in einen immer dichter werdenden Nebel, mit Blitzlichtern aus der Vergangenheit, die ich immer seltener zuordnen kann."

Ende 2014 wurde bei Herrn Professor Sauerbruch eine Demenz vom Alzheimer-Typ im Anfangsstadium diagnostiziert. Sein Sprachvermögen und sein Sprachverständnis werden zunehmend eingeschränkter.

Die weiteren Ausführungen und Beobachtungen formulierte das Pflege- und Betreuungspersonal:

In den letzten zwei Jahren traten bei Herrn Professor Sauerbruch immer mehr deutlich werdende Gedächtnisstörungen auf. Teilweise ist die zeitliche und örtliche Orientierung nur noch in geringem Maße vorhanden. Personen aus seinem Umfeld erkennt er nur noch selten. An Beschäftigungsangeboten der Einrichtung nimmt er gerne teil, jedoch beschränken ihn seine krankheitsbedingten Folgen, und er benötigt hier personelle Hilfe zur Kontaktaufnahme zu anderen Personen, zur Überwindung seiner Sprachprobleme, und er benötigt permanent Anleitung und Begleitung bei allen Umsetzungsschritten. Das Verstehen von Aufforderungen und mehrschrittigen Alltagshandlungen ist nur noch in geringem Maße vorhanden. Er leidet unter nächtlicher Unruhe und zunehmender Antriebslosigkeit mit depressiver Verstimmung.

In fast allen Bereichen der Selbstversorgung kann er aufgrund seiner somatischen und mentalen Funktionsstörungen nur noch mit personeller Hilfe zurechtkommen. Es liegt zusätzlich eine demenzbedingte Stuhl- und Harninkontinenz vor. Er kann seine Ausscheidungen nicht mehr kontrollieren und insbesondere realisieren.

Trotz aller dieser Einschränkungen hat er sein freundliches Wesen nicht verloren.

6.2 Begutachtung der Pflegebedürftigkeit bis zum 31.12.2016 – Pflegestufe

„Wer bei den gewöhnlichen und regelmäßigen wiederkehrenden Verrichtungen des täglichen Lebens dauerhaft, voraussichtlich für mindestens sechs Monate, in erheblichem oder höherem Maße auf Hilfe angewiesen ist, gilt als pflegebedürftig."

Die Feststellung der Pflegebedürftigkeit erstreckt sich auf die **vier Bereiche:**

- Körperpflege
- Ernährung
- Mobilität
- Hauswirtschaftliche Versorgung

6.2.1 Im Bereich Körperpflege

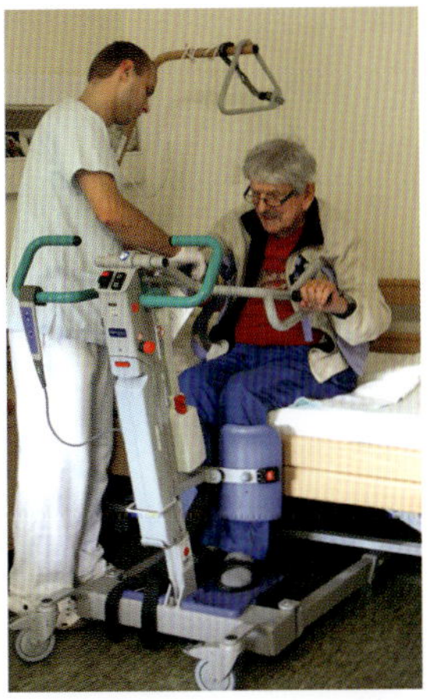

Das Waschen, Duschen, Baden, die Zahnpflege, das Kämmen, Rasieren, die Darm- und Blasenentleerung

Abb 6.2-1 Aufstehhilfe für die Körperpflege

Begutachtungsverfahren bis 31.12.2016

Name des Pflegebedürftigen:	Professor Samuel Ignaz Sauerbrauch	Derzeitge Pflegestufe:	3

U=Hilfestellung/ Unterstützung TÜ=Teilweise Übernahme VÜ=Volle Übernahme B=Beaufsichtigung/ Kontrolle A=Anleitung

4.1. Körperpflege	Hilfeform (Bitte zutreffendes auswählen) U TÜ VÜ B A	Richtwert in Min.	Tats. Wert in Min.	Häufigkeit Tägl.	Häufigkeit Wöch.	Zeitaufwand Min./ Tag	Ergänzende Bemerkungen (z.B. Angabe von Erschwernisfaktoren)
Waschen							
Ganzkörperwäsche (GK)	TÜ,A,B	(20-25)	35 Min.	1	7	35 Min.	Tremor (Zittern der Hände, dadurch Störung der Feinmotorik) Rigor (Muskelsteifigkeit zunehmende) Akinese (Bewegungsverarmung und gestörter Bewegungsantrieb), dauerhafte zeitliche, örtliche und situative Desorientierung, Verstehen von Aufforderungen und mehrschrittigen Alltagshandlungen ist nur noch im geringen Maße möglich, Antrieb verarmt allgemein kraftlos
Waschen Oberkörper (OK)		(08-10)				0 Min.	
Waschen Unterkörper (UK)	TÜ,A,B	(12-15)				0 Min.	
Waschen Hände/Gesicht	TÜ,A,B	(01-02)	1 Min.	10	7	10 Min.	
Duschen	VÜ	(15-20)	42 Min.		1	6 Min.	
Baden		(20-25)				0 Min.	
Zahnpflege	TÜ	(05-05)	5 Min.	3	7	15 Min.	
Kämmen	VÜ	(01-03)	1 Min.	3	7	3 Min.	
Rasieren	VÜ	(05-10)	5 Min.	1	7	5 Min.	
				Summe		**74 Min.**	

Abb 6.2-2 Begutachtungsformular bis 31.12.2016 – Bereich Körperpflege

4.1. Körperpflege	Hilfeform (Bitte zutreffendes auswählen) U TÜ VÜ B A	Richtwert in Min.	Tat. Wert in Min.	Häufigkeit Tägl.	Wöch.	Zeitaufwand Min./Tag	Ergänzende Bemerkungen (z.B. Angabe von Erschwernisfaktoren)
Darm- und Blasenentleerung							
Wasserlassen		(02-03)				0 Min.	Bereich Ausscheidungen unselbstständig insbesondere durch demenzbedingte Stuhl- und Harninkontinenz sowie die erwähnten starken Bewegungseinschränkungen (siehe oben) Ausscheidungen können nicht mehr kontrolliert und insbesondere realisiert werden
Stuhlgang		(03-06)				0 Min.	
Kleidung richten	TÜ,A	(02-02)	3 Min.	6	7	18 Min.	
IKP-Wechsel						0 Min.	
– nach Wasserlassen	VÜ	(04-06)	6 Min.	5	7	30 Min.	
– nach Stuhlgang	VÜ	(07-10)	10 Min.	1	7	10 Min.	
Wechseln kleiner Vorlagen		(01-02)				0 Min.	
Wechseln/ Leeren Urinbtl.		(02-03)					
Steckbecken/ Toilettenstuhl						0 Min.	
Wechseln/ Leeren Stomabtl.		(03-04)				0 Min.	
				Summe		58 Min.	
				Übertrag		74 Min.	
				Körperpflege Gesamt		132 Min.	

Abb 6.2-3 Begutachtungsformular bis 31.12.2016 – Darm- und Blasenentleerung

132 Minuten im Bereich der Körperpflege

6.2.1.1 Im Bereich Ernährung

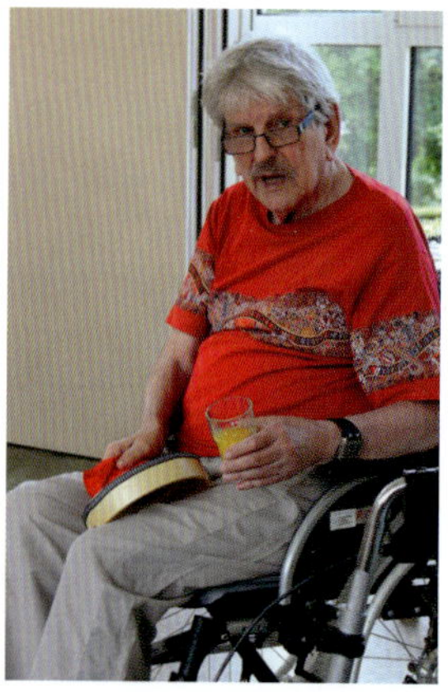

Das mundgerechte Zubereiten oder die Aufnahme der Nahrung

Abb 6.2-4 Aufnahme Essen und Trinken

4.2. Ernährung	Hilfeform (Bitte zutreffendes auswählen) U TÜ VÜ B A	Richtwert in Min.	Tat. Wert in Min.	Häufigkeit Tägl.	Wöch.	Zeitaufwand Min./Tag	Ergänzende Bemerkungen (z.B. Angabe von Erschwernisfaktoren)
Mundgerechte Zubereitung	VÜ	(02-03)	3	5	7	15 Min.	Kraftlosigkeit und Tremor in den Händen, Nahrung und Flüssigkeit muss vorbereitet werden, ermüdet schnell, unterbricht das Essen ohne ständige Aufforderung, Schluckstörungen, 3 Hauptmahlzeiten und 2 ZMZ notwendig
Aufnahme der Nahrung							
Oral	TÜ,A,B	(15-20)	17	3	7	51 Min.	
Über Ernährungssonde		(15-20)				0 Min.	
				Ernährung gesamt		66 Min.	
				Übertrag		132 Min.	
Zusammenfassung				Gesamtsumme Zeitaufwand Grundpflege		198 Min./ Tag	

Abb 6.2-5 Begutachtungsformular bis 31.12.2016 – Bereich Ernährung

66 Minuten im Bereich der Ernährung

6.2.1.2 Im Bereich der Mobilität

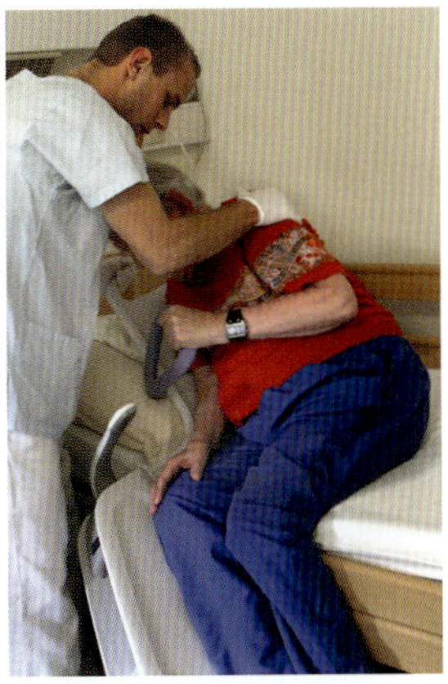

Das selbstständige Aufstehen und Zubettgehen, An- und Auskleiden, Gehen, Stehen, Treppen steigen oder das Verlassen und Wiederaufsuchen der Wohnung

Abb 6.2-6 Transferhilfe Aufrichten und Hinlegen ins Bett (SEBA)

4.3. Mobilität	Hilfeform (Bitte zutreffendes auswählen) U TÜ VÜ B A	Richtwert in Min.	Tats. Wert in Min.	Häufigkeit Tägl.	Häufigkeit Wöch.	Zeitaufwand Min./Tag	Ergänzende Bemerkungen (z.B. Angabe von Erschwernisfaktoren)
Aufstehen/ Zubettgehen							Transfers hochaufwendig durch Bewegungsverarmung und Muskelsteifigkeit sowie Einsatz von Transferhilfsmitteln, kann Rollstuhl nur zum Teil selbst benutzen, klammert und versteift sich bei allen Transfers, dem Stehen und Aufstehen, Bewegung im Wohnbereich nicht ziel- und zweckgerichtet,erkennt nur zum Teil die Reihenfolge des Kleidens sowie deren kleinschrittige Vorgehensweise, hält eine Mittagsruhe ein, mit Teilbekleidung OK/UK
Aufstehen/ Zubettgehen	TÜ,A	(01-02)	4	4	7	16 Min.	
Umlagern	TÜ,A	(02-03)	3	7	7	21 Min.	
An- und Auskleiden							
Ankleiden gesamt (GK)	TÜ,A	(08-10)	12	1	7	12 Min.	
Teilbekleiden OK/UK		(05-06)	6	1	7	6 Min.	
Entkleiden gesamt GE)	TÜ,A	(04-06)	8	1	7	8 Min.	
Teilentkleiden OK/UK		(02-03)	6	1	7	6 Min.	
Gehen		(02-03)				0 Min.	
Stehen (Transfer)	Tü,A,B	(01-01)	2	34	7	68 Min.	
Treppensteigen		( )				0 Min.	
Verlassen/ Wiederaufs. der Wohnung/ Pflegeeinrichtung		30				0 Min.	
				Mobilität Gesamt		137 Min.	
				Übertrag		198 Min.	
				Gesamt		335 Min.	

Abb 6.2-7 Begutachtungsformular bis 31.12.2016 – Bereich Mobilität

137 Minuten im Bereich der Mobilität

6.2.1.3 Im Bereich der hauswirtschaftlichen Versorgung

Das Einkaufen, Kochen, Reinigen der Wohnung, Spülen, Wechseln und Waschen der Wäsche und Kleidung und das Beheizen

Ergebnis der Begutachtung		
4.1	Körperpflege	132 Minuten
4.2	Ernährung	66 Minuten
4.3	Mobilität	137 Minuten
4.4	Hauswirtschaftliche Versorgung	60 Minuten (pauschal)
Zeitaufwand Grundpflege		**5 Stunden und 35 Minuten (335 Minuten)**
Zeitaufwand hauswirtschaftliche Versorgung (im Wochendurchschnitt)		**1 Stunde**

Tab. 6.2-1 Ergebnis Begutachtung

Für den Zeitaufwand der Grundpflege liegt § 15 Abs. 3 SGB XI folgende Minuten fest, die wöchentlich im Tagesdurchschnitt erreicht werden müssen.

§ 15 Abs. 3 SGB XI Zeitaufwand für die Grundpflege Versorgung		
Pflegestufe	**Hilfebedarf**	**Im Bereich der Grundpflege am Tag**
I	**90 Minuten**	**Mehr als 45 Minuten**
Pflegebedürftige der Pflegestufe I (erheblich Pflegebedürftige) sind Personen, die bei der Körperpflege, der Ernährung oder der Mobilität für wenigstens zwei Verrichtungen aus einem oder mehreren Bereichen mindestens einmal täglich der Hilfe bedürfen und zusätzlich mehrfach in der Woche Hilfe bei der hauswirtschaftlichen Versorgung benötigen. In der **Pflegestufe I mindestens 90 Minuten**, hierbei müssen auf die **Grundpflege mehr als 45 Minuten** entfallen.		
II	**180 Minuten**	**120 Minuten**
Pflegebedürftige der Pflegestufe II (schwer Pflegebedürftige) sind Personen, die bei der Körperpflege, der Ernährung oder der Mobilität **mindestens dreimal täglich zu verschiedenen Tageszeiten** der Hilfe bedürfen und zusätzlich mehrfach in der Woche Hilfe bei der hauswirtschaftlichen Versorgung benötigen. In der **Pflegestufe II mindestens drei Stunden (180 Minuten)**, hierbei müssen auf die **Grundpflege mindestens zwei Stunden (120 Minuten)** entfallen.		
III	**300 Minuten**	**240 Minuten und nächtlicher Hilfebedarf**
Pflegebedürftige der Pflegestufe III (Schwerstpflegebedürftige) sind Personen, die bei der Körperpflege, der Ernährung oder der Mobilität **täglich rund um die Uhr, auch nachts**, der Hilfe bedürfen und zusätzlich mehrfach in der Woche Hilfe bei der hauswirtschaftlichen Versorgung benötigen. In der **Pflegestufe III mindestens fünf Stunden**, hierbei müssen auf die **Grundpflege mindestens vier Stunden entfallen.**		
Härtefall	**360 Minuten**	**360 Minuten und mindestens dreimal in der Nacht**
Hilfe bei der Körperpflege, der Ernährung oder der Mobilität ist mindestens 6 Stunden täglich, davon mindestens dreimal in der Nacht, erforderlich. Bei Pflegebedürftigen in vollstationären Pflegeeinrichtungen ist auch die auf Dauer bestehende medizinische Behandlungspflege zu berücksichtigen.		

Tab. 6.2-2 ***Zeitaufwand für die grundpflegerische Versorgung § 15 Abs. 3 SGB XI***

6.2.1.4 Einschätzung der eingeschränkten Alltagskompetenz

Screening und Assessment zur Feststellung von Personen mit erheblich eingeschränkter Alltagskompetenz.

Das Verfahren zur Feststellung von Personen mit erheblich eingeschränkter Alltagskompetenz ist durchzuführen bei

- Anträgen auf häusliche Pflegeleistungen oder Begutachtung in der häuslichen Umgebung und
- Vorliegen von demenzbedingten Fähigkeitsstörungen, geistiger Behinderung oder psychischer Erkrankung.

Feststellung von erheblich eingeschränkter Alltagskompetenz

1	Unkontrolliertes Verlassen des Wohnbereichs (Weglauftendenz)	
2	Verkennen oder Verursachen gefährdender Situationen	1
3	Unsachgemäßer Umgang mit gefährlichen Gegenständen oder potenziell gefährdenden Substanzen	
4	Tätlich oder verbal aggressives Verhalten in Verkennung der Situation	
5	Im situativen Kontext inadäquates Verhalten	
6	Unfähigkeit, die eigenen körperlichen und seelischen Gefühle oder Bedürfnisse wahrzunehmen	
7	Unfähigkeit zu einer erforderlichen Kooperation bei therapeutischen oder schützenden Maßnahmen als Folge einer therapieresistenten Depression oder Angststörung	
8	Störungen der höheren Hirnfunktionen (Beeinträchtigung des Gedächtnisses, herabgesetztes Urteilsvermögen), die zu Problemen bei der Bewältigung von sozialen Alltagsleistungen geführt haben	1
9	Störung des Tag-/Nacht-Rhythmus	1
10	Unfähigkeit, eigenständig den Tagesablauf zu planen und zu strukturieren	1
11	Verkennen von Alltagssituationen und inadäquates Reagieren in Alltagssituationen	
12	Ausgeprägtes labiles oder unkontrolliert emotionales Verhalten	
13	Zeitlich überwiegend Niedergeschlagenheit, Verzagtheit, Hilflosigkeit oder Hoffnungslosigkeit aufgrund einer therapieresistenten Depression	1

Anzahl **Ja** im Bereich 1 - 9: **3**
Anzahl **Ja** im Bereich 10 - 13: **2**

Auswertung:
Die Alltagskompetenz ist im Sinne des § 45a SGB XI ERHEBLICH EINGESCHRÄNKT.

Abb 6.2-8 ***Begutachtungsformular bis 31.12.2016 – Assessment zur Einschätzung der Alltagskompetenzen***

6.3 Begutachtung der Pflegebedürftigkeit nach neuem Verfahren – Pflegegrad

Bei dem neuen Begutachtungsinstrument stehen der Mensch und seine Fähigkeiten im Mittelpunkt. Es geht um die Fragestellung: **Was kann die Person noch alleine und wobei benötigt sie Unterstützung?** Der Fokus liegt auf den vorhandenen Ressourcen, die es gilt zu fördern, zu erhalten oder zu verbessern, bzw. darauf, das Fortschreiten der Pflegebedürftigkeit zu verlangsamen. Der Zeitaufwand bei den grundpflegerischen Verrichtungen, der bisher zur Beurteilung der Pflegebedürftigkeit entscheidend war, wird nicht mehr berücksichtigt.

Mit dem neuen Begutachtungsinstrument lässt sich besser als bisher ermitteln, wie gut die pflegebedürftige Person mit den Folgen ihrer Erkrankung oder Beeinträchtigung zurechtkommt, weil es neben den physischen auch kognitive, psychische und soziale Probleme berücksichtigt. Der Grad der Selbstständigkeit und der Fähigkeiten steht dabei im Vordergrund.

Wie pflegebedürftig die Person ist, wird durch die fünf Pflegegrade dargestellt.

Dabei gilt:
Je höher der Pflegegrad, desto mehr ist die pflegebedürftige Person in ihrer Selbstständigkeit eingeschränkt und auf personelle Unterstützung angewiesen.

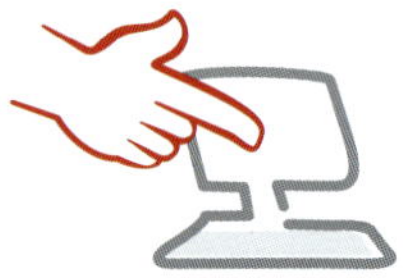

Im Online-Portal verfügbar: Pflegegradrechner

6.3.1.1 Themenmodul Mobilität

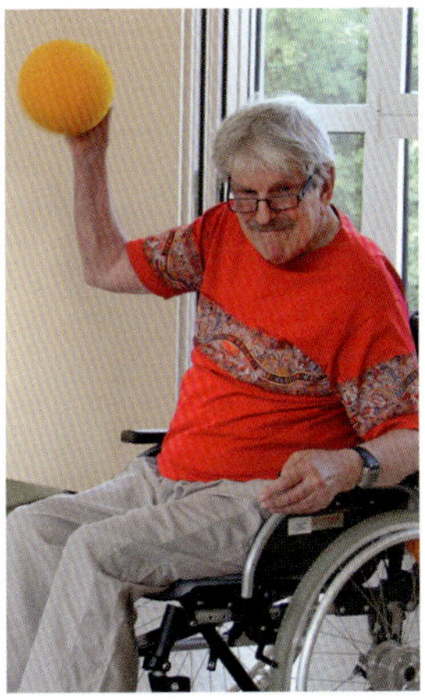

Körperliche Beweglichkeit: bspw. Aufstehen vom Bett und in das Wohnzimmer gehen, Fortbewegen innerhalb des Wohnbereichs, Treppen steigen

Abb 6.3-1 Themenmodul Mobilität

Formulargutachten zur Feststellung der Pflegebedürftigkeit
4.1 Modul 1: Mobilität

		0 Punkte Selbstständig	1 Punkt Überwiegend Selbstständig	2 Punkte Überwiegend Unselbstständig	3 Punkte Unselbstständig
4.1.1.	**Positionswechsel im Bett**			X	
4.1.2.	**Halten einer stabilen Sitzposition**			X	
4.1.3.	**Umsetzen**				X
4.1.4.	**Fortbewegen innerhalb des Wohnbereichs**				X
4.1.5.	**Treppensteigen**				X
Erläuterungen					
Tremor (Zittern der Hände, dadurch Störung der Feinmotorik), Rigor (zunehmende Muskelsteifigkeit der gesamten Muskulatur)					
Akinese (Bewegungsverarmung und gestörter Bewegungsantrieb)					
Betroffen beide Arme und Beine					
Transfers und Umsetzen durch Bewegungsverarmung und Muskelsteifigkeit unselbstständig					
Einsatz von hochaufwändigen Transferhilfsmitteln, stehunfähig, muss im Rollstuhl geschoben werden					
4.1.6.	**Besondere Bedarfskonstellation**				
	Gebrauchsunfähigkeit beider Arme und beider Beine	x **Ja**			
Erläuterungen					
Bedingt durch zunehmende therapieresistente Parkinson-Symptomatik (siehe oben) besteht eine dauerhafte Gebrauchsunfähigkeit der Arme und Beine					
Summe der Einzelpunkte					13
Gewichtete Punkte					10

Abb 6.3-2 Formulargutachten zur Feststellung der Pflegebedürftigkeit – Themenmodul 1

Das Modul geht mit einer **Gewichtung von 10 Prozent in die Berechnung des Gesamtpunktwerts** ein. Dem Summenwert für das Themenmodul Mobilität wird der gewichtete Punktwert entsprechend wie folgt zugeordnet:

- 0 bis 1 Punkt: gewichtete Punkte = 0
- 2 bis 3 Punkte: gewichtete Punkte = 2,5
- 4 bis 5 Punkte: gewichtete Punkte = 5
- 6 bis 9 Punkte: gewichtete Punkte = 7,5
- 10 bis 15 Punkte: gewichtete Punkte = 10

6.3.1.2 Themenmodul Kognitive und kommunikative Fähigkeiten

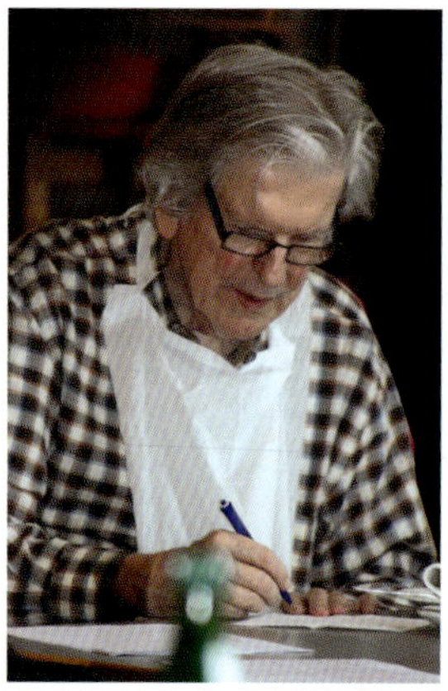

Verstehen und Reden: bspw. Orientierung über Ort und Zeit; Sachverhalte und Informationen begreifen, Erkennen von Risiken, andere Menschen im Gespräch verstehen

Abb 6.3-3 Themenmodul Kognitive und kommunikative Fähigkeiten

Formulargutachten zur Feststellung der Pflegebedürftigkeit
4.2 Modul 2: Kognitive und kommunikative Fähigkeiten

		0 Punkte vorhanden/ unbeeinträchtigt	1 Punkt größtenteils vorhanden	2 Punkte in geringem Maße vorhanden	3 Punkte nicht vorhanden
4.2.1.	Erkennen von Personen aus dem näheren Umfeld			X	
4.2.2.	Örtliche Orientierung				X
4.2.3.	Zeitliche Orientierung				X
4.2.4.	Erinnern an wesentliche Ereignisse oder Beobachtungen				X
4.2.5.	Steuern von mehrschrittigen Alltagshandlungen				X
4.2.6.	Treffen von Entscheidungen im Alltagsleben				X
4.2.7.	Verstehen von Sachverhalten und Informationen			X	
4.2.8.	Erkennen von Risiken und Gefahren				X
4.2.9.	Mitteilen von elementaren Bedürfnissen			X	
4.2.10.	Verstehen von Aufforderungen		X		
4.2.11.	Beteiligung an einem Gespräch			X	
Erläuterungen					
Summe der Einzelpunkte					27
Gewichtete Punkte					15

Abb 6.3-4 Formulargutachten zur Feststellung der Pflegebedürftigkeit – Themenmodul 2

Das Modul fließt in die Berechnung des **Gesamtpunktwerts mit einer Gewichtung von 15 Prozent** ein, sofern der in Modul 3 ermittelte gewichtete Punktwert nicht höher ausfällt.

Aus den **Modulen 2 und 3 fließt immer nur der jeweils höhere gewichtete Punktwert in die Berechnung** des Gesamtwerts ein.

Dem Summenwert für das Modul **„Kognitive und kommunikative Fähigkeiten"** wird der gewichtete Punktwert demgemäß folgendermaßen zugeordnet:

- 0 bis 1 Punkt: gewichtete Punkte = 0
- 2 bis 5 Punkte: gewichtete Punkte = 3,75
- 6 bis 10 Punkte: gewichtete Punkte = 7,5
- 11 bis 16 Punkte: gewichtete Punkte = 11,25
- 17 bis 33 Punkte: gewichtete Punkte = 15

6.3.1.3 Themenmodul Verhaltensweisen und psychische Problemlagen

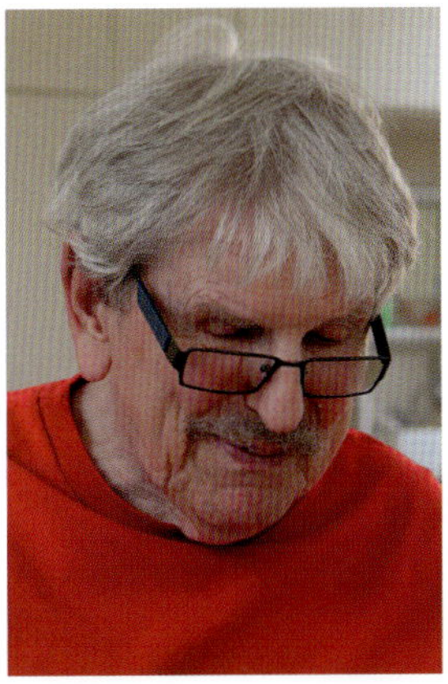

„Schwieriges" Verhalten und Handeln: bspw. Unruhe in der Nacht oder Ängste und Aggressionen, die für sich und andere belastend sind, Abwehr pflegerischer Maßnahmen

Abb 6.3-5 Themenmodul Verhaltensweisen und psychische Problemlagen

Formulargutachten zur Feststellung der Pflegebedürftigkeit
4.3 Modul 3: Verhaltensweisen und psychische Problemlagen

		0 Punkte Nie oder sehr selten	1 Punkt Selten (ein- bis dreimal innerhalb von zwei Wochen)	3 Punkte Häufig (zweimal bis mehrmals wöchentlich, aber nicht täglich)	5 Punkte Täglich
F.4.3.1.	Motorisch geprägte Verhaltensauffälligkeiten	X			
F.4.3.2.	Nächtliche Unruhe			X	
F.4.3.3.	Selbstschädigendes und autoaggressives Verhalten	X			
F.4.3.4.	Beschädigung von Gegenständen	X			
F.4.3.5.	Physisch aggressives Verhalten gegenüber anderen Personen	X			
F.4.3.6.	Verbale Aggression	X			
F.4.3.7.	Andere pflegerelevante vokale Auffälligkeiten	X			
F.4.3.8.	Abwehr pflegerischer oder anderer unterstützender Maßnahmen	X			
F.4.3.9.	Wahnvorstellungen	X			
F.4.3.10.	Ängste		X		
F.4.3.11.	Antriebslosigkeit, depressive Stimmungslage			X	
F.4.3.12.	Sozial inadäquate Verhaltensweisen	X			
F.4.3.13.	Sonstige pflegerelevante inadäquate Handlungen	X			
Erläuterung					
Summe der Einzelpunkte					7
Gewichtete Punkte					15

Abb 6.3-6 Formulargutachten zur Feststellung der Pflegebedürftigkeit – Themenmodul 3

Das Modul fließt in die Berechnung des **Gesamtwerts mit einer Gewichtung von 15 Prozent** ein, sofern der in Modul 2 ermittelte gewichtete Punktwert nicht höher ausfällt.

Aus den **Modulen 2 und 3 fließt immer nur der jeweils höhere gewichtete Punktwert in die Berechnung des Gesamtwerts** ein.

Dem Summenwert für das Modul **„Verhaltensweisen und psychische Problemlagen"** wird der modulgewichtete Punktwert entsprechend folgendermaßen zugeordnet:

- 0 Punkte : gewichtete Punkte = 0
- 1 bis 2 Punkte: gewichtete Punkte = 3,75
- 3 bis 4 Punkte: gewichtete Punkte = 7,5
- 5 bis 6 Punkte: gewichtete Punkte = 11,25
- 7 bis 65 Punkte: gewichtete Punkte = 15

6.3.1.4 Themenmodul Selbstversorgung

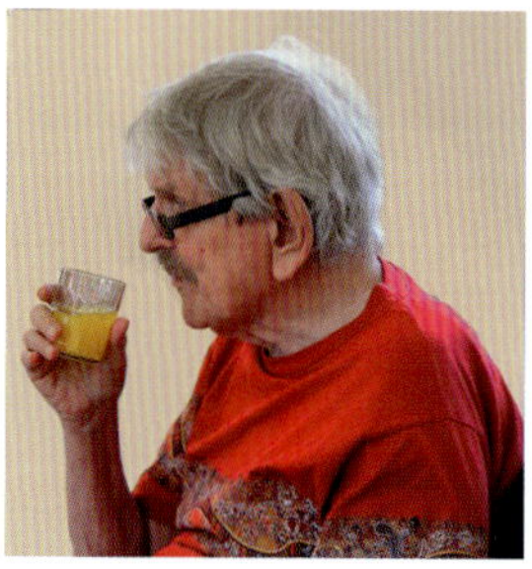

Beispielsweise sich selbstständig waschen und ankleiden, Essen und Trinken, selbstständige Benutzung der Toilette

Abb 6.3-7 Themenmodul Selbstversorgung

Formulargutachten zur Feststellung der Pflegebedürftigkeit
4.4 Modul 4: Selbstversorgung

Angaben zur ärztlichen Versorgung

	Ernährung parenteral oder über Sonde		X	Entfällt (4.4.13 entfällt)
	Parenteral z.B. Port			**Art der Gabe**
	Perkutane endoskopische Gastrostomie (PEG)			Pumpe
	Perkutane endoskopische Jejumostomie (PEJ)			Schwerkraft
	Nasale Magensonde			Bolusgabe

	Blasenkontrolle/Harninkontinenz
	Ständig kontinent (4.4.11 entfällt)
	Überwiegend kontinent (maximal 1x täglich inkontinent oder Tröpfcheninkontinenz) (4.4.11. entfällt)
	Überwiegend inkontinent (mehrmals täglich)
X	Komplett inkontinent
	Suprapubischer Dauerkatheter
	Transurethraler Dauerkatheter
	Ureostoma

	Darmkontrolle/Stuhlkontinenz
	Ständig kontinent (4.4.12 entfällt)
	Überwiegend kontinent (4.4.12. entfällt)
	Überwiegend inkontinent, selten gesteuerte Darmentleerung
X	X
	Colo-/Ileostoma

Erläuterungen					
Selbstversorgung - Bewertung					
		Selbstständig	Überwiegend Selbstständig	Überwiegend Unselbstständig	Unselbstständig
4.4.1.	Waschen des vorderen Oberkörpers				X
4.4.2.	Körperpflege im Bereich des Kopfes				X
4.4.3.	Waschen des Intimbereichs				X
4.4.4.	Duschen und Baden einschließlich Waschen der Haare				X
4.4.5.	An- und Auskleiden des Oberkörpers				X
4.4.6.	An- und Auskleiden des Unterkörpers				X
4.4.7.	Mundgerechtes Zubereiten der Nahrung und Eingießen von Getränken				X
4.4.8.	Essen			X	
4.4.9.	Trinken			X	
4.4.10.	Benutzen einer Toilette oder eines Toilettenstuhls				X
4.4.11.	Bewältigen der Folgen einer Harninkontinenz und Umgang mit Dauerk./Ur.				X
4.4.12.	Bewältigen der Folgen einer Stuhlinkontinenz und Umgang mit Stoma				X
			Versorgung mit Hilfe		
		Versorgung selbstständig	Nicht täglich, nicht auf Dauer	Täglich zusätzlich zur oralen Ernährung	Ausschließlich oder nahezu ausschließlich
4.4.13.	Ernährung parenteral oder über Sonde				
Erläuterungen					
Summe der Einzelpunkte					43
Gewichtete Punkte					40

Abb 6.3-8 ***Formulargutachten zur Feststellung der Pflegebedürftigkeit – Themenmodul 4***

Das Modul geht mit einer **Gewichtung von 40 Prozent in die Berechnung des Gesamtwerts** ein. Entsprechend dieser Gewichtung wird dem Summenwert für das Modul 4 der gewichtete Punktwert folgendermaßen zugeordnet:

- 0 bis 2 Punkte: gewichtete Punkte = 0
- 3 bis 7 Punkte: gewichtete Punkte = 10
- 8 bis 18 Punkte: gewichtete Punkte = 20
- 19 bis 36 Punkte: gewichtete Punkte = 30
- **37 bis 54 Punkte: gewichtete Punkte = 40**

6.3.1.5 Themenmodul Bewältigung von und selbstständiger Umgang mit krankheits- oder therapiebedingten Anforderungen und Belastungen

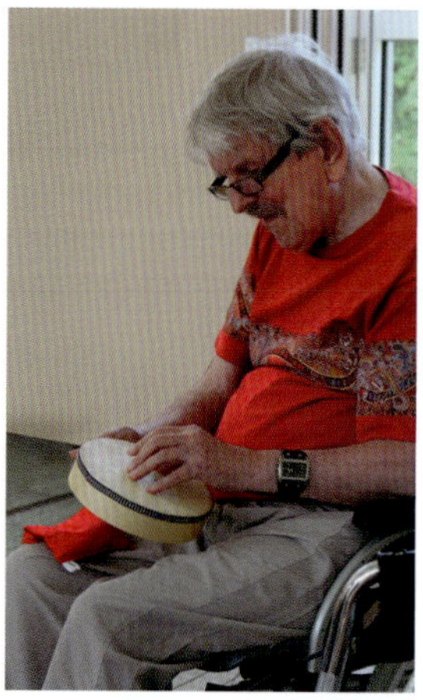

Beispielsweise Medikamente selbst einnehmen können, die Blutzuckermessung selbst durchführen und deuten können oder gut mit einer Prothese oder dem Rollator zurechtkommen, den Arzt selbstständig aufsuchen können

Abb 6.3-9 ***Themenmodul Bewältigung von und selbstständiger Umgang mit krankheits- oder therapiebedingten Anforderungen und Belastungen***

Formulargutachten zur Feststellung der Pflegebedürftigkeit
4.5 Modul 5: Umgang mit krankheits- und therapiebedingten Anforderungen und Belastungen

Angaben zur ärztlichen und medikamentöse Versorgung			
Arztbesuche	1x monatlich Hausarztbesuch, alle 3 Monat Besuch des Neurologen		Keine
Medikamente	6 mal täglich Medikamenteneinnahme (Parkinsonmedikament		Keine

Angaben zur laufenden Heilmitteltherapie			Keine
X	Physikalische Therapie		
X	Ergotherapie		
X	Stimm-, Sprech-, Sprachtherapie		
X	Podologie		

Angaben zur Behandlungspflege und anderen Therapiemaßnahmen	
	Keine
Art und Umfang	

Spezielle Krankenbeobachtung gemäß Position HKP-Richtlinie		nein		ja

Umgang mit krankheits- oder therapiebedingten Anforderungen und Belastungen - Bewertung						
Bewältigung von und selbständiger Umgang mit krankheits- oder therapiebedingten Anforderungen und Belastungen in Bezug auf:		Entfällt	Selbstständig	Häufigkeit der Hilfe (Anzahl eintragen) pro Tag	pro Woche	pro Monat
4.5.1.	Medikation			6		
4.5.2.	Injektionen	X				
4.5.3.	Versorgung intravenöser Zugänge (Port)	X				
4.5.4.	Absaugen und Sauerstoffgabe	X				
4.5.5.	Einreibungen sowie Kälte- und Wärmeanwendungen	X				
4.5.6.	Messung und Deutung von Körperzuständen	X				
4.4.7.	Körpernahe Hilfsmitteln	X				
4.5.8.	Verbandwechsel und Wundversorgung	X				
4.5.9.	Versorgung mit Stoma	X				
4.5.10.	Regelmäßige Einmalkatheterisierung und Nutzung von Abführmethoden	X				
4.5.11.	Therapiemaßnahmen in häuslicher Umgebung			3		
4.5.12.	Zeit- und technikintensive Maßnahmen in häuslicher Umgebung	X				2
4.5.13.	Arztbesuche	X				
4.5.14.	Besuche anderer medizinischer oder therapeutischer Einrichtungen	X				
4.5.15.	Zeitlich ausgedehnte Besuche medizinischer oder therapeutischer Einrichtungen (länger als drei Stunden)	X				

Einhalten einer Diät oder anderer krankheits- oder therapiebedingter Verhaltensvorschriften		
4.5.16.	X	Entfällt/nicht erforderlich
		Selbstständig (Bereitstellen einer Diät reicht aus)
		Überwiegend selbstständig (Erinnerung/Anleitung ist mindestens einmal täglich notwendig)
		Überwiegend unselbstständig (Benötigt meistens Anleitung/Beaufsichtigung, mehrmals täglich)
		Unselbstständig (benötigt immer Anleitung/Beaufsichtigung) - 3 Punkte

Erläuterung

Summe der Einzelpunkte - Zwischenergebnis F 4.5.1. bis F 4.5.7.	**6,0**
Gewichtete Punkte F 4.5.1. bis F 4.5.7.	2
Summe der Einzelpunkte - Zwischenergebnis F 4.5.8. bis F 4.5.11.	**3,0**
Gewichtete Punkte F 4.5.8. bis F 4.5.11.	3
Summe der Einzelpunkte - Zwischenergebnis F 4.5.12. und F 4.5.15.	4,0
Summe der Einzelpunkte - Zwischenergebnis F 4.5.13. und F 4.5.14.	0,0
Summe aller Einzelpunkte F 4.5.12. bis F 4.5.15.	**4,0**
Gewichtete Punkte F 4.5.12. bis F 4.5.15.	0
Gewichteter Punkt F 4.5.16	0
Summe aller gewichteten Punkte	**5**
Gewichtete Punkte	**15**

Abb 6.3-10 Formulargutachten zur Feststellung der Pflegebedürftigkeit – Themenmodul 5

Das Modul geht mit einer Gewichtung von 20 Prozent in die Berechnung des Gesamtwerts ein. Dem Summenwert für Modul 5 werden die gewichteten Punkte folgendermaßen zugeordnet:

- 0 Punkte: gewichtete Punkte = 0
- 1 Punkt: gewichtete Punkte = 5
- 2 bis 3 Punkte: gewichtete Punkte = 10
- **4 bis 5 Punkte: gewichtete Punkte = 15**
- 6 bis 15 Punkte: gewichtete Punkte = 20

6.3.1.6 Themenmodul Gestaltung des Alltagslebens und sozialer Kontakte

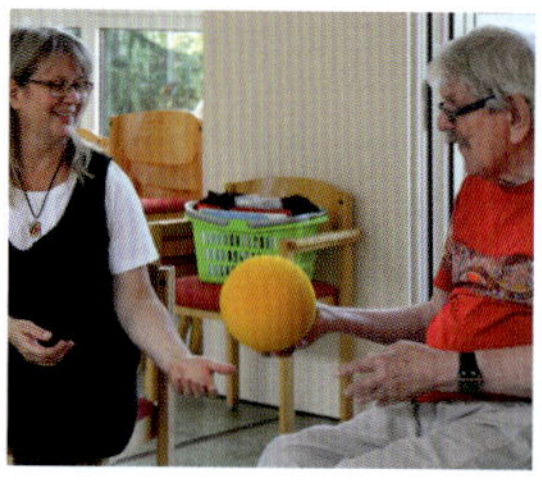

Beispielsweise die Fähigkeit haben, den Tagesablauf selbstständig zu gestalten, mit anderen Menschen in direkten Kontakt zu treten oder die Skatrunde ohne Hilfe zu besuchen

Abb 6.3-11 ***Themenmodul Gestaltung des Alltagslebens und soziale Kontakte***

Formulargutachten zur Feststellung der Pflegebedürftigkeit
4.6 Modul 6: Gestaltung des Alltagslebens und soziale Kontakte

		0 Punkte Selbstständig	1 Punkt Überwiegend Selbstständig	2 Punkte Überwiegend Unselbstständig	3 Punkte Unselbstständig
4.6.1.	Gestaltung des Tagesablaufs und Anpassung an Veränderungen			X	
4.6.2.	Ruhen und Schlafen			X	
4.6.3.	Sich beschäftigen			X	
4.6.4.	Gestaltung des Tagesablaufs und Anpassung an Veränderungen				X
4.6.5.	Interaktion mit Personen im direkten Kontakt			X	
4.6.6.	Kontaktpflege zu Personen außerhalb des direkten Umfelds			X	
Erläuterungen					
Summe der Einzelpunkte					13
Gewichtete Punkte					15

Abb 6.3-12 ***Formulargutachten zur Feststellung der Pflegebedürftigkeit – Themenmodul 6***

Das Modul fließt in die **Berechnung des Gesamtwerts mit einer Gewichtung von 15 Prozent** ein. Dem Summenwert für das Modul 6 wird der gewichtete Punktwert folgendermaßen zugeordnet:

- 0 Punkte: gewichtete Punkte = 0
- 1 bis 3 Punkte: gewichtete Punkte = 3,75
- 4 bis 6 Punkte: gewichtete Punkte = 7,5
- 7 bis 11 Punkte: gewichtete Punkte = 11,25
- **12 bis 18 Punkte: gewichtete Punkte = 15**

6.3.1.7 Ergebnis der Begutachtung

Formulargutachten zur Feststellung der Pflegebedürftigkeit
5 Ergebnis der Begutachtung

Modulwertungen	Gewichtete Punkte
1. Mobilität	10
2. Kognitive und kommunikative Fähigkeiten 3. Verhaltensweisen und psychische Problemlagen	15
4. Selbstversorgung	40
5. Bewältigung von und selbstständiger Umgang mit krankheits- oder therapiebedingten Anforderungen	15
6. Gestaltung des Alltagslebens und soziale Kontakte	15
Summe der gewichteten Punkte	**95**
Besondere Bedarfskonstellation 4.1.6	**x**

5.1.	Pflegegrad	
unter 12,5 Punkte		Nein
12,5 – unter 27 Punkte		Pflegegrad 1
27 – unter 47,5 Punkte		Pflegegrad 2
47,5 – unter 70 Punkte		Pflegegrad 3
70 – unter 90 Punkte		Pflegegrad 4
90 – 100 Punkte oder Vorliegen der besonderen Bedarfskonstellation	X	Pflegegrad 5
Seit wann?		
Wird eine Befristung empfohlen?		**Ja, bis**

Begründung/Erläuterung:

Widerspruchsbegutachtung

Wird das Ergebnis des Vorgutachtens bestätigt?

	Ja, aktuell wird der gleiche Pflegegrad empfohlen
	Ja, aber aufgrund einer zwischenzeitlich eingetretenen Veränderung wird ein anderer Pflegegrad empfohlen
	Nein, zum Zeitpunkt der Vorbegutachtung bestanden bereits die Voraussetzungen für den aktuell empfohlenen Pflegegrad.

5.2. Pflegeaufwand der Pflegepersonen

Übernahme aus 1.4 — Wenn nein:

Pflege durch	Angegebene Pflegetage pro Woche	Angegebene Pflegestunden pro Woche	Liegt der Pflegeaufwand nachvollziehbar bei wenigstens 10 Stunden verteilt auf regelmäßig mindestens 2 Tagen pro Woche?		Angegebene Anzahl weiterer durch die Pflegeperson gepflegter Pflegebedürftiger	Sind die Angaben zur Verteilung/zum Umfang des zum Pflegeaufwands nachvollziehbar?
Name, Vorname						
Geburtsdatum						
Geschlecht						
Adresse						
Telefon						

Name, Vorname					
Geburtsdatum					
Geschlecht					
Adresse					
Telefon					
Für jede weitere Pflegeperson eine Zeile					
Begründung					
5.3.	**Ist die Pflege in geeigneter Weise sichergestellt?**		Ja		Nein
5.4.	**Liegen Hinweise auf folgende Ursachen der Pflegebedürftigkeit vor?**				Keine
	Unfall				
	Berufserkrankung/Arbeitsunfall				
	Versorgungsleiden				

Abb 6.3-13 Formulargutachten zur Feststellung der Pflegebedürftigkeit – Ergebnis der Begutachtung

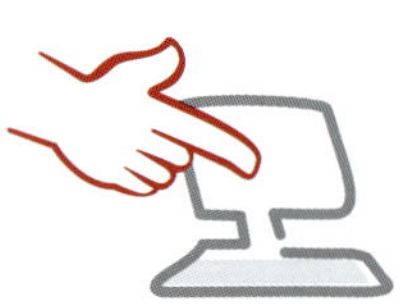

Im Online-Portal verfügbar: Pflegegradrechner

Es gibt noch zwei weitere Bereiche, die zwar nicht mit Punkten bewertet werden, aber dennoch wichtig sind. Es handelt sich dabei um „Außerhäusliche Aktivitäten" und „Haushaltsführung".

6.3.1.8 Themenmodul Außerhäusliche Aktivitäten

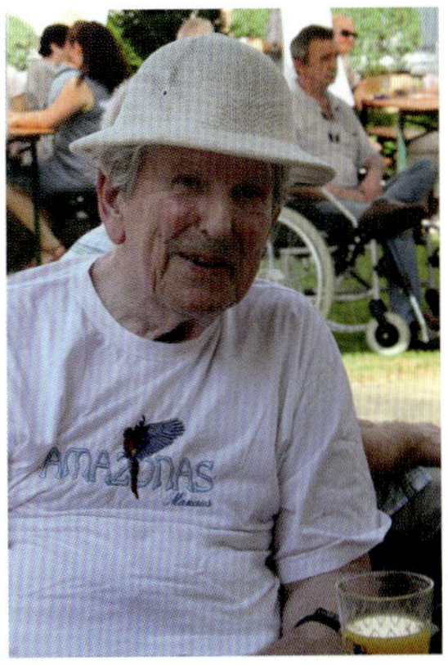

Hier wird sowohl die Fähigkeit, sich im außerhäuslichen Bereich fortzubewegen, als auch die Fähigkeit zur Teilnahme an außerhäuslichen Aktivitäten erfasst. Die Aktivitäten werden auch hinsichtlich ihrer Erwünschtheit oder Erforderlichkeit eingeschätzt.

Abb 6.3-14 Themenmodul Außerhäusliche Aktivitäten

Formulargutachten zur Feststellung der Pflegebedürftigkeit
6.1 Modul 7: Außerhäusliche Aktivitäten

Fortbewegung im außerhäuslichen Bereich	
6.1.1.	**Verlassen des Bereichs der Wohnung oder der Einrichtung**
	Selbstständig (ohne Begleitung)
	Überwiegend selbstständig (mit Unterstützung, aber auch mit Eigenaktivität der Person)
X	Überwiegend/völlig unselbstständig, Hilfe durch eine Person reicht jedoch aus
	Überwiegend/völlig unselbstständig, Hilfe durch zwei Personen erforderlich
6.1.2.	**Fortbewegung außerhalb der Wohnung oder der Einrichtung (zu Fuß oder mit dem Rollstuhl)**
	Selbstständig (ohne Begleitung)
	Nur auf gewohnten Wegen selbstständig
X	Auf allen Wegen nur mit personeller Hilfe möglich
	Auch mit personeller Hilfe nicht möglich
6.1.3.	**Nutzung öffentlicher Verkehrsmittel im Nahverkehr**
	Selbstständig (ohne Begleitung)
	Nur auf gewohnten Strecken selbstständig
	Auf allen Strecken nur mit personeller Hilfe möglich
X	Auch mit personeller Hilfe nicht möglich
6.1.4.	**Mitfahren in einem Kraftfahrzeug**
	Selbstständig
	Benötigt nur Hilfe beim Ein-/Aussteigen (Hilfsperson während der Fahrt ist nicht erforderlich)
	Benötigt Hilfe (auch) während der Fahrt mit dem Pkw/Taxi (zusätzlich zum Fahrer)
X	Nicht möglich, Liegendtransport oder Transport im Rollstuhl (Spezialfahrzeuge) notwendig.
Erläuterungen	
Teilnahme an Aktivitäten (Beurteilung ohne Berücksichtigung von Wegstrecken)	
6.1.5.	**Teilnahme an kulturellen, religiösen oder sportlichen Veranstaltungen**
	Teilnahme an kulturellen, religiösen oder sportlichen Veranstaltungen selbstständig möglich
	Nicht selbstständig, Teilnahme ist nur mit unterstützender Begleitung möglich
X	Teilnahme ist auch mit unterstützender Begleitung nicht möglich
Erläuterungen	

Abb 6.3-15 Formulargutachten zur Feststellung der Pflegebedürftigkeit – Themenmodul 7

6.3.1.9 Themenmodul Haushaltsführung

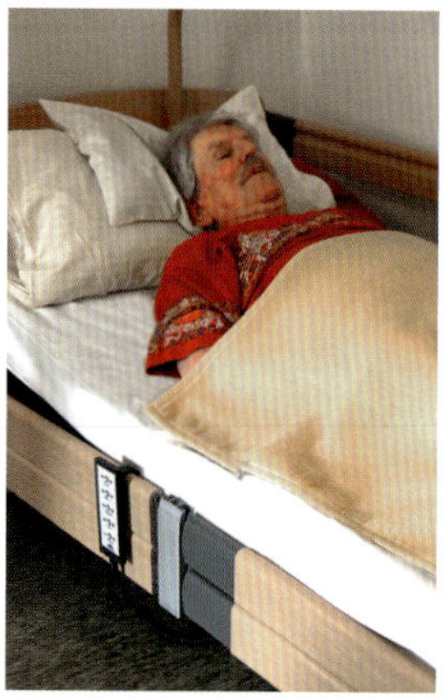

Tätigkeiten im Zusammenhang mit der Haushaltsführung können von Personen mit zunehmendem Alter oder mit bestehender Pflegebedürftigkeit bzw. Behinderung häufig nicht mehr allein durchgeführt werden, weil ihnen z. B. die Kraft für Reinigungsarbeiten fehlt oder sie nicht mehr so mobil sind, dass sie allein einkaufen gehen können.

Abb 6.3-16 Themenmodul Haushaltsführung

Formulargutachten zur Feststellung der Pflegebedürftigkeit
6.2 Modul 8: Haushaltsführung

		Selbstständig	Überwiegend Selbstständig	Überwiegend Unselbstständig	Unselbstständig
6.2.1.	Einkaufen für den täglichen Bedarf				X
6.2.2.	Zubereitung einfacher Mahlzeiten				X
6.2.3.	Einfache Aufräum- und Reinigungsarbeiten				X
6.2.4.	Aufwendige Aufräum- und Reinigungsarbeiten, einschließlich Wäschepflege				X
6.2.5.	Nutzung von Dienstleistungen				X
6.2.6.	Umgang mit finanziellen Angelegenheiten				X
6.2.7.	Umgang mit Behördenangelegenheiten				X
Erläuterungen					

Abb 6.3-17 Formulargutachten zur Feststellung der Pflegebedürftigkeit – Themenmodul 8

6.4 Pflegebedürftigkeitsbegriff in der Pflegedokumentation

Müssen der neue Pflegebedürftigkeitsbegriff und das Begutachtungsverfahren sich in der Pflegedokumentation abbilden bzw. soll diese danach ausgerichtet werden?

Auf den ersten Blick scheint das **Strukturmodell zur Entbürokratisierung der Pflegedokumentation** die folgerichtige Konsequenz aus dem neuen Pflegebedürftigkeitsbegriff und seiner Darstellung in der Pflegedokumentation zu sein.

Es gibt Synergien zwischen den beiden Prozessen, doch grundsätzlich müssen beide zunächst daraufhin betrachtet werden, wofür sie entwickelt und eingesetzt werden.

- Der **neue Pflegebedürftigkeitsbegriff/Begutachtungsinstrument (NBA)** ist ein Verfahren, um die Selbstständigkeit einer pflegebedürftigen Person einzuschätzen und den Grad der Pflegebedürftigkeit zu ermitteln.
- Das **Strukturmodell (SIS)** ist ein Dokumentationsverfahren, um den individuellen Hilfebedarf zu ermitteln, und mit der Strukturierten Informationssammlung erfolgt der Einstieg in den vierschrittigen Pflegeprozess und dessen Dokumentation.

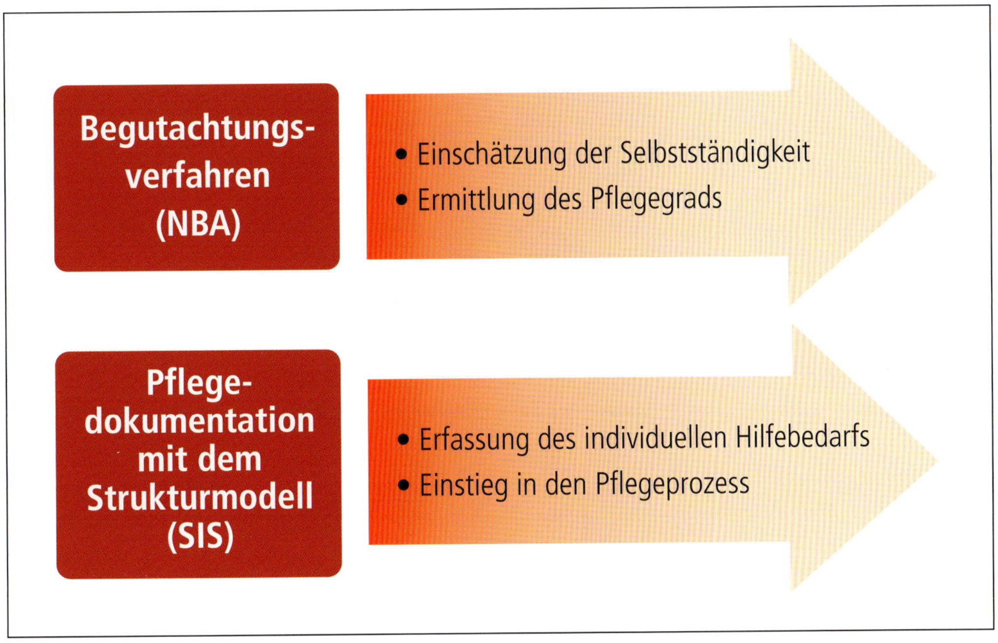

Abb 6.4-1 Prozessvergleich NBA und SIS (Darstellung Hindrichs/Rommel)

Bei der Entwicklung des Strukturmodells zur Entbürokratisierung der Pflegedokumentation wurde auf Grundlage der wissenschaftsbasierten Themenmodule des NBAs die Strukturierte Informationssammlung entwickelt und damit das neue Verständnis von Pflegebedürftigkeit in das pflegefachliche Handeln und Dokumentieren integriert. Die Synergieeffekte, die dabei entstehen, unterstützen professionell Pflegende bei der Umstellung auf die Sichtweise des neuen Pflegebedürftigkeitsbegriffs sowie dabei, diese Sichtweise in den Pflegeprozess entsprechend zu integrieren und darzustellen.

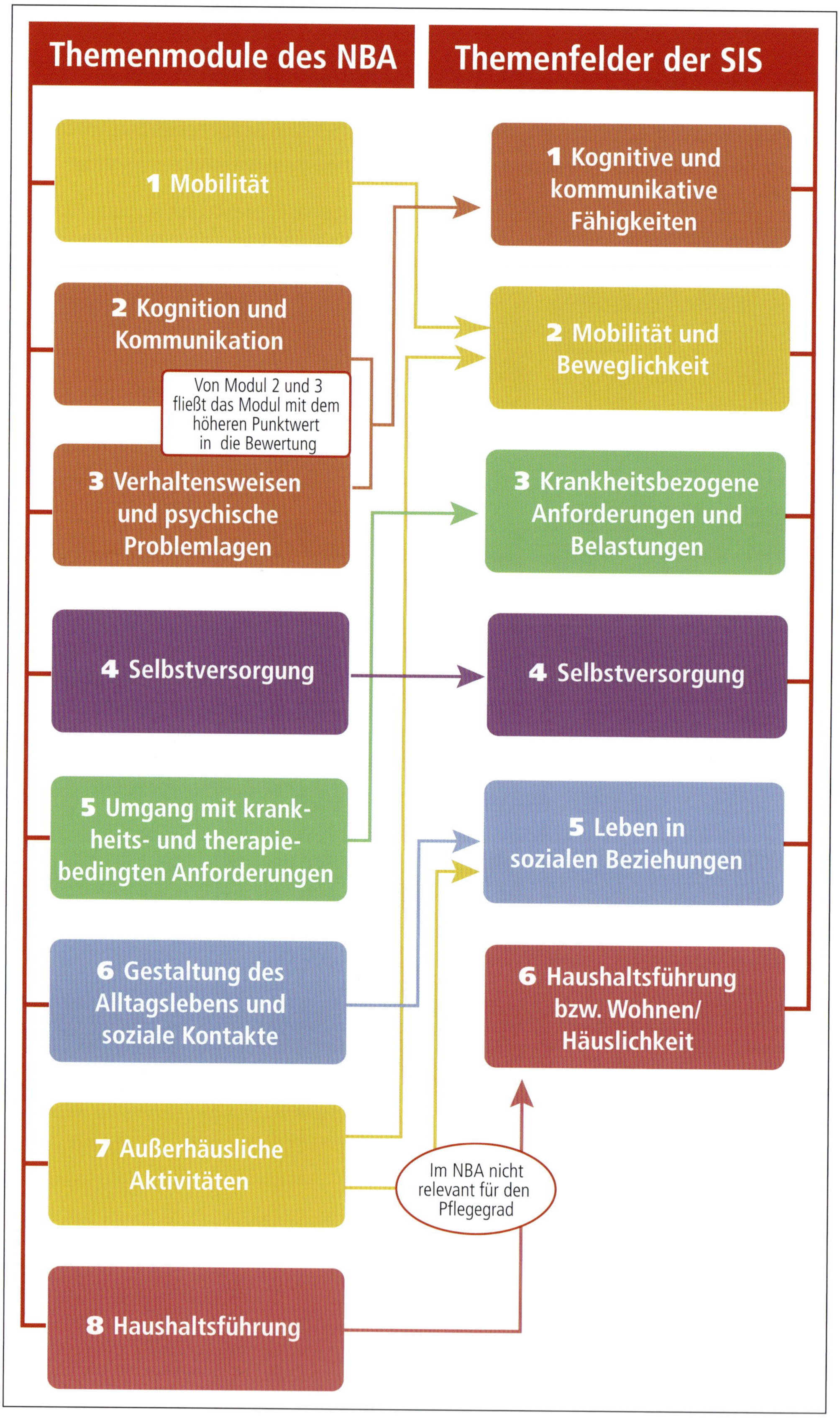

Abb 6.4-2 Themenmodule NBA und Themenfelder SIS (Darstellung Hindrichs/Rommel)

6.4.1 Strukturierte Informationssammlung (SIS stationär)

Die Senioreneinrichtung, in der Herr Professor Sauerbruch wohnt, nimmt am Projekt der Entbürokratisierung des Pflegedokumentation teil und stellte im Januar 2016 ihre bisherige Dokumentation auf das Strukturmodell zur Entbürokratisierung der Pflegedokumentation um. Im Rahmen dieser Umstellung erfolgte im Januar 2016 eine Erfassung mit der Strukturierten Informationssammlung stationär (SIS).

6.4.1.1 Feld A und B

Strukturierte Informationssammlung SIS stationär					
Prof. Samuel Ignaz Sauerbruch	22.01.06	AH	Prof. Sauerbruch	Hildegard Meyer	
Name der pflegebedürftigen Person	**Gespräch am**	**Handz. PFK**	**Gespräch geführt mit pflegebedürftiger Person**	**Gespräch geführt mit Angehöriger/Betreuer**	1

Abb 6.4-3 Strukturierte Informationssammlung stationär Feld A

Was bewegt Sie im Augenblick? Was brauchen Sie? Was können wir für Sie tun?
Ich weiß grad nicht, was ich tun soll. Sind Sie einer meiner Studenten, habe ich eine Vorlesung vergessen? Mein Gedächtnis lässt mich immer wieder im Stich. Es ist wirklich nicht schön, alt zu werden, und nichts für Feiglinge – wer hat das noch gesagt? Es ist wirklich nicht schön, dass ich mich nicht selber mehr so bewegen kann, wie ich gerne möchte. Ich würde gerne nun in meinen Garten gehen, meine Frau wartet mit dem Mittagessen auf mich. Möchten Sie mit uns essen, wir haben immer viele Gäste, das kommt durch die Kinder, die immer ihre Freunde mitbringen.
Angaben der Angehörigen (Tochter): Unser Vater ist seit 2012 in Ihrer Senioreneinrichtung. Meine zwei Brüder und ich sind sehr zufrieden mit der Pflege und Betreuung. Wir sind alle drei berufstätig und würden uns gern mehr um unseren Vater kümmern, aber es fehlt immer an der Zeit. Es tut uns im Herzen weh, wie sich unser Vater in den letzten Jahren verändert hat. Es wurde mit dem Parkinson immer schlimmer und dann kam noch die Demenz hinzu. Den Tod unserer Mutter hat er nie richtig verkraftet. Ein Leben lang stand er an der Universität in der Öffentlichkeit. Er war immer so freundlich, aufgeschlossen und unternehmungslustig. Wir wünschen uns einfach, dass er sich weiterhin wohl fühlt und es ihm an nichts mangelt. Machen Sie einfach weiter so wie bisher. Uns ist wichtig, dass die Physiotherapie/Logopädie weitergeführt wird, Sie uns immer anrufen, wenn der Papa etwas braucht oder es ihm schlechter geht. Unser Papa liebt es, wenn er bei schönem Wetter im Garten sitzen kann.

Tab. 6.4-1 Strukturierte Informationssammlung stationär (SIS) Feld B

Das Gespräch zur Erfassung der Strukturierten Informationssammlung wurde zusammen mit Herrn Professor Sauerbruch und seiner Tochter Hildegard Meyer geführt. Die Angaben der Tochter wurden im Feld B der Strukturierten Informationssammlung entsprechend gekennzeichnet.

6.4.1.2 Feld C1 - Themenfelder

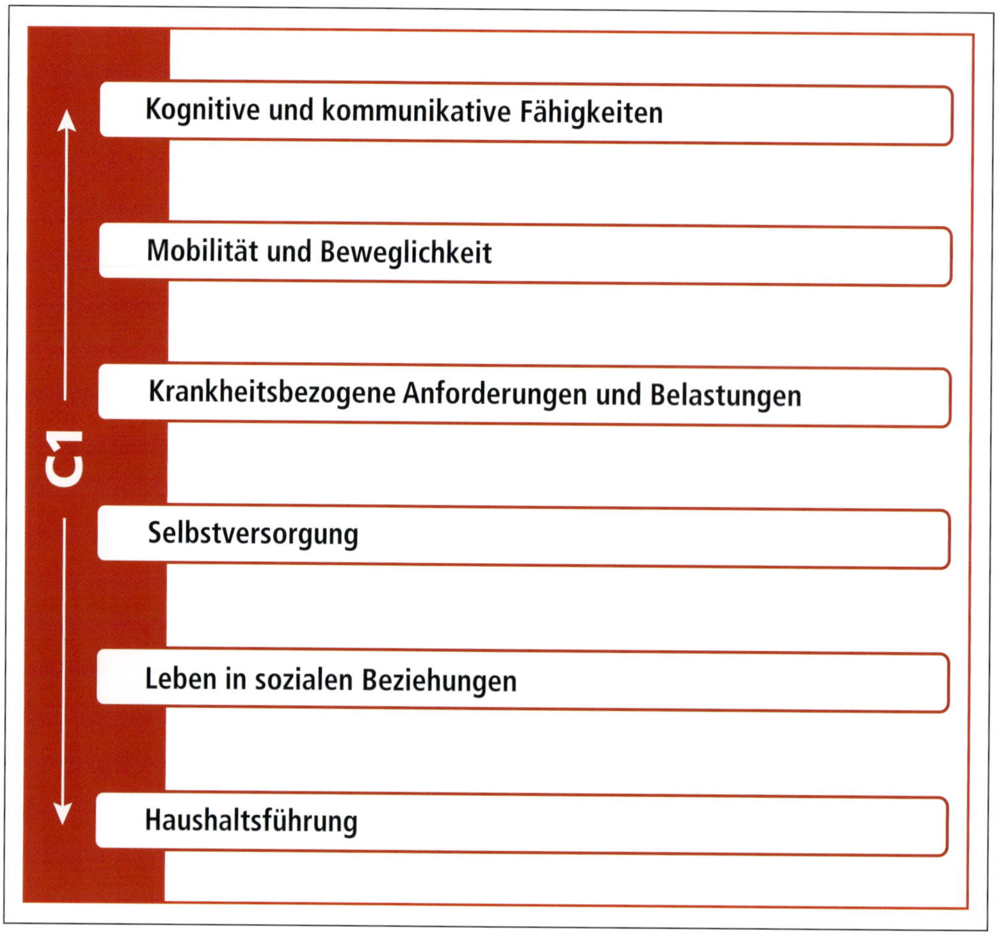

Abb 6.4-4 Strukturierte Informationssammlung – C1-Themenfelder

In den sechs Themenfeldern (C1 benannt) erfolgt anhand von Leitfragen und Leitgedanken die strukturierte themenbezogene Erfassung der Ist-situation, inklusive relevanter biografischer Aspekte der pflegebedürftigen Person.

Die sechs Themenfelder in der Strukturierten Informationssammlung (SIS) wurden entlang der wissenschaftsbasierten Themenmodule des Neuen Begutachtungs-Instruments zu sogenannten pflegerelevanten Kontextkategorien zusammengefasst.

Themenfeld 1 Kognitive und kommunikative Fähigkeiten
Sicht der pflegebedürftigen Person: Mir huschen immer so viele Gedanken durch den Kopf und dabei muss ich mich doch auf meine Vorlesung konzentrieren. Wo ist denn meine Frau? Ich muss mich noch um den Garten kümmern, das schafft meine Frau nicht mehr allein, wir werden ja auch nicht jünger.
Pflegefachliche Einschätzung: Professor Sauerbruch ist sowohl örtlich als auch zeitlich und situativ dauerhaft desorientiert. Angehörige und Pflegepersonal erkennt er nur zeitweise. Sein Enkelkind scheint er als seine Tochter zu erkennen. Seinen Tagesablauf kann er nicht mehr vollumfänglich strukturieren. Bedingt durch seine Lebenssituation und die zunehmenden kognitiven sowie körperlichen Einschränkungen erscheint Herr Professor Sauerbruch eher ruhig und anteilslos. Erinnerungen aus seiner Vergangenheit kann er nicht wiedergeben. Das Sprechen fällt ihm schwer und er muss sich sehr konzentrieren. Er antwortet erst nach langer Pause, in der Regel nur mit ja oder nein. In Gemeinschaft mit anderen Personen nickt er zustimmend, ohne den Gesprächen wirklich folgen zu können. Entscheidungen im Alltag kann er nicht treffen und versteht nur in geringem Maße Sachverhalte und Aufforderungen. Er erhält einmal wöchentlich Physiotherapie (muskelentspannende Massagen der Sprach-/Sprechmuskulatur und Körpermuskulatur) und Logopädie. In der Nacht ist er häufig unruhig und murmelt unverständliche Worte. Klassische Musik beruhigt ihn und er genießt sie sichtlich.
Verständigungsprozess: Angebote zur Alltagsgestaltung/Tagesstrukturierung und zu gemeinsamen Aktivitäten mit den anderen Bewohnern auf dem Wohnbereich. Bei Unruhe in der Nacht klassische Musik (CD am Bett) Logopädie und Krankengymnastik 1 x in der Woche

Tab. 6.4-2 Strukturierte Informationssammlung – Themenfeld 1

Themenfeld 2 Mobilität und Beweglichkeit
Sicht der pflegebedürftigen Person: Ich würde so gerne wieder in meinem Garten arbeiten, aber das Bücken und Laufen geht ja nicht mehr. Mir fehlt einfach die Kraft und mein Körper gehorcht einfach nicht mehr. Man weiß erst, was man verliert, wenn man es nicht mehr hat. Einfach aufstehen und gehen, wohin man will, das wäre schön. Meine Wilhelmine und ich, wir haben immer so gerne getanzt, nun geht das nicht mehr und das macht sie traurig.
Pflegefachliche Einschätzung: Es liegen Bewegungseinschränkungen in Form von Tremor (Zittern der Hände, dadurch Störung der Feinmotorik), Rigor (zunehmende Muskelsteifigkeit) und Akinese (Bewegungsverarmung und gestörter Bewegungsantrieb) vor. Treppen steigen und selbstständiges Fortbewegen im Wohnbereich sind nicht möglich. Herr Sauerbruch ist stehunfähig und hat einen Rollstuhl, mit dem er sich nur mit personeller Hilfe fortbewegen kann. Seine Sitzposition kann er noch überwiegend halten. Benötigt Unterstützung zur Positionskorrektur. Das Umsetzen und Aufstehen ist nur mit personeller Hilfe und einer Aufstehhilfe möglich. Zum Hinlegen und Aufrichten im Bett wird ein Transferhilfsmittel eingesetzt. Eine Mithilfe ist nicht möglich. Beim Positionswechsel im Bett kann er nur wenig mithelfen und Aufforderungen folgen. Mikrobewegungen im Bett (auch in der Nacht) und im Rollstuhl sind jedoch ausreichend vorhanden. Er kann noch beide Oberschenkel anheben. An Bewegungsangeboten der Einrichtung nimmt er teil, benötigt dabei jedoch gezielte Anleitung und personelle Unterstützung. Herr Sauerbruch unternimmt keine Versuche, selbstständig aufzustehen und zu gehen.

Themenfeld 2 Mobilität und Beweglichkeit
Verständigungsprozess: Niederflurbett mit geteiltem Bettgitterseitenteil (oben) für den eigenständigen Positionswechsel in der Nacht Transfer mit Aufstehhilfe und Transferhilfsmittel zum Aufrichten und Hinlegen im Bett Teilnahme an Bewegungsangeboten in der Einrichtung Positionswechselunterstützung in der Nacht Physiotherapie 1 x in der Woche, Ergotherapie 1 x in der Woche

Tab. 6.4-3 Strukturierte Informationssammlung – Themenfeld 2

Themenfeld 3 Krankheitsbezogene Anforderungen und Belastungen
Sicht der pflegebedürftigen Person: Ich war immer gesund zeitlebens und einen Arzt habe ich nie gebraucht. Naja, jetzt im Alter kommt das eine oder andere Zipperlein. Das Schlucken fällt mir sehr schwer, vielleicht sollten wir das mit den Medikamenten einfach sein lassen, ich weiß eh nicht, warum ich die einnehmen soll. So viele Medikamente können ja nicht gesund sein, da gehe ich doch lieber in den Garten und bewege mich an der frischen Luft, dann brauche ich keine Medikamente.
Pflegefachliche Einschätzung: Herr Professor Sauerbruch leidet seit 15 Jahren an Morbus Parkinson und erhält 6 x täglich das Medikament Madopar (siehe ärztliche Anordnung/30 Minuten vor den Mahlzeiten). Aufgrund seiner fortschreitenden Demenz kann er das Medikamentenmanagement nicht mehr selbst organisieren, auch nicht die zeitliche Durchführung. Herr Sauerbruch hat zunehmende Schluckstörungen, die Medikamente kann er einzeln und unter Anweisung und Unterstützung des Schluckvorgangs (von außen) zu sich nehmen.
Verständigungsprozess: Medikamentenmanagement durch die Einrichtung Physiotherapie und Logopädie 1 x in der Woche

Tab. 6.4-4 Strukturierte Informationssammlung – Themenfeld 3

Themenfeld 4 Selbstversorgung
Sicht der pflegebedürftigen Person: Bei der Körperpflege brauche ich ein wenig Hilfe und die bekomme ich ja hier. Da muss ich dann nicht meine Frau belästigen und manche Sachen macht man doch lieber unter Männern. Wir haben ja Zeit, ich muss ja nicht mehr an die Uni und Vorlesungen halten, da muss es auch nicht jeden Tag so korrekt sein, rasieren und so. Meine Frau kocht ja sehr gut, das finden Sie doch auch, ich bin jedenfalls sehr zufrieden und kann nicht klagen, das sieht man ja auch an meinem Bäuchlein.
Pflegefachliche Einschätzung: In allen Bereichen der Selbstversorgung ist Herr Sauerbruch überwiegend unselbstständig aufgrund seiner somatischen und mentalen Funktionsstörungen und ist auf personelle Hilfestellung angewiesen. Bei der Körperpflege (einschließlich Kämmen, Zahnpflege und Rasieren) kann er nur geringe Anteile unter personeller Unterstützung mitgestalten. Beim An- und Auskleiden bevorzugt er eher bequeme Kleidung und liebt die Farbe Rot. Herr Sauerbruch hält eine Mittagsruhe auf seinem Bett. Mundgerecht vorbereitete Nahrung nimmt er zu sich, benötigt jedoch personelle Unterstützung bei der Einnahme. Getränke kann er nicht selbst eingießen und braucht sehr lange, um das Glas zum Mund zu führen. Beim Essen und Trinken besteht unmittelbare Eingriffsbereitschaft des Personals (Aspirationsgefahr). Im Bereich der Ausscheidung liegt eine demenzbedingte Stuhl- und Harninkontinenz vor. Er kann seine Ausscheidungen nicht mehr kontrollieren und insbesondere realisieren. Es liegt eine abhängig kompensierte Inkontinenz vor.

Themenfeld 4 Selbstversorgung
Verständigungsprozess: Hilfestellung bei der Körperpflege und beim Duschen Hilfestellung beim An- und Auskleiden Hilfestellung bei der Inkontinenzversorgung und Intimhygiene Hilfsmittel: Inkontinenzprodukt Einlage und Netzhose Essen und Trinken nur in personeller Anwesenheit – Aspirationsgefahr

Tab. 6.4-5 Strukturierte Informationssammlung – Themenfeld 4

Themenfeld 5 Leben in sozialen Beziehungen
Sicht der pflegebedürftigen Person: Auch als Rentner ist das Leben nicht langweilig. Ich bin ja immer noch ab und zu als Dozent unterwegs und ansonsten bin ich mit meiner Frau unterwegs, das habe ich ihr versprochen, wenn ich in Rente gehe, dass wir dann alles gemeinsam machen, auch unseren geliebten Garten und zum Tanzen gehen.
Pflegefachliche Einschätzung: Eine eigene Planung seines Tagesablaufs kann Herr Sauerbruch nicht mehr gestalten. Wichtig ist ihm seine Mittagsruhe. Er nimmt kaum noch Kontakt zu Mitbewohnern auf, da die Kommunikationsfähigkeit stark beeinträchtigt ist. Seine Mitbewohner akzeptieren und schätzen ihn sehr, insbesondere wegen seinen freundlichen Wesenszügen. An gemeinsamen Aktivitäten des Wohnbereichs und der Einrichtung nimmt er teil, benötigt hier jedoch Anleitung, Begleitung und motorische Unterstützung. Zustimmung und Ablehnung von Angeboten kann er noch zum Ausdruck bringen (verbal und nonverbal). Seine Kinder besuchen ihn regelmäßig, und besonders freut er sich über die Besuche seiner Enkeltochter, die er nicht immer als solche erkennt, sondern sie gelegentlich als Tochter oder seine Frau wahrnimmt.
Verständigungsprozess: Tagesstruktur durch die Wohngruppe Betreuungsangebote der Einrichtung Gemeinsame Mahlzeiten auf dem Wohnbereich Besuche seiner Familie (Kinder und Enkeltochter)

Tab. 6.4-6 Strukturierte Informationssammlung – Themenfeld 5

Themenfeld 6 Wohnen/Häuslichkeit
Sicht der pflegebedürftigen Person: Am Tag bin ich meistens mit meiner Frau im Garten und abends ist uns der gemeinsame Fernsehabend immer wichtig. Erst die Tagesschau und dann schauen wir beiden am liebsten Krimis und trinken dabei ein Gläschen Wein, so haben wir uns unseren Ruhestand vorgestellt, ganz gemütlich. **Ergänzung der Tochter:** Wir bringen einmal in der Woche frische Blumen mit. Es ist uns wichtig, dass unser Papa immer frische Blumen am Bild seiner Frau stehen hat. Der Garten und die Blumen, das war unseren Eltern immer sehr wichtig.
Pflegefachliche Einschätzung: Professor Sauerbruch schätzt ihm vertraute Gegenstände aus seinem Haus und möchte diese um sich haben. Er hat sehr viele Bücher in seinem Zimmer. Häufig betrachtet er das Bild seiner Frau, der Kinder und seines Hauses mit dem großen Garten. Wichtig sind ihm liebgewordene Rituale wie Mittagsruhe und das Fernsehen am Abend. In seinem Ehebett schlief Herr Sauerbruch auf der rechten Seite.

Themenfeld 6 Wohnen/Häuslichkeit
Verständigungsprozess: Das Zimmer von Herrn Sauerbruch ist mit seinem Lesesessel/Liegesessel, einem Fernseher und vielen persönlichen Gegenständen wie Fotos, Büchern und Grünpflanzen eingerichtet. Das Bett steht mit der linken Seite an der Wand (gewohnter Ausstieg aus dem Bett rechts), Nachttischlampe auf dem Nachtschränkchen und ein großer Wecker, mit Leuchtschrift. Niederflurbett mit geteiltem Bettgitterseitenteil (oben) Ritual: Mittagsruhe auf dem Bett von ca. 13.00 bis 14.30 Uhr Fernsehen am Abend in seinem Liegesessel in Nachtwäsche und Bademantel Frische Blumen immer neben dem Bild seiner Frau

Tab. 6.4-7 Strukturierte Informationssammlung – Themenfeld 6

WICHTIG!

Hinweis der Autorinnen:

Wir haben bewusst in dem Feld C1 in den einzelnen Themenfeldern die Form der Erfassung aus Sicht der pflegebedürftigen Person, Pflegefachliche Einschätzung und den Verständigungsprozess so dargestellt, um den Prozessschritt der Strukturierten Informationssammlung zu verdeutlichen. Dieses Vorgehen empfiehlt sich am Anfang, um sich mit der neuen Arbeitsweise vertraut zu machen. Sind die Mitarbeiter mit dem Arbeiten mit der Strukturierten Informationssammlung vertraut, ist eine solche differenzierte Darstellung nicht erforderlich.

6.4.1.3 Feld C2 – Risikomatrix

Das **Feld C2 – die Risikomatrix** – ist ein kriteriengeleitetes Initialassessment für die fünf international in der Langzeitpflege am häufigsten vorkommenden Risiken und Phänomene, die da sind:

- Dekubitus
- Sturz
- Inkontinenz
- Schmerz
- Ernährung

Das **sechste Feld „Sonstiges"** stellt sicher, dass dies keine abschließende Aufzählung ist und im Einzelfall weitere Risiken und Phänomene berücksichtigt werden können.

Erste fachliche Einschätzung der für die Pflege und Betreuung relevanten Risiken und Phänomene																					Sonstiges			
	Dekubitus				Sturz				Inkontinenz				Schmerz				Ernährung							
			weitere Einschätzung notwendig				weitere Einschätzung notwendig				weitere Einschätzung notwendig				weitere Einschätzung notwendig				weitere Einschätzung notwendig				weitere Einschätzung notwendig	
	ja	nein	ja	nein	ja	nein	ja	nein	ja	nein	ja	nein	ja	nein	ja	nein	ja	nein	ja	nein	ja	nein	ja	nein
1. Kognitive und kommunikative Fähigkeiten	☐	☐	☐	☐	☐	☐	☐	☐	☐	☐	☐	☐	☐	☐	☐	☐	☐	☐	☐	☐	☐	☐	☐	☐
2. Mobilität und Beweglichkeit	☐	☐	☐	☐	☐	☐	☐	☐	☐	☐	☐	☐	☐	☐	☐	☐	☐	☐	☐	☐	☐	☐	☐	☐
3. Krankheitsbezogene Anforderungen und Belastungen	☐	☐	☐	☐	☐	☐	☐	☐	☐	☐	☐	☐	☐	☐	☐	☐	☐	☐	☐	☐	☐	☐	☐	☐
4. Selbstversorgung	☐	☐	☐	☐	☐	☐	☐	☐	☐	☐	☐	☐	☐	☐	☐	☐	☐	☐	☐	☐	☐	☐	☐	☐
5. Leben in sozialen Beziehungen	☐	☐	☐	☐	☐	☐	☐	☐	☐	☐	☐	☐	☐	☐	☐	☐	☐	☐	☐	☐	☐	☐	☐	☐

Abb 6.4-5 Strukturierte Informationssammlung – Feld C2 – Risikomatrix Beikirch/Roes-BMG-Version1.2 (Original)

In Deutschland sind zu den oben aufgeführten **Risiken und Phänomenen durch das DNQP nationale Expertenstandards** erarbeitet sowie in den letzten 15 Jahren eingeführt und aktualisiert worden. Diese stellen das **aktuelle**

pflegerische Expertenwissen dar und dienen mit diesem Wissen als Basis für den Einsatz der Matrix und der daraus resultierenden Maßnahmen.

Wenn man mit der Strukturierten Informationssammlung (SIS), insbesondere mit der Risikomatrix, zu arbeiten beginnt, erfordert dies einen Prozess des Umdenkens oder vielleicht besser gesagt eine **Rückbesinnung auf die pflegefachliche Grundkompetenz.**

Diese ist geprägt durch:

- Berufserfahrung
- Qualifikation
- Eigenverantwortliche Entscheidungen
- Gute Beobachtungsfähigkeit

Auf Basis der bereits in den Themenfeldern erfassten Informationen werden in der Risikomatrix zu **jedem der fünf Themenfelder die einzelnen Risiken und Phänomene eingeschätzt.**

Hier ist zunächst erst einmal die Frage zu klären, ob bei der **pflegebedürftigen Person ein potenzielles Risiko oder Phänomen** vorliegt.

Schätzt eine Pflegefachkraft ein, dass **kein Risiko** vorliegt oder dieses **kompensiert** ist, wird die Einschätzung mit **„nein" bewertet und gilt als abgeschlossen.** Ein Setzen des Hakens bei weiterer Einschätzung „nein" ist nicht erforderlich.

Ist die **einschätzende Pflegefachkraft sich nicht sicher** bei der Bewertung des Risikos, bietet es sich eventuell an, die individuelle Situation erst einmal über einen kurzen Zeitraum zu **beobachten.**

Geht aus den Aussagen in den entsprechenden Themenfeldern jedoch klar hervor, dass **ein Risiko oder ein Phänomen besteht,** dann wird dies mit **„ja"** eingeschätzt und in einem **zweiten Schritt entschieden,** ob eine **„weitere Einschätzung notwendig"** ist oder nicht.

Unter einer **„weiteren Einschätzung"** können folgende Einschätzungsverfahren/Instrumente eingesetzt werden:

- Gezielte Beobachtung
- Hinzuziehen einer weiteren fachlichen Expertise (Fachexperte)
- Differenzial-Assessment

Dies **sollte nur dann erfolgen,** wenn dadurch mögliche, nicht erkannte Risikofaktoren differenziert betrachtet bzw. weitere Informationen zusammengetragen werden können, die Aufschluss für mögliche Interventionsmaßnahmen in diesem besonderen Fall geben. Eine **schematische unreflektierte und oft nicht notwendige Anwendung von standardisierten Einschätzungsinstrumenten** soll der pflegefachlichen Einschätzung den Vorrang geben.

Relevante Risiken und Phänomene	Dekubitus				Sturz				Inkontinenz				Schmerz				Ernährung				Sonstiges			
			Weitere Einschätzung				Weitere Einschätzung				Weitere Einschätzung				Weitere Einschätzung				Weitere Einschätzung				Weitere Einschätzung	
	ja	nein	ja	nein	ja	nein	ja	nein	ja	nein	ja	nein	ja	nein	ja	nein	ja	nein	ja	nein	ja	nein	ja	nein
Kognitive und kommunikative Fähigkeiten		X				X			X			X		X				X						
Mobilität und Beweglichkeit		X				X				X				X				X						
Krankheitsbezogene Anforderungen und Belastungen		X				X				X				X			X			X				
Selbstversorgung		X				X				X				X				X						
Leben in sozialen Beziehungen		X				X				X				X				X						

Abb 6.4-6 Strukturierte Informationssammlung – Feld C2 – Risikomatrix

Im Fall von Professor Sauerbruch wurde mit der SIS stationär seine aktuelle Pflegesituation in der stationären Langzeitpflegeeinrichtung eingeschätzt (keine Ersteinschätzung). Die Erfassung im Feld B, sowohl in den Themenfeldern als auch in der Risikomatrix, beruht auf den Aussagen und Angaben von Herrn Sauerbruch, seiner Tochter und den bestehenden Erfahrungen in der Einrichtung. Bestehende **Risiken und Phänomene** wurden daher in der Risikomatrix mit **„Nein" bewertet**, da sie durch pflegerische Interventionsmaßnahmen im Lauf der bisherigen pflegerischen Versorgung bereits **kompensiert** wurden.

Die Risikoeinschätzung sollte inhaltlich immer mit den Themenfeldern übereinstimmen, daher ist zum Abschluss der Einschätzung ein **Plausibilitätscheck zwischen Matrix und Themenfeldern** erforderlich.

Plausibilitäts- und Qualitätscheck der Pflegefachkraft vor Abschluss der SIS

Welche Botschaften und Wünsche hat die pflegebedürftige Person direkt oder indirekt angesprochen?

- Feld B

Welchen Einfluss haben diese auf die fachliche Situationseinschätzung durch die Pflegekraft?

- Feld C1

Gab es Verständigungen zum Umgang mit speziellen Situationen?

- Feld C1 und Feld B

Sind die Einschätzungen in der Risikomatrix plausibel aus den Themenfeldern abzuleiten oder umgekehrt?

- Feld C2 und Feld C1

Sind erfolgte Beratungen in den entsprechenden Themenfeldern aufgeführt?

- Feld C2 und Feld C1

Abb 6.4-7 Plausibilitätscheck Themenfelder und Risikomatrix

6.4.2 Tagesstrukturierende Maßnahmenplanung

Die Maßnahmenplanung im Strukturmodell enthält handlungsanleitende Maßnahmen der pflegerischen Versorgung und Betreuung. Auf das **separate/erneute Formulieren von Problemen, Ressourcen und Zielen** wird verzichtet, da diese im Rahmen der SIS aufgenommen werden.

6.4.2.1 Varianten zur Struktur der Maßnahmenplanung

Für die Gestaltung der Maßnahmenplanung haben sich bisher im Strukturmodell zur Entbürokratisierung der Pflegedokumentation folgende Varianten in der Praxis herausgebildet.

Varianten zur Strukturierung der Maßnahmenplanung	
Ambulanter Bereich	**Stationärer Bereich**
Pflegeorganisation in Kombination mit Leistungskomplexen	Themenfelder kompakt
Leistungskomplexe in Kombination mit Themenfeldern	Tagesstruktur kompakt
	Tagesstruktur rational

Tab. 6.4-8 Varianten der Maßnahmenplanung (Ambulant/Stationär)

Die Einrichtung, in der Herr Professor Sauerbruch lebt, hat sich für eine tagesstrukturierende Maßnahmenplanung in Form der **rationalen Tagesstruktur** entschieden.

- Voranstellung der individuellen Wünsche **(Grundbotschaft)**
- Einsatz von **Verfahrensanleitungen für die wichtigsten grundpflegerischen Maßnahmen**
- Individuelle **Beschreibung der Versorgung in 24 Stunden in Bezugnahme auf die Verfahrensanleitungen**
- Regelhaft wiederkehrende pflegerische Handlungen der Pflege und Betreuung werden im **Tagesablauf nur einmal beschrieben** und in der Folge durch eine Kurzform im weiteren Tagesverlauf dargestellt.
- Maßnahmen der **Behandlungspflege** werden in die Tagesstrukturplanung mit aufgenommen und entsprechend gekennzeichnet, damit diese abgezeichnet werden können.
- Maßnahmen, die aus **individuellen Risiken und Phänomenen** abgeleitet werden, werden ebenfalls in die Tagesstruktur aufgenommen.

Tagesstrukturierende Maßnahmenplanung					
Name	Prof. Samuel Ignaz Sauerbruch	**Geburtsdatum**	23.01.1931	**Handzeichen**	M.AH
Nr.	1	**Erstellt am**	23.01.2016	**Evaluierung (gepl.)**	01.06.2016
Grundbotschaft: Individuelle Wünsche und Bedürfnisse – Besonderheiten					
Herr Professor Sauerbruch ist ein sehr freundlicher, offener und interessierter Mensch. Er lebt überwiegend in seiner eigenen Welt mit seiner verstorbenen Frau und dem Leben in seinem Haus mit seinem großen Garten. Phasenweise nimmt er seine somatischen Einschränkungen wahr. Ein strukturierter Tagesablauf ist für Herrn Sauerbruch wichtig und gibt ihm Sicherheit. – ACHTUNG Aspirationsgefahr!					

Tagesstrukturierende Maßnahmenplanung – Frühdienst			
Geplante Zeit ca.	**Maßnahmenbeschreibung**	**Hilfsmittel**	**VA Pflege**
8:00–9:00 Uhr	Professor Sauerbruch steht in der Regel gegen 8:00 Uhr auf. Körperpflege des Unterkörpers, Versorgung mit Inkontinenzmaterial (grüne Einlage und Netzhose) und Ankleiden des Unterkörpers erfolgen im Bett (durch Pflegekraft). Herr Sauerbruch wird mit der Transferhilfe (SEBA) im Bett aufgerichtet und mit der Aufstehhilfe in den Rollstuhl transferiert. Körperpflege des Oberkörpers und des Kopfes findet im Badezimmer statt. Tagesformabhängig kann Herr Sauerbruch unter Anleitung einige Handlungen selber durchführen, die restlichen Handlungen werden durch die Pflegekraft übernommen. Herr Sauerbruch wird nass rasiert durch die Pflegekraft. Auswahl der Tageskleidung nach Wünschen von Herrn Sauerbruch, Übernahme des Anziehens unter Einbeziehung der Restmobilität von Herrn Sauerbruch.	Transferhilfsmittel (SEBA) Aufstehhilfe Rollstuhl Inkontinenzeinlage/ Netzhose	2.1.1 2.1.2 4.1.1 4.2.1
8:30 Uhr Zeitintervall (1)	30 Minuten vor der Mahlzeit Parkinsonmedikament Madopar Herrn Sauerbruch in den Mund eingeben und ihn beim Schluckvorgang manuell von außen unterstützen – Trinken anreichen, Zeit lassen beim Schlucken.	Beobachtung Schluckvorgang **ACHTUNG Aspirationsgefahr**	3.1.1 7.9
09:00–10:00 Uhr	Professor Sauerbruch in den Speisebereich des Wohnbereichs mit dem Rollstuhl bringen. Er hat einen festen Sitzplatz und nimmt sein Frühstück in Gesellschaft seiner Tischnachbarn ein. Bereitstellung des Frühstücks (nach Auswahl und mundgerechter Zubereitung) und seines Tees (schwarzer Tee mit Milch) Beim Essen und Trinken ist die Anwesenheit des Personals zwingend erforderlich – Aspirationsgefahr (unmittelbare Eingriffsbereitschaft). Er benötigt viel Zeit beim Essen und Trinken – Bewegung zum Mund und Schluckvorgang. Phasenweise muss er manuell von außen beim Schlucken unterstützt werden.	Rollstuhl Beobachtung Schluckvorgang **ACHTUNG Aspirationsgefahr**	2.1.1 4.4.1 7.1
	Medikamente einzeln in den Mund von Herrn Sauerbruch geben und beim Schluckvorgang manuell von außen unterstützen – Trinken anreichen, Zeit lassen beim Schlucken.	Beobachtung Schluckvorgang **ACHTUNG Aspirationsgefahr**	3.1.1 7.9
10:00–12:30 Uhr	Professor Sauerbruch wird am Tag in der Gruppe Birnau (Demenzgruppe II) betreut. Diese hat eine feste Tagesstruktur unter Berücksichtigung des Demenzstadiums.	Rollstuhl	5.2
	Am Vormittag wird Herr Sauerbruch mit dem Rollstuhl zur Toilette gebracht. Einsatz Aufstehhilfe zum Transfer bei der Intimpflege und Inkontinenzmaterialwechsel	Rollstuhl Aufstehhilfe Inkontinenzeinlage/ Netzhose	2.1.1 4.2.1

Externe Termine	Logopädie – Fester Termin Mittwoch um 12:00 Uhr in der Einrichtung Krankengymnastik/Physiotherapie – Feste Termine Montag und Freitag um 10:30 Uhr in der Einrichtung	Logopädie Krankengymnastik	
11:30 Uhr Zeitintervall (2)	Verabreichung des Parkinsonmedikaments	Beobachtung Schluckvorgang	3.1.1 7.9
12:30–13:00 Uhr	Mittagessen im Speisebereich des Wohnbereichs – fester Sitzplatz unter Anwesenheit des Personals, unmittelbare Eingriffsbereitschaft (Aspirationsgefahr)	Rollstuhl Beobachtung Schluckvorgang	2.1.1 4.4.2 7.11
	Medikamente einzeln in den Mund von Herrn Sauerbruch geben und beim Schluckvorgang manuell von außen unterstützen – Trinken anreichen, Zeit lassen beim Schlucken	Beobachtung Schluckvorgang	3.1.1 7.9
13:00–14:30 Uhr	Toilettengang und Inkontinenzmaterialversorgung		2.1.1 4.3.2
	Zur Mittagsruhe legt sich Herr Sauerbruch auf sein Bett und wird mit einer leichten Decke zugedeckt. Transfer mit Aufstehhilfe und Transferhilfe (SEBA) zum Hinlegen ins Bett Auskleiden Unterkörper Positionierungsunterstützung im Bett mit Lagerungskissen Oberes Bettgitterseitenteil auf der rechten Seite hochziehen, Bett herunterfahren	Aufstehhilfe Transferhilfsmittel (SEBA) Niederflurbett mit geteiltem Bettgitter Lagerungskissen	2.1.1 2.1.2 7.1 7.2
Tagesstrukturierende Maßnahmenplanung – Spätdienst			
14:30 Uhr Zeitintervall (3)	Verabreichung des Parkinsonmedikaments (30 Minuten vor der Mahlzeit)	Beobachtung Schluckvorgang	3.1.1 7.9
14:30–15:00 Uhr	Herr Sauerbruch wird mit der Transferhilfe (SEBA) im Bett aufgerichtet und mit der Aufstehhilfe in den Rollstuhl transferiert. Ankleiden Unterkörper Toilettengang und Inkontinenzmaterialversorgung	Transferhilfsmittel (SEBA) Aufstehhilfe Rollstuhl Inkontinenzeinlage/Netzhose	2.1.1 2.1.2 4.2.1 4.3.2
14:30–18:00 Uhr	Tee und Kuchen im Speisebereich des Wohnbereichs – fester Sitzplatz Schluckvorgang beachten! Anwesenheit des Personals zur unmittelbaren Eingriffsbereitschaft (Aspirationsgefahr)	Rollstuhl Beobachtung Schluckvorgang	2.1.1 7.9
	Betreuung in der Gruppe Birnau (Demenzgruppe II)	Rollstuhl	5.2
	Toilettengang und Inkontinenzmaterialversorgung	Rollstuhl Aufstehhilfe Inkontinenzeinlage/Netzhose	2.1.1 4.3.2
17:30 Uhr Zeitintervall (4)	Verabreichung des Parkinsonmedikaments	Beobachtung Schluckvorgang	3.1.1 7.9

18:30–19:30 Uhr	Abendessen im Speisebereich des Wohnbereichs – fester Sitzplatz Schluckvorgang beachten! Anwesenheit des Personals zur unmittelbaren Eingriffsbereitschaft (Aspirationsgefahr)	Rollstuhl Beobachtung Schluckvorgang	2.1.1 7.9
	Medikamente einzeln in den Mund von Herrn Sauerbruch geben und beim Schluckvorgang manuell von außen unterstützen – Trinken anreichen, Zeit lassen beim Schlucken	Beobachtung Schluckvorgang	3.1.1 7.9
19:30–23:00 Uhr	Körperpflege am Abend mit Aufstehhilfe im Badezimmer Inkontinenzmaterialwechsel Ankleiden von Nachtwäsche und Bademantel Transfer in den Lesesessel im Zimmer, Positionsunterstützung im Sessel Fernseher einschalten, Fernbedienung bereitlegen Glas Wein und etwas zum Naschen bereitstellen (nicht in Reichweite von Herrn Sauerbruch) Im Lauf des Abends unter Aufsicht des Personals anbieten	Rollstuhl Aufstehhilfe Inkontinenzeinlage/ Netzhose Beobachtung Schluckvorgang **Achtung Aspirationsgefahr**	2.1.1 4.1.2 4.2.1 7.9
Freitags	Duschen am Freitagabend Transfer mit der Aufstehhilfe in Dusche auf den Duschstuhl Duschvorgang und Haarwäsche werden durch das Pflegepersonal durchgeführt Inkontinenzmaterialwechsel Ankleiden von Nachtwäsche und Bademantel	Rollstuhl Aufstehhilfe Duschstuhl Inkontinenzeinlage/ Netzhose	2.1.1 4.1.3 4.2.1
20:30 Uhr Zeitintervall (5)	Verabreichung des Parkinsonmedikaments	Beobachtung Schluckvorgang	3.1.1 7.9
23:00 Uhr	Toilettengang und Inkontinenzmaterialversorgung Zahnpflege Transfer mit Aufstehhilfe und Transferhilfe (SEBA) zum Hinlegen ins Bett Positionierungsunterstützung im Bett mit Lagerungskissen Oberes Bettgitterseitenteil auf der rechten Seite hochziehen, Bett herunterfahren Nachttischlampe am Bett anschalten, gewünschtes Buch reichen	Aufstehhilfe Transferhilfe (SEBA) Inkontinenzeinlage/ Netzhose Niederflurbett mit geteiltem Bettgitter Lagerungskissen	2.1.1 4.3.2 7.1 7.2
23:30 Uhr Zeitintervall (6)	Verabreichung des Parkinsonmedikaments	Beobachtung Schluckvorgang	3.1.1 7.9

Tagesstrukturierende Maßnahmenplanung – Nachtdienst			
Grundbotschaft: Individuelle Wünsche und Bedürfnisse – Besonderheiten			
Herr Sauerbruch geht spät zu Bett und liest lange. In Phasen der Unruhe hilft ihm klassische Musik.			
0:00– 06:00 Uhr	Nächtliche Versorgung/Hilfestellung: Kontrollbesuch in der Nacht, wenn Herr Sauerbruch wach ist: Inkontinenzmaterialwechsel im Bett Positionierungsunterstützung im Bett Bei Unruhe in der Nacht leise klassische Musik abspielen (CD – Gerät am Bett).	Inkontinenzeinlage/ Netzhose Niederflurbett mit geteiltem Bettgitter Lagerungskissen	4.3.2 7.1 7.2
Datum Evaluierung		**Grund der Evaluierung**	
Evaluierungstext			

Tab. 6.4-9 Tagesstrukturierende Maßnahmenplanung stationäre Langzeitpflege

Legende zur tagesstrukturierenden Maßnahmenplanung

(grün)	Behandlungspflege – Pflegefachkraft erforderlich und gesonderte Abzeichnung
(blau)	Maßnahmen, die nicht täglich stattfinden
(gelb)	Externe Termine, z. B. durch Therapeuten
VA Pflege	Schriftliche Verfahrensanleitung für die wichtigsten grundpflegerischen Tätigkeiten

Hinweis zu den VA Pflege:

Die Nummerierung entspricht den Themenfeldern der Strukturierten Informationssammlung und den zugeordneten grundpflegerischen Tätigkeiten.

Beispiel:

VA-2.1.1 (Mobilität/Beweglichkeit) Einsatz Aufstehhilfe

VA-2.1.2 (Mobilität/Beweglichkeit) Einsatz Transferhilfe/Aufrichthilfe (SEBA)

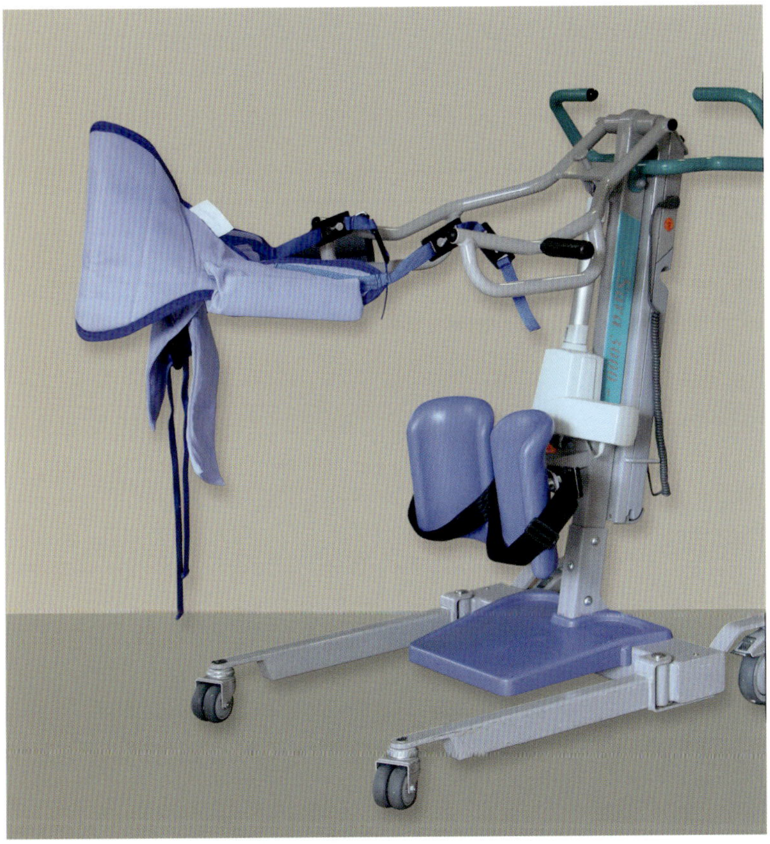

Abb 6.4-8 ***Aufstehhilfe (ArjoHuntleigh)***

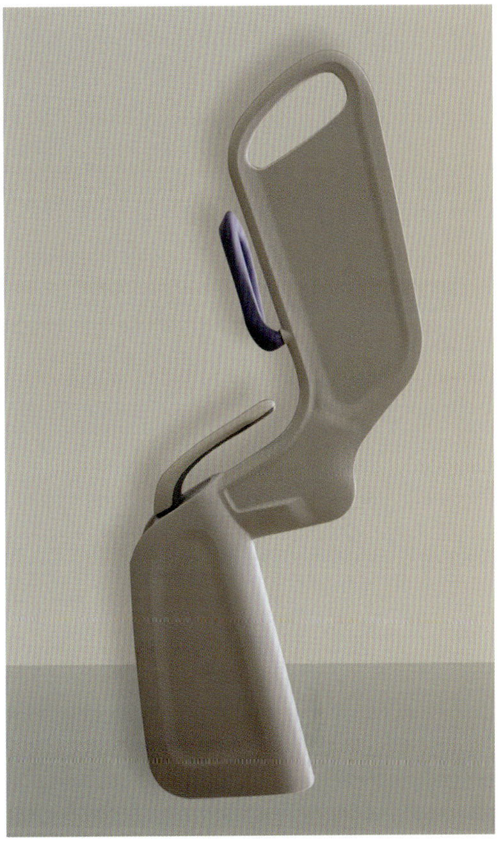

Abb. 6.4-9 ***Aufrichthilfe (ArjoHuntleigh)***

VA-7.1 (Prophylaxe) Dekubitusprophylaxe – Umsetzung des Expertenstandards Dekubitusprophylaxe in der Pflege

VA-7.2 (Prophylaxe) Sturzprophylaxe – Umsetzung des Expertenstandards Sturzprophylaxe in der Pflege

VA-7.9 (Prophylaxe) Schluckstörungen/Aspirationsgefahr

Quellenverzeichnis

- Bundesgesetzblatt Jahrgang 2015 Teil I Nr. 54, ausgegeben zu Bonn am 28. Dezember 2015/ 2424 Zweites Gesetz zur Stärkung der pflegerischen Versorgung und zur Änderung weiterer Vorschriften (Zweites Pflegestärkungsgesetz – PSG II) vom 21. Dezember 2015
- Pressemitteilung Bundesministeriums für Gesundheit Berlin.13 November 2015 Nr. 43
- Bericht des Expertenbeirats zur konkreten Ausgestaltung des neuen Pflegebedürftigkeitsbegriffs 27. Juni 2013
- Bundesministerium für Gesundheit (BMG) (2009). Bericht des Expertenbeirats zur Umsetzung eines neuen Pflegebedürftigkeitsbegriffs
- Wingenfeld, Büscher, Gansweid (2008) Begutachtungsinstruments zur Feststellung der Pflegebedürftigkeit nach dem SGB XI, Abschlussbericht zur Hauptphase 1. Bielefeld und Münster
- Windeler, J., Görres, S., Thomas, S., Kimmel, A., Langner, I., Reif, K. & Wagner, A. (2008). Maßnahmen zur Schaffung eines neuen Pflegebedürftigkeitsbegriffs und eines bundesweit einheitlichen und reliablen Begutachtungsinstruments zur Feststellung der Pflegebedürftigkeit nach dem SGB XI – Hauptphase 2. Abschlussbericht herausgegeben vom Institut für Pflegewissenschaften Bremen (IPP) und dem Medizinischen Dienst des Spitzenverbandes Bund der Krankenkassen e.V. Bremen und Essen.
- Bundesministerium für Gesundheit (BMG) (2013). Bericht des Expertenbeirats zur konkreten Ausgestaltung des neuen Pflegebedürftigkeitsbegriffs
- Wingenfeld, Büscher, Schaffer (2008). Anlageband: Das neue Begutachtungsassessment zur Feststellung von Pflegebedürftigkeit. Bielefeld und Münster
- GKV (2011). Das neue Begutachtungsinstrument zur Feststellung von Pflegebedürftigkeit. Band 2
- GKV (2015) Die Praktikabilitätsstudie zur Einführung des NBA in der Pflegeversicherung. Band 12
- Synopse der Manual-Versionen (Bearbeitungsstand 2013-03-04) UD-BG_vf
- Richtlinien des GKV-Spitzenverbandes zur Begutachtung von Pflegebedürftigkeit nach dem XI. Buch des Sozialgesetzbuches vom 17.12.2015
- PSG II, NBA-Pflegereform 2016/2017. Das neue SGB XI (2016). Walhalla Verlag
- Heiber (2016). Das Pflege-Stärkungsgesetzt 2. Vincentz Verlag
- Richter (2016). Die neue soziale Pflegeversicherung-PSG II. Nomos Verlag

In der Reihe **Fachkompetenz Pflege** sind bisher erschienen:

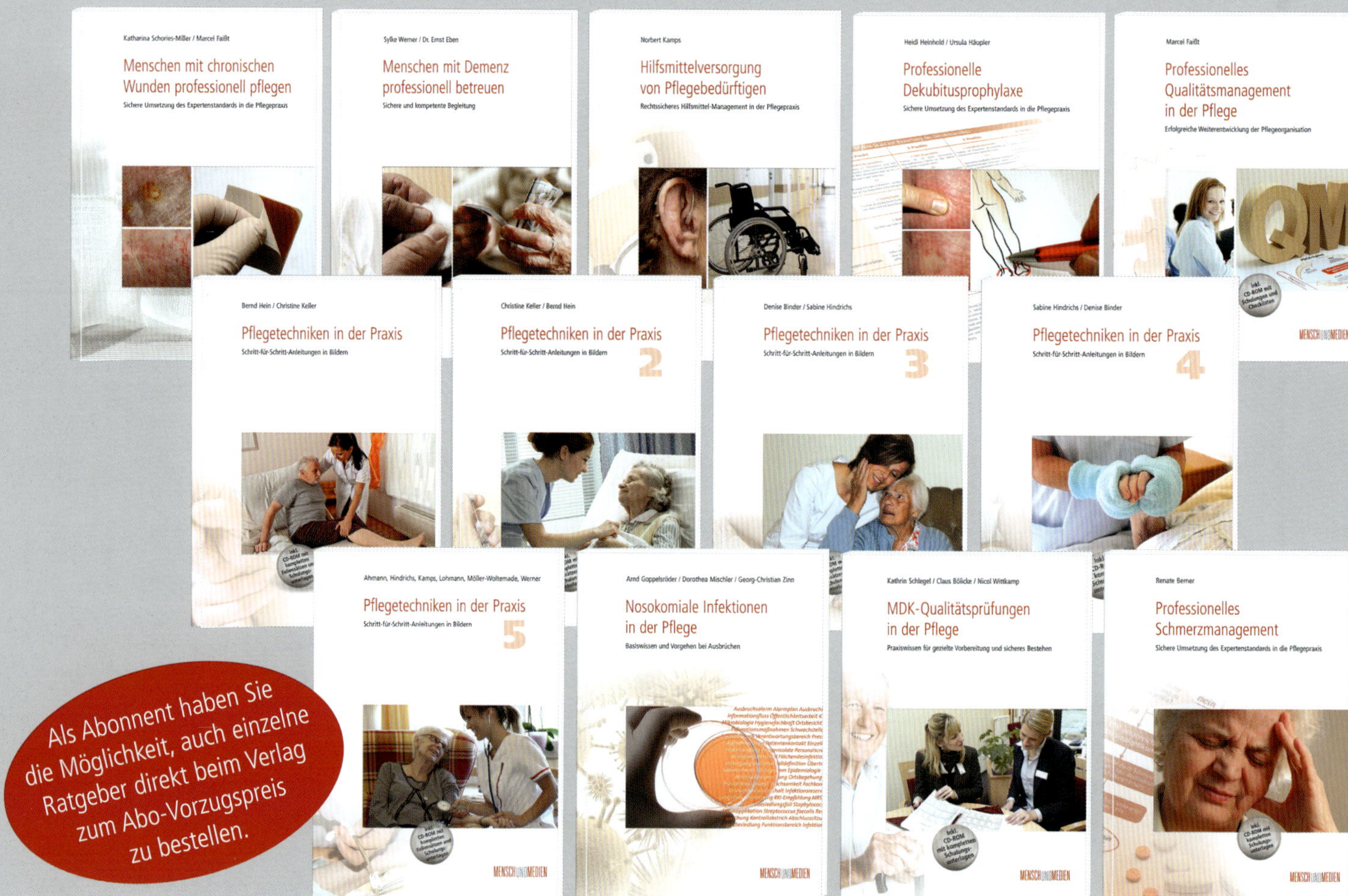

Katharina Schories-Miller / Marcel Faißt
Menschen mit chronischen Wunden professionell pflegen
Sichere Umsetzung des Expertenstandards in die Pflegepraxis
154 Seiten, ISBN 978-3-86283-000-8

Sylke Werner / Dr. Ernst Eben
Menschen mit Demenz professionell betreuen
Sichere und kompetente Begleitung
160 Seiten, ISBN 978-3-86283-003-9

Norbert Kamps
Hilfsmittelversorgung von Pflegebedürftigen
Rechtssicheres Hilfsmittel-Management in der Pflegepraxis
140 Seiten, ISBN 978-3-86283-001-5

Heidi Heinhold / Ursula Häupler
Professionelle Dekubitusprophylaxe
Sichere Umsetzung des Expertenstandards in die Pflegepraxis
156 Seiten, ISBN 978-3-86283-002-2

Marcel Faißt
Professionelles Qualitätsmanagement in der Pflege
Erfolgreiche Weiterentwicklung der Pflegeorganisation
138 Seiten, ISBN 978-3-86283-005-3

Arnd Goppelsröder / Dorothea Mischler / Georg-Christian Zinn
Nosokomiale Infektionen in der Pflege
Basiswissen und Vorgehen bei Ausbrüchen
150 Seiten, ISBN 978-3-86283-007-7

Kathrin Schlegel / Claus Bölicke / Nicol Wittkamp
MDK-Qualitätsprüfungen in der Pflege
Praxiswissen für gezielte Vorbereitung und sicheres Bestehen
208 Seiten, ISBN 978-3-86283-008-4

Renate Berner
Professionelles Schmerzmanagement
Sichere Umsetzung des Expertenstandards in die Pflegepraxis
118 Seiten, ISBN 978-3-86283-009-1

Die Ratgeber mit Schritt-für-Schritt-Anleitungen in Bildern:

Bernd Hein / Christine Keller
Pflegetechniken in der Praxis
160 Seiten, ISBN 978-3-86283-006-0

Bernd Hein / Christine Keller
Pflegetechniken in der Praxis 2
192 Seiten, ISBN 978-3-86283-010-7

Denise Binder / Sabine Hindrichs
Pflegetechniken in der Praxis 3
165 Seiten, ISBN 978-3-86283-016-9

Denise Binder / Sabine Hindrichs
Pflegetechniken in der Praxis 4
144 Seiten, ISBN 978-3-86283-020-6

Ahmann / Hindrichs / Kamps / Lohmann / Möller-Woltemade / Werner
Pflegetechniken in der Praxis 5
156 Seiten, ISBN 978-3-86283-024-4